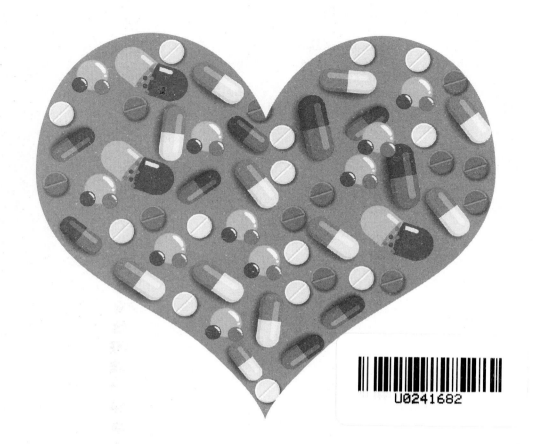

U0241682

药学 临床应用与管理

张 琳 秦 静 金 瑶 主编

中国纺织出版社有限公司

图书在版编目（CIP）数据

药学临床应用与管理 / 张琳，秦静，金瑶主编. --
北京：中国纺织出版社有限公司，2023.9
ISBN 978-7-5229-0948-6

Ⅰ.①药…　Ⅱ.①张…②秦…③金…　Ⅲ.①临床药
学②药政管理　Ⅳ.①R97②R95

中国国家版本馆CIP数据核字（2023）第167917号

责任编辑：樊雅莉　特约编辑：高文雅　责任校对：高　涵　责任印制：王艳丽

中国纺织出版社有限公司出版发行

地址：北京市朝阳区百子湾东里A407号楼　邮政编码：100124

销售电话：010—67004422　传真：010—87155801

http://www.c-textilep.com

中国纺织出版社天猫旗舰店

官方微博 http://weibo.com/2119887771

三河市宏盛印务有限公司印刷　各地新华书店经销

2023年9月第1版第1次印刷

开本：787×1092　1/16　印张：12.25

字数：290千字　定价：88.00元

编 委 会

主　编　张　琳　秦　静　金　瑶

副主编　王俊琳　曾　昆　冯玉珍
　　　　　　王永辉　段　鑫　张　鑫

编　委　（按姓氏笔画排序）

王　振　哈尔滨医科大学附属第一医院

王　维　烟台毓璜顶医院

王　翠　山东中医药大学附属医院

王小平　湛江中心人民医院

王永辉　中国人民解放军联勤保障部队第九八〇医院

王俊琳　山东省第二人民医院

尹淑华　深圳市龙岗区人民医院

冯玉珍　广东医科大学附属医院

李　明　永州市中心医院

邹昀员　烟台市蓬莱区妇幼保健院

张　琳　山东中医药大学附属医院

张　鑫　哈尔滨医科大学附属第四医院

陈林金　海南省中医院

林春艳　珠海市斗门区斗门镇中心卫生院

金　瑶　哈尔滨医科大学附属肿瘤医院

房景望　山东中医药大学附属医院

赵　爽　哈尔滨医科大学附属第一医院

赵尚尚　山东中医药大学附属医院

段　鑫　山西省儿童医院（山西省妇幼保健院）

秦　静　日照市人民医院

曾　昆　青岛市第八人民医院

前　言

　　随着社会经济的高速发展，医药科技的不断进步，极大地推动了临床药学的发展，新药物及新制剂的不断上市，也极大地丰富了临床药学的内容。为了顺应时代变化，更好地指导医疗、药学等方面的实际工作，进一步满足医药工作者的实际临床需求，编者们结合自身丰富的药学经验，并参考国家颁布的药事法规文件、临床诊治指南和国内外相关文献倾力合著此书。

　　本书首先介绍药品管理的内容，然后重点介绍各系统常用药物的名称、药理作用、适应证、用法用量、不良反应、禁忌、注意事项、规格等内容，最后介绍了临床常用中药的现代研究。本书编写中坚持完整性、启发性、多样性的原则，力求创新，科学实用，希望能为广大医药同仁提供参考和学习。

　　由于涉及面广，药学内容繁多，加之编委众多、时间有限，尽管在编写的过程中我们反复校对、多次审核，但书中难免有不足和疏漏之处，望各位读者不吝赐教，提出宝贵意见，以便再版时修订，谢谢。

编　者

2023 年 4 月

目　录

第一章

抗菌药物与特殊药品管理

第一节　抗菌药物的临床应用管理

《抗菌药物临床应用管理办法》中对抗菌药物的临床应用管理有相应规定。

一、明确责任人，设立管理机构并明确职责，充分发挥感染性疾病专业医师、临床药师和临床微生物室的作用

医疗机构主要负责人是本机构抗菌药物临床应用管理的第一责任人。

二级以上的医院、妇幼保健院及专科疾病防治机构应当在药事管理与药物治疗学委员会下设立抗菌药物管理工作组。抗菌药物管理工作组由医务、药学、感染性疾病、临床微生物、护理、医院感染管理等部门负责人和具有相关专业高级技术职务任职资格的人员组成，医务、药学等部门共同负责日常管理工作。其他医疗机构设立抗菌药物管理工作小组或者指定专（兼）职人员，负责具体管理工作。

医疗机构抗菌药物管理工作机构或者专（兼）职人员的主要职责是：①贯彻执行抗菌药物管理相关的法律、法规、规章，制定本机构抗菌药物管理制度并组织实施；②审议本机构抗菌药物供应目录，制定抗菌药物临床应用相关技术性文件，并组织实施；③对本机构抗菌药物临床应用与细菌耐药情况进行监测，定期分析、评估、上报监测数据并发布相关信息，提出干预和改进措施；④对医务人员进行抗菌药物管理相关法律、法规、规章制度和技术规范培训，对患者合理使用抗菌药物进行宣传教育。

二级以上医院应当设置感染性疾病科，配备感染性疾病专业医师。感染性疾病科和感染性疾病专业医师负责对本机构各临床科室抗菌药物临床应用进行技术指导，参与抗菌药物临床应用管理工作。

二级以上医院应当配备抗菌药物等相关专业的临床药师。临床药师负责对本机构抗菌药物临床应用提供技术支持，指导患者合理使用抗菌药物，参与抗菌药物临床应用管理工作。

二级以上医院应当根据实际需要，建立符合实验室生物安全要求的临床微生物室。临床微生物室开展微生物培养、分离、鉴定和药物敏感试验等工作，提供病原学诊断和细菌耐药技术支持，参与抗菌药物临床应用管理工作。

二、严格控制抗菌药物供应目录的品种数量，建立抗菌药物遴选和定期评估制度

1. 关于抗菌药物供应目录的品种数量

《关于进一步开展全国抗菌药物临床应用专项整治活动的通知》（卫办医政发〔2013〕37号）中的《2013年抗菌药物临床应用专项整治活动方案》规定：三级综合医院抗菌药物品种原则上不超过50种，二级综合医院抗菌药物品种原则上不超过35种；口腔医院抗菌药物品种原则上不超过35种，肿瘤医院抗菌药物品种原则上不超过35种，儿童医院抗菌药物品种原则上不超过50种，精神病医院抗菌药物品种原则上不超过10种，妇产医院（含妇幼保健院）抗菌药物品种原则上不超过40种。同一通用名称注射剂型和口服剂型各不超过2种，具有相似或者相同药理学特征的抗菌药物不得重复采购。头孢霉素类抗菌药物不超过2个品规；三代及四代头孢菌素（含复方制剂）类抗菌药物口服剂型不超过5个品规，注射剂型不超过8个品规；碳青霉烯类抗菌药物注射剂型不超过3个品规；氟喹诺酮类抗菌药物口服剂型和注射剂型各不超过4个品规；深部抗真菌类抗菌药物不超过5个品种。

《抗菌药物临床应用管理办法》规定：因特殊治疗需要，医疗机构须使用本机构抗菌药物供应目录以外抗菌药物的，可以启动临时采购程序。临时采购应当由临床科室提出申请，说明申请购入抗菌药物的名称、剂型、规格、数量、使用对象和使用理由，经本机构抗菌药物管理工作组审核同意后，由药学部门临时一次性购入使用。严格控制临时采购抗菌药物的品种和数量，同一通用名抗菌药物品种启动临时采购程序原则上每年不得超过5例次。如果超过5例次，应当讨论是否列入本机构抗菌药物供应目录。调整后的抗菌药物供应目录总品种数不得增加。

2. 关于建立抗菌药物遴选和定期评估制度

医疗机构遴选和新引进抗菌药物品种，应当由临床科室提交申请报告，经药学部门提出意见后，由抗菌药物管理工作组审议。

抗菌药物管理工作组2/3以上成员审议同意，并经药事管理与药物治疗学委员会2/3以上委员审核同意后方可列入采购供应目录。

抗菌药物品种或者品规存在安全隐患、疗效不确定、耐药率高、性价比差或者违规使用等情况的，临床科室、药学部门、抗菌药物管理工作组可以提出清退或者更换意见。清退意见经抗菌药物管理工作组1/2以上成员同意后执行，并报药事管理与药物治疗学委员会备案；更换意见经药事管理与药物治疗学委员会讨论通过后执行。

清退或者更换的抗菌药物品种或者品规原则上12个月内不得重新进入本机构抗菌药物供应目录。

三、抗菌药物临床应用实行分级管理

根据抗菌药物的安全性、疗效、细菌耐药性、价格等因素，将抗菌药物分为三级：非限制使用级、限制使用级与特殊使用级。具体划分标准如下。

1. 非限制使用级抗菌药物

是指经长期临床应用证明安全、有效，对细菌耐药性影响较小，价格相对较低的抗菌药物。

2. 限制使用级抗菌药物

是指经长期临床应用证明安全、有效，对细菌耐药性影响较大，或者价格相对较高的抗菌药物。

3. 特殊使用级抗菌药物

是指具有以下情形之一的抗菌药物：①具有明显或者严重不良反应，不宜随意使用的抗菌药物；②需要严格控制使用，避免细菌过快产生耐药的抗菌药物；③疗效、安全性方面的临床资料较少的抗菌药物；④价格昂贵的抗菌药物。

抗菌药物分级管理目录由各省级卫生行政部门制定，报国家卫生健康委员会（原卫生部）备案。

《卫健委办公厅关于抗菌药物临床应用管理有关问题的通知》（卫办医政发〔2009〕38号）中要求，以下药物作为"特殊使用"类别管理。①第四代头孢菌素，头孢吡肟、头孢匹罗、头孢噻利等；②碳青霉烯类抗菌药物，亚胺培南/西司他丁、美罗培南、帕尼培南/倍他米隆、比阿培南等；③多肽类与其他抗菌药物，万古霉素、去甲万古霉素、替考拉宁、利奈唑胺等；④抗真菌药物，卡泊芬净、米卡芬净、伊曲康唑（口服液、注射剂）、伏立康唑（口服剂、注射剂）、两性霉素 B 含脂制剂等。

四、严格管理医师抗菌药物处方权与特殊使用级抗菌药物使用

二级以上医院应当定期对医师进行抗菌药物临床应用知识和规范化管理的培训。医师经本机构培训并考核合格后，方可获得相应的处方权。其他医疗机构依法享有处方权的医师、乡村医生，由县级以上地方卫生行政部门组织相关培训、考核。经考核合格的，授予相应的抗菌药物处方权。

具有高级专业技术职务任职资格的医师，可授予特殊使用级抗菌药物处方权；具有中级以上专业技术职务任职资格的医师，可授予限制使用级抗菌药物处方权；具有初级专业技术职务任职资格的医师，在乡（民族乡）、镇、村的医疗机构独立从事一般执业活动的执业助理医师及乡村医生，可授予非限制使用级抗菌药物处方权。

医疗机构应当对出现抗菌药物超常处方 3 次以上且无正当理由的医师提出警告，限制其特殊使用级和限制使用级抗菌药物处方权。医师出现下列情形之一的，医疗机构应当取消其处方权：①抗菌药物考核不合格的；②限制处方权后，仍出现超常处方且无正当理由的；③未按照规定开具抗菌药物处方，造成严重后果的；④未按照规定使用抗菌药物，造成严重后果的；⑤开具抗菌药物处方牟取不正当利益的。医师处方权取消后，在 6 个月内不得恢复。

严格控制特殊使用级抗菌药物使用。特殊使用级抗菌药物不得在门诊使用。临床应用特殊使用级抗菌药物应当严格掌握用药指征，经抗菌药物管理工作组指定的专业技术人员会诊同意后，由具有相应处方权的医师开具处方。特殊使用级抗菌药物会诊人员由具有抗菌药物临床应用经验的感染性疾病科、呼吸科、重症医学科、微生物检验科、药学部门等具有高级专业技术职务任职资格的医师、药师或具有高级专业技术职务任职资格的抗菌药物专业临床药师担任。因抢救生命垂危的患者等紧急情况，医师可以越级使用抗菌药物。越级使用抗菌药物应当详细记录用药指征，并应当于 24 小时内补办越级使用抗菌药物的必要手续。

五、加大抗菌药物临床应用相关指标控制力度

《2013 年抗菌药物临床应用专项整治活动方案》中，对各类医院住院患者抗菌药物使用率、门诊和急诊患者抗菌药物处方比例、抗菌药物使用强度控制指标有相应规定。

六、严格控制Ⅰ类切口手术预防用药

《2013 年抗菌药物临床应用专项整治活动方案》中规定，Ⅰ类切口手术患者预防使用抗菌药物比例不超过 30%，原则上不联合预防使用抗菌药物。其中，腹股沟疝修补术（包括补片修补术）、甲状腺疾病手术、乳腺疾病手术、关节镜检查手术、颈动脉内膜剥脱手术、颅骨肿物切除手术和经血管途径介入诊断手术患者原则上不预防使用抗菌药物；Ⅰ类切口手术患者预防使用抗菌药物时间原则上不超过 24 小时。

七、加强临床微生物标本检测并建立细菌耐药预警机制

临床微生物标本检测结果未出具前，可以根据当地和本机构细菌耐药监测情况经验选用抗菌药物，临床微生物标本检测结果出具后根据检测结果进行相应调整。

《2013 年抗菌药物临床应用专项整治活动方案》中规定，接受抗菌药物治疗的住院患者抗菌药物使用前微生物检验样本送检率不低于 30%；接受限制使用级抗菌药物治疗的住院患者抗菌药物使用前微生物检验样本送检率不低于 50%；接受特殊使用级抗菌药物治疗的住院患者抗菌药物使用前微生物送检率不低于 80%。

根据细菌耐药监测工作，建立细菌耐药预警机制，并采取下列相应措施：①主要目标细菌耐药率超过 30% 的抗菌药物，应当及时将预警信息通报本机构医务人员；②主要目标细菌耐药率超过 40% 的抗菌药物，应当慎重经验用药；③主要目标细菌耐药率超过 50% 的抗菌药物，应当参照药敏试验结果选用；④主要目标细菌耐药率超过 75% 的抗菌药物，应当暂停针对此目标细菌的临床应用，根据追踪细菌耐药监测结果，再决定是否恢复临床应用。

八、建立本机构抗菌药物临床应用情况排名、内部公示和报告制度

对临床科室和医务人员抗菌药物使用量、使用率和使用强度等情况进行排名并予以内部公示；对排名后位或者发现严重问题的医师进行批评教育，情况严重的予以通报。按照要求对临床科室和医务人员抗菌药物临床应用情况进行汇总，并向核发其《医疗机构执业许可证》的卫生行政部门报告。非限制使用级抗菌药物临床应用情况，每年报告一次；限制使用级和特殊使用级抗菌药物临床应用情况，每半年报告一次。

九、充分利用信息化手段促进抗菌药物合理应用

如利用电子处方（医嘱）系统实现医师抗菌药物处方权限和药师抗菌药物处方调剂资格管理、控制抗菌药物使用的品种、时机和疗程等，实现抗菌药物临床应用全过程控制；开发利用电子处方点评系统加大抗菌药物处方点评工作力度，扩大处方点评范围和点评数量；开发相应统计功能软件实现抗菌药物临床应用动态监测、评估和预警。

十、对以下抗菌药物临床应用异常情况开展调查，并根据不同情况做出处理

（1）使用量异常增长的抗菌药物。

（2）半年内使用量始终居于前列的抗菌药物。

（3）经常超适应证、超剂量使用的抗菌药物。

（4）企业违规销售的抗菌药物。

（5）频繁发生严重不良事件的抗菌药物。

应当加强对抗菌药物生产、经营企业在本机构销售行为的管理，对存在不正当销售行为的企业，应当及时采取暂停进药、清退等措施。

（张　鑫）

第二节　抗菌药物的相关管理办法

抗菌药物的相关管理办法主要有以下几个。

（1）国家卫健委2004年8月19日发布的《关于施行〈抗菌药物临床应用指导原则〉的通知》（卫医发〔2004〕285号）。《抗菌药物临床应用指导原则》共分四部分，一是抗菌药物临床应用的基本原则；二是抗菌药物临床应用的管理；三是各类抗菌药物的适应证和注意事项；四是各类细菌性感染的治疗原则及病原治疗。其中抗菌药物临床应用的基本原则在临床治疗中必须遵循，其他三个部分供临床医师参考。

（2）国家卫健委2009年3月23日发布的《关于抗菌药物临床应用管理有关问题的通知》（卫办医政发〔2009〕38号）。主要有4项内容：①以严格控制Ⅰ类切口手术预防用药为重点，进一步加强围术期抗菌药物预防性应用的管理，改变过度依赖抗菌药物预防手术感染的状况。②严格控制氟喹诺酮类药物的临床应用，规定氟喹诺酮类药物的经验性治疗用于肠道感染、社区获得性呼吸道感染和社区获得性泌尿系统感染，其他感染性疾病治疗要在病情和条件许可的情况下，逐步实现参照致病菌药敏试验结果或本地区细菌耐药监测结果选用该类药物，并严格控制氟喹诺酮类药物作为外科围术期预防用药。对已有严重不良反应报告的氟喹诺酮类药物要慎重遴选，使用时密切关注安全性问题。③严格执行抗菌药物分级管理制度，规定第四代头孢菌素、碳青霉烯类抗菌药物、多肽类与利奈唑胺、抗真菌药物（卡泊芬净、米卡芬净、伊曲康唑、伏立康唑、两性霉素B含脂制剂等）作为特殊使用级抗菌药。④加强临床微生物检测与细菌耐药监测工作，建立抗菌药物临床应用预警机制。

（3）国家卫健委2012年4月24日发布的《抗菌药物临床应用管理办法》，分总则、组织机构和职责、抗菌药物临床应用管理、监督管理、法律责任、附则共6章59条，自2012年8月1日起施行。

（4）国家卫健委2013年5月6日发布的《关于进一步开展全国抗菌药物临床应用专项整治活动的通知》（卫办医政发〔2013〕37号）。重点内容共15项：明确抗菌药物临床应用管理责任制；开展抗菌药物临床应用基本情况调查；建立完善抗菌药物临床应用技术支撑体系；严格落实抗菌药物分级管理制度；建立抗菌药物遴选和定期评估制度，加强抗菌药物购用管理；加大抗菌药物临床应用相关指标控制力度；定期开展抗菌药物临床应用监测与评

估；加强临床微生物标本检测和细菌耐药监测；严格医师抗菌药物处方权限和药师抗菌药物调剂资格管理；落实抗菌药物处方点评制度；建立完善省级抗菌药物临床应用和细菌耐药监测网；充分利用信息化手段加强抗菌药物临床应用管理；建立抗菌药物临床应用情况通报和诫勉谈话制度；完善抗菌药物管理奖惩制度，严肃查处抗菌药物不合理使用情况；加大总结宣传力度，营造抗菌药物合理使用氛围。

（张　鑫）

第三节　麻醉药品和精神药品的管理

一、麻醉药品和精神药品的定义

1. 麻醉药品的定义

麻醉药品（narcotic drug）一般是指具有依赖性潜力的药品。连续使用、滥用或不合理使用易产生生理依赖性和精神依赖性，能成瘾癖的药物。麻醉药品包括：阿片类、可卡因类、大麻类、合成麻醉药类及卫健委指定的其他易成瘾癖的药品、药用原植物及其制剂。麻醉药品与医疗上用于全身或局部麻醉的麻醉药（如乙醚、氯仿或普鲁卡因、利多卡因等）不同，这些药品在药理上虽具有麻醉作用，但不具有依赖性潜力。

2. 精神药品的定义

精神药品（psychotropic substance）一般是指直接作用于中枢神经系统，使之兴奋或抑制，连续使用能产生依赖性的药品。依据精神药品依赖性潜力和危害人体健康的程度，分为第一类和第二类。

二、麻醉药品和精神药品的管理

1. 麻醉药品和精神药品的原植物种植、实验研究和生产管理

（1）麻醉药品和精神药品药用原植物的种植管理。

1）种植管理：国家根据麻醉药品和精神药品的医疗、国家储备和企业生产所需原料的需要确定需求总量，对麻醉药品药用原植物的种植、麻醉药品和精神药品的生产实行总量控制。国务院药品监督管理部门根据麻醉药品和精神药品的需求总量制订年度生产计划。国务院药品监督管理部门和国务院农业主管部门根据麻醉药品年度生产计划，制订麻醉药品药用原植物年度种植计划。麻醉药品药用原植物种植企业应当根据年度种植计划，种植麻醉药品药用原植物。麻醉药品药用原植物种植企业应当向国务院药品监督管理部门和国务院农业主管部门定期报告种植情况。麻醉药品药用原植物种植企业由国务院药品监督管理部门和国务院农业主管部门共同确定，其他单位和个人不得种植麻醉药品药用原植物。

2）法律责任：麻醉药品药用原植物种植企业违反本条例的规定，有下列情形之一的，由药品监督管理部门责令限期改正，给予警告；逾期不改正的，处 5 万元以上 10 万元以下的罚款；情节严重的，取消其种植资格。①未依照麻醉药品药用原植物年度种植计划进行种植的。②未依照规定报告种植情况的。③未依照规定储存麻醉药品的。

（2）麻醉药品和精神药品的实验研究管理：开展麻醉药品和精神药品实验研究活动应当具备下列条件，并经国务院药品监督管理部门批准。①以医疗、科学研究或者教学为目

的。②有保证实验所需麻醉药品和精神药品安全的措施和管理制度。③单位及其工作人员2年内没有违反有关禁毒的法律、行政法规规定的行为。

麻醉药品和精神药品的实验研究单位申请相关药品批准证明文件，应当依照药品管理法的规定办理；需要转让研究成果的，应当经国务院药品监督管理部门批准。药品研究单位在普通药品的实验研究过程中，产生本条例规定的管制品种的，应当立即停止实验研究活动，并向国务院药品监督管理部门报告。国务院药品监督管理部门应当根据情况，及时做出是否同意其继续实验研究的决定。麻醉药品和第一类精神药品的临床试验，不得以健康人为受试对象。

药品研究单位在普通药品的实验研究和研制过程中，产生本条例规定管制的麻醉药品和精神药品，未依照本条例的规定报告的，由药品监督管理部门责令改正，给予警告，没收违法药品；拒不改正的，责令停止实验研究和研制活动。药物临床试验机构以健康人为麻醉药品和第一类精神药品临床试验的受试对象的，由药品监督管理部门责令停止违法行为，给予警告；情节严重的，取消其药物临床试验机构的资格；构成犯罪的，依法追究刑事责任。对受试对象造成损害的，药物临床试验机构依法承担治疗和赔偿责任。

（3）麻醉药品和精神药品的生产管理：国家对麻醉药品和精神药品实行定点生产制度。国务院药品监督管理部门应当根据麻醉药品和精神药品的需求总量，确定麻醉药品和精神药品定点生产企业的数量和布局，并根据年度需求总量对数量和布局进行调整、公布。

1）定点企业的审批：麻醉药品和精神药品的定点生产企业应当具备下列条件。①有药品生产许可证。②有麻醉药品和精神药品实验研究批准文件。③有符合规定的麻醉药品和精神药品生产设施储存条件和相应的安全管理设施。④有通过网络实施企业安全生产管理和向药品监督管理部门报告生产信息的能力。⑤有保证麻醉药品和精神药品安全生产的管理制度。⑥有与麻醉药品和精神药品安全生产要求相适应的管理水平和经营规模。⑦麻醉药品和精神药品生产管理、质量管理部门的人员应当熟悉麻醉药品和精神药品管理及有关禁毒的法律、行政法规。⑧没有生产、销售假药、劣药或者违反有关禁毒的法律、行政法规规定的行为。⑨符合国务院药品监督管理部门公布的麻醉药品和精神药品定点生产企业数量和布局的要求。

2）生产管理：从事麻醉药品、第一类精神药品生产及第二类精神药品原料药生产的企业，应当经所在省、自治区、直辖市人民政府药品监督管理部门初步审查，由国务院药品监督管理部门批准；从事第二类精神药品制剂生产的企业，应当经所在省、自治区、直辖市人民政府药品监督管理部门批准。定点生产企业生产麻醉药品和精神药品，应当依照药品管理法的规定取得药品批准文号。国务院药品监督管理部门应当组织医学、药学、社会学、伦理学和禁毒等方面的专家成立专家组，由专家组对申请首次上市的麻醉药品和精神药品的社会危害性和被滥用的可能性进行评价，并提出是否批准的建议。未取得药品批准文号的，不得生产麻醉药品和精神药品。发生重大突发事件，定点生产企业无法正常生产或者不能保证供应麻醉药品和精神药品时，国务院药品监督管理部门可以决定其他药品生产企业生产麻醉药品和精神药品。重大突发事件结束后，国务院药品监督管理部门应当及时决定前款规定的企业停止麻醉药品和精神药品的生产。定点生产企业应当严格按照麻醉药品和精神药品年度生产计划安排生产，并依照规定向所在省、自治区、直辖市人民政府药品监督管理部门报告生产情况。定点生产企业应当依照本条例的规定，将麻醉药品和精神药品销售给具有麻醉药品和精神药品经营资格的企业或者依照本条例规定批准的其他单位。麻醉药品和精神药品的标签应当印有国务院药品监督管理部门规定的标志。

3）法律责任：定点生产企业违反本条例的规定，有下列情形之一的，由药品监督管理部门责令限期改正，给予警告，并没收违法所得和违法销售的药品；逾期不改正的，责令停产，并处 5 万元以上 10 万元以下的罚款；情节严重的，取消其定点生产资格。①未按照麻醉药品和精神药品年度生产计划安排生产的。②未依照规定向药品监督管理部门报告生产情况的。③未依照规定储存麻醉药品和精神药品，或者未依照规定建立、保存专用账册的。④未依照规定销售麻醉药品和精神药品的。⑤未依照规定销毁麻醉药品和精神药品的。

2. 麻醉药品和精神药品的经营管理

（1）定点经营制度：国家对麻醉药品和精神药品实行定点经营制度。国务院药品监督管理部门应当根据麻醉药品和第一类精神药品的需求总量，确定麻醉药品和第一类精神药品的定点批发企业布局，并应当根据年度需求总量对布局进行调整、公布。药品经营企业不得经营麻醉药品原料药和第一类精神药品原料药。但是，供医疗、科学研究、教学使用的小包装的上述药品可以由国务院药品监督管理部门规定的药品批发企业经营。

（2）定点企业的审批：麻醉药品和精神药品定点批发企业除应当具备药品管理法第十五条规定的药品经营企业的开办条件外，还应当具备下列条件。①有符合本条例规定的麻醉药品和精神药品储存条件。②有通过网络实施企业安全管理和向药品监督管理部门报告经营信息的能力。③单位及其工作人员 2 年内没有违反有关禁毒的法律、行政法规规定的行为。④符合国务院药品监督管理部门公布的定点批发企业布局。

麻醉药品和第一类精神药品的定点批发企业，还应当具有保证供应责任区域内医疗机构所需麻醉药品和第一类精神药品的能力，并具有保证麻醉药品和第一类精神药品安全经营的管理制度。跨省、自治区、直辖市从事麻醉药品和第一类精神药品批发业务的企业（以下称全国性批发企业），应当经国务院药品监督管理部门批准；国务院药品监督管理部门在批准全国性批发企业时，应当明确其所承担供药责任的区域。在本省、自治区、直辖市行政区域内从事麻醉药品和第一类精神药品批发业务的企业（以下称区域性批发企业），应当经所在省、自治区、直辖市人民政府药品监督管理部门批准。省、自治区、直辖市人民政府药品监督管理部门在批准区域性批发企业时，应当明确其所承担供药责任的区域。专门从事第二类精神药品批发业务的企业，应当经所在省、自治区、直辖市人民政府药品监督管理部门批准。全国性批发企业和区域性批发企业可以从事第二类精神药品批发业务。

（3）经营管理。

1）经营范围。①全国性批发企业：应当从定点生产企业购进麻醉药品和第一类精神药品。可以向区域性批发企业，或者经批准可以向取得麻醉药品和第一类精神药品使用资格的医疗机构及依照本条例规定批准的其他单位销售麻醉药品和第一类精神药品。全国性批发企业向取得麻醉药品和第一类精神药品使用资格的医疗机构销售麻醉药品和第一类精神药品，应当经医疗机构所在省、自治区、直辖市人民政府药品监督管理部门批准。②区域性批发企业：可以从全国性批发企业购进麻醉药品和第一类精神药品；经所在省、自治区、直辖市人民政府药品监督管理部门批准，也可以从定点生产企业购进麻醉药品和第一类精神药品。可以向本省、自治区、直辖市行政区域内取得麻醉药品和第一类精神药品使用资格的医疗机构销售麻醉药品和第一类精神药品；由于特殊地理位置的原因，需要就近向其他省、自治区、直辖市行政区域内取得麻醉药品和第一类精神药品使用资格的医疗机构销售的，应当经国务院药品监督管理部门批准。区域性批发企业之间因医疗急需、运输困难等特殊情况需要调剂麻醉药品和第一类精神药品的，应当在调剂后 2 天内将调剂情况分别报所在省、自治区、直辖市人民政府药品监督管理部门备案。

全国性批发企业和区域性批发企业向医疗机构销售麻醉药品和第一类精神药品，应当将药品送至医疗机构。医疗机构不得自行提货。第二类精神药品定点批发企业可以向医疗机构、定点批发企业和药品零售企业及依照规定批准的其他单位销售第二类精神药品。

2）经营规定。①麻醉药品和第一类精神药品不得零售。禁止使用现金进行麻醉药品和精神药品交易，但是个人合法购买麻醉药品和精神药品的除外。②经所在地设区的市级药品监督管理部门批准，实行统一进货、统一配送、统一管理的药品零售连锁企业可以从事第二类精神药品零售业务。③第二类精神药品零售企业应当凭执业医师出具的处方，按规定剂量销售第二类精神药品，并将处方保存 2 年备查；禁止超剂量或者无处方销售第二类精神药品；不得向未成年人销售第二类精神药品。④麻醉药品和精神药品实行政府定价，在制定出厂和批发价格的基础上，逐步实行全国统一零售价格。具体办法由国务院价格主管部门制定。

（4）法律责任：定点批发企业违反本条例的规定销售麻醉药品和精神药品，或者违反本条例的规定经营麻醉药品原料药和第一类精神药品原料药的，由药品监督管理部门责令限期改正，给予警告，并没收违法所得和违法销售的药品；逾期不改正的，责令停业，并处违法销售药品货值金额 2 倍以上 5 倍以下的罚款；情节严重的，取消其定点批发资格。

定点批发企业违反本条例的规定，有下列情形之一的，由药品监督管理部门责令限期改正，给予警告；逾期不改正的，责令停业，并处 2 万元以上 5 万元以下的罚款；情节严重的，取消其定点批发资格。①未依照规定购进麻醉药品和第一类精神药品的。②未保证供药责任区域内的麻醉药品和第一类精神药品的供应的。③未对医疗机构履行送货义务的。④未依照规定报告麻醉药品和精神药品的进货、销售、库存数量及流向的。⑤未依照规定储存麻醉药品和精神药品，或者未依照规定建立、保存专用账册的。⑥未依照规定销毁麻醉药品和精神药品的。⑦区域性批发企业之间违反本条例的规定调剂麻醉药品和第一类精神药品，或者因特殊情况调剂麻醉药品和第一类精神药品后未依照规定备案的。

第二类精神药品零售企业违反本条例的规定储存、销售或者销毁第二类精神药品的，由药品监督管理部门责令限期改正，给予警告，并没收违法所得和违法销售的药品；逾期不改正的，责令停业，并处 5000 元以上 2 万元以下的罚款；情节严重的，取消其第二类精神药品零售资格。

3. 麻醉药品和精神药品的使用管理

（1）购进管理。①药品生产企业需要以麻醉药品和第一类精神药品为原料生产普通药品的，应当向所在省、自治区、直辖市人民政府药品监督管理部门报送年度需求计划，由省、自治区、直辖市人民政府药品监督管理部门汇总报国务院药品监督管理部门批准后，向定点生产企业购买。药品生产企业需要以第二类精神药品为原料生产普通药品的，应当将年度需求计划报所在省、自治区、直辖市人民政府药品监督管理部门，并向定点批发企业或者定点生产企业购买。②食品、食品添加剂、化妆品、油漆等非药品生产企业需要使用咖啡因作为原料的，应当经所在省、自治区、直辖市人民政府药品监督管理部门批准，向定点批发企业或者定点生产企业购买。③研究、教学单位需要使用麻醉药品和精神药品开展实验、教学活动的，应当经所在省、自治区、直辖市人民政府药品监督管理部门批准，向定点批发企业或者定点生产企业购买。④需要使用麻醉药品和精神药品的标准品、对照品的，应当经所在省、自治区、直辖市人民政府药品监督管理部门批准，向国务院药品监督管理部门批准的单位购买。

（2）印鉴卡管理：医疗机构需要使用麻醉药品和第一类精神药品的，应当经所在地设区的市级人民政府卫生主管部门批准，取得麻醉药品、第一类精神药品购用印鉴卡（以下称印鉴卡）。医疗机构应当凭印鉴卡向本省、自治区、直辖市行政区域内的定点批发企业购买麻醉药品和第一类精神药品。设区的市级人民政府卫生主管部门发给医疗机构印鉴卡时，应当将取得印鉴卡的医疗机构情况抄送所在地设区的市级药品监督管理部门，并报省、自治区、直辖市人民政府卫生主管部门备案。省、自治区、直辖市人民政府卫生主管部门应当将取得印鉴卡的医疗机构名单向本行政区域内的定点批发企业通报。

医疗机构取得印鉴卡应当具备下列条件：①有专职的麻醉药品和第一类精神药品管理人员；②有获得麻醉药品和第一类精神药品处方资格的执业医师；③有保证麻醉药品和第一类精神药品安全储存的设施和管理制度。

取得印鉴卡的医疗机构违反本条例的规定，有下列情形之一的，由设区的市级人民政府卫生主管部门责令限期改正，给予警告；逾期不改正的，处5000元以上1万元以下的罚款；情节严重的，吊销其印鉴卡；对直接负责的主管人员和其他直接责任人员，依法给予降级、撤职、开除的处分。①未依照规定购买、储存麻醉药品和第一类精神药品的。②未依照规定保存麻醉药品和精神药品专用处方，或者未依照规定进行处方专册登记的。③未依照规定报告麻醉药品和精神药品的进货、库存、使用数量的。④紧急借用麻醉药品和第一类精神药品后未备案的。⑤未依照规定销毁麻醉药品和精神药品的。

（3）处方管理。

1）处方资格：医疗机构应当按照国务院卫生主管部门的规定，对本单位执业医师进行有关麻醉药品和精神药品使用知识的培训、考核，经考核合格的，授予麻醉药品和第一类精神药品处方资格。执业医师取得麻醉药品和第一类精神药品的处方资格后，方可在本医疗机构开具麻醉药品和第一类精神药品处方，但不得为自己开具该种处方。医疗机构应当将具有麻醉药品和第一类精神药品处方资格的执业医师名单及其变更情况，定期报送所在地设区的市级人民政府卫生主管部门，并抄送同级药品监督管理部门。医务人员应当根据国务院卫生主管部门制定的临床应用指导原则，使用麻醉药品和精神药品。

具有麻醉药品和第一类精神药品处方资格的执业医师，根据临床应用指导原则，对确需使用麻醉药品或者第一类精神药品的患者，应当满足其合理用药需求。在医疗机构就诊的癌症疼痛患者和其他危重患者得不到麻醉药品或者第一类精神药品时，患者或者其亲属可以向执业医师提出申请。具有麻醉药品和第一类精神药品处方资格的执业医师认为要求合理的，应当及时为患者提供所需麻醉药品或者第一类精神药品。

2）处方管理：麻醉药品和精神药品专用处方的格式由国务院卫生主管部门规定。执业医师应当使用专用处方开具麻醉药品和精神药品，单张处方的最大用量应当符合国务院卫生主管部门的规定。对麻醉药品和第一类精神药品处方，处方的调配人、核对人应当仔细核对，签署姓名，并予以登记；对不符合本条例规定的，处方的调配人、核对人应当拒绝发药。

医疗机构应当对麻醉药品和精神药品处方进行专册登记，加强管理。麻醉药品和第一类精神药品处方至少保存 3 年，第二类精神药品处方至少保存 2 年。

3）法律责任：具有麻醉药品和第一类精神药品处方资格的执业医师，违反本条例的规定开具麻醉药品和第一类精神药品处方，或者未按照临床应用指导原则的要求使用麻醉药品和第一类精神药品的，由其所在医疗机构取消其麻醉药品和第一类精神药品处方资格；造成严重后果的，由原发证部门吊销其执业证书。执业医师未按照临床应用指导原则的要求使用第二类精神药品或者未使用专用处方开具第二类精神药品，造成严重后果的，由原发证部门吊销其执业证书。

未取得麻醉药品和第一类精神药品处方资格的执业医师擅自开具麻醉药品和第一类精神药品处方，由县级以上人民政府卫生主管部门给予警告，暂停其执业活动；造成严重后果的，吊销其执业证书；构成犯罪的，依法追究刑事责任。

处方的调配人、核对人违反本条例的规定未对麻醉药品和第一类精神药品处方进行核对，造成严重后果的，由原发证部门吊销其执业证书。

（4）特殊使用管理。①医疗机构抢救患者急需麻醉药品和第一类精神药品而本医疗机构无法提供时，可以从其他医疗机构或者定点批发企业紧急借用；抢救工作结束后，应当及时将借用情况报所在地设区的市级药品监督管理部门和卫生主管部门备案。②对临床需要而市场无供应的麻醉药品和精神药品，持有医疗机构制剂许可证和印鉴卡的医疗机构需要配制制剂的，应当经所在省、自治区、直辖市人民政府药品监督管理部门批准。医疗机构配制的麻醉药品和精神药品制剂只能在本医疗机构使用，不得对外销售。③因治疗疾病需要，个人凭医疗机构出具的医疗诊断书、本人身份证明，可以携带单张处方最大用量以内的麻醉药品和第一类精神药品；携带麻醉药品和第一类精神药品出入境的，由海关根据自用、合理的原则放行。医务人员为了医疗需要携带少量麻醉药品和精神药品出入境的，应当持有省级以上人民政府药品监督管理部门发放的携带麻醉药品和精神药品证明。海关凭携带麻醉药品和精神药品证明放行。④医疗机构、戒毒机构以开展戒毒治疗为目的，可以使用美沙酮或者国家确定的其他用于戒毒治疗的麻醉药品和精神药品。具体管理办法由国务院药品监督管理部门、国务院公安部门和国务院卫生主管部门制定。

4. 麻醉药品和精神药品的储存管理

麻醉药品药用原植物种植企业、定点生产企业、全国性批发企业和区域性批发企业及国家设立的麻醉药品储存单位，应当设置储存麻醉药品和第一类精神药品的专库。该专库应当符合下列要求。①安装专用防盗门，实行双人双锁管理。②具有相应的防火设施。③具有监控设施和报警装置，报警装置应当与公安机关报警系统联网。

全国性批发企业经国务院药品监督管理部门批准设立的药品储存点应当符合前款的规定。麻醉药品定点生产企业应当将麻醉药品原料药和制剂分别存放。麻醉药品和第一类精神药品的使用单位应当设立专库或者专柜储存麻醉药品和第一类精神药品。专库应当设有防盗设施并安装报警装置；专柜应当使用保险柜。专库和专柜应当实行双人双锁管理。麻醉药品药用原植物种植企业、定点生产企业、全国性批发企业和区域性批发企业、国家设立的麻醉药品储存单位及麻醉药品和第一类精神药品的使用单位，应当配备专人负责管理工作，并建立储存麻醉药品和第一类精神药品的专用账册。药品入库双人验收，出库双人复核，做到账物相符。专用账册的保存期限应当自药品有效期期满之日起不少于 5 年。第二类精神药品经营企业应当在药品库房中设立独立的专库或者专柜储存第二类精神药品，并建立专用账册，实行专人管理。专用账册的保存期限应当自药品有效期期满之日起不少于 5 年。

5．麻醉药品和精神药品的运输管理

（1）运输管理：托运、承运和自行运输麻醉药品和精神药品的，应当采取安全保障措施，防止麻醉药品和精神药品在运输过程中被盗、被抢、丢失。通过铁路运输麻醉药品和第一类精神药品的，应当使用集装箱或者铁路行李车运输，具体办法由国务院药品监督管理部门会同国务院铁路主管部门制定。没有铁路需要通过公路或者水路运输麻醉药品和第一类精神药品的，应当由专人负责押运。托运或者自行运输麻醉药品和第一类精神药品的单位，应当向所在省、自治区、直辖市人民政府药品监督管理部门申请领取运输证明。运输证明有效期为 1 年。运输证明应当由专人保管，不得涂改、转让、转借。托运人办理麻醉药品和第一类精神药品运输手续，应当将运输证明副本交付承运人。承运人应当查验、收存运输证明副本，并检查货物包装。没有运输证明或者货物包装不符合规定的，承运人不得承运。承运人在运输过程中应当携带运输证明副本，以备查验。

邮寄麻醉药品和精神药品，寄件人应当提交所在省、自治区、直辖市人民政府药品监督管理部门出具的准予邮寄证明。邮政营业机构应当查验、收存准予邮寄证明；没有准予邮寄证明的，邮政营业机构不得收寄。省、自治区、直辖市邮政主管部门指定符合安全保障条件的邮政营业机构负责收寄麻醉药品和精神药品。邮政营业机构收寄麻醉药品和精神药品，应当依法对收寄的麻醉药品和精神药品予以查验。邮寄麻醉药品和精神药品的具体管理办法，由国务院药品监督管理部门会同国务院邮政主管部门制定。

定点生产企业、全国性批发企业和区域性批发企业之间运输麻醉药品、第一类精神药品，发货人在发货前应当向所在省、自治区、直辖市人民政府药品监督管理部门报送本次运输的相关信息。属于跨省、自治区、直辖市运输的，收到信息的药品监督管理部门应当向收货人所在地的同级药品监督管理部门通报；属于在本省、自治区、直辖市行政区域内运输的，收到信息的药品监督管理部门应当向收货人所在地设区的市级药品监督管理部门通报。

（2）法律责任：违反本条例的规定运输麻醉药品和精神药品的，由药品监督管理部门和运输管理部门依照各自职责，责令改正，给予警告，处 2 万元以上 5 万元以下的罚款。

收寄麻醉药品、精神药品的邮政营业机构未依照本条例的规定办理邮寄手续的，由邮政主管部门责令改正，给予警告；造成麻醉药品、精神药品邮件丢失的，依照邮政法律、行政法规的规定处理。

6．麻醉药品和精神药品的监督管理

药品监督管理部门应当根据规定的职责权限，对麻醉药品药用原植物的种植及麻醉药品和精神药品的实验研究、生产、经营、使用、储存、运输活动进行监督检查。

省级以上人民政府药品监督管理部门根据实际情况建立监控信息网络，对定点生产企业、定点批发企业和使用单位的麻醉药品和精神药品生产、进货、销售、库存、使用的数量及流向实行实时监控，并与同级公安机关做到信息共享。尚未连接监控信息网络的麻醉药品和精神药品定点生产企业、定点批发企业和使用单位，应当每月通过电子信息、传真、书面等方式，将本单位麻醉药品和精神药品生产、进货、销售、库存、使用的数量以及流向，报所在地设区的市级药品监督管理部门和公安机关；医疗机构还应当报所在地设区的市级人民政府卫生主管部门。设区的市级药品监督管理部门应当每3个月向上一级药品监督管理部门报告本地区麻醉药品和精神药品的相关情况。县级以上人民政府卫生主管部门应当对执业医师开具麻醉药品和精神药品处方的情况进行监督检查。

对已经发生滥用，造成严重社会危害的麻醉药品和精神药品品种，国务院药品监督管理部门应当采取在一定期限内中止生产、经营、使用或者限定其使用范围和用途等措施。对不再作为药品使用的麻醉药品和精神药品，国务院药品监督管理部门应当撤销其药品批准文号和药品标准，并予以公布。药品监督管理部门、卫生主管部门发现生产、经营企业和使用单位的麻醉药品和精神药品管理存在安全隐患时，应当责令其立即排除或者限期排除；对有证据证明可能流入非法渠道的，应当及时采取查封、扣押的行政强制措施，在7日内做出行政处理决定，并通报同级公安机关。药品监督管理部门发现取得印鉴卡的医疗机构未依照规定购买麻醉药品和第一类精神药品时，应当及时通报同级卫生主管部门。接到通报的卫生主管部门应当立即调查处理。必要时，药品监督管理部门可以责令定点批发企业中止向该医疗机构销售麻醉药品和第一类精神药品。

麻醉药品和精神药品的生产、经营企业和使用单位对过期、损坏的麻醉药品和精神药品应当登记造册，并向所在县级药品监督管理部门申请销毁。药品监督管理部门应当自接到申请之日起5日内到场监督销毁。医疗机构对存放在本单位的过期、损坏麻醉药品和精神药品，应当按照本条规定的程序向卫生主管部门提出申请，由卫生主管部门负责监督销毁。对依法收缴的麻醉药品和精神药品，除经国务院药品监督管理部门或者国务院公安部门批准用于科学研究外，应当依照国家有关规定予以销毁。

药品监督管理部门、卫生主管部门和公安机关应当互相通报麻醉药品和精神药品生产、经营企业和使用单位的名单以及其他管理信息。各级药品监督管理部门应当将在麻醉药品药用原植物的种植以及麻醉药品和精神药品的实验研究、生产、经营、使用、储存、运输等各环节的管理中的审批、撤销等事项通报同级公安机关。麻醉药品和精神药品的经营企业、使用单位报送各级药品监督管理部门的备案事项，应当同时报送同级公安机关。

发生麻醉药品和精神药品被盗、被抢、丢失或者其他流入非法渠道的情形的，案发单位应当立即采取必要的控制措施，同时报告所在地县级公安机关和药品监督管理部门。医疗机构发生上述情形的，还应当报告其主管部门。公安机关接到报告、举报，或者有证据证明麻醉药品和精神药品可能流入非法渠道时，应当及时开展调查，并可以对相关单位采取必要的控制措施。药品监督管理部门、卫生主管部门及其他有关部门应当配合公安机关开展工作。

（冯玉珍）

第四节　医疗用毒性药品的管理

一、医疗用毒性药品的定义和品种范围

1. 医疗用毒性药品的定义

医疗用毒性药品（以下简称毒性药品），指毒性强烈、治疗剂量与中毒剂量相近，使用不当会致人中毒或死亡的药品。

2. 医疗用毒性药品的品种范围

毒性药品的管理品种，由卫健委会同国家医药管理局、国家中医药管理局规定。根据《医疗用毒性药品管理办法》规定，医疗用毒性药品分为中药和西药两类。

（1）毒性中药品种：砒石（红砒、白砒）、砒霜、水银、生马前子、生川乌、生草乌、生白附子、生附子、生半夏、生天南星、生巴豆、斑蝥、青娘虫、红娘虫、生甘遂、生狼毒、生藤黄、生千金子、生天仙子、闹阳花、雪上一枝蒿、红升丹、白降丹、蟾酥、洋金花、红粉、轻粉、雄黄。

（2）西药毒药品种：去乙酰毛花苷C、阿托品、洋地黄毒苷、氢溴酸后马托品、三氧化二砷、毛果芸香碱、升汞、水杨酸毒扁豆碱、亚砷酸钾、氢溴酸东莨菪碱、士的宁。

二、毒性药品的生产管理

毒性药品年度生产、收购、供应和配制计划，由省、自治区、直辖市医药管理部门根据医疗需要制定，经省、自治区、直辖市卫生行政部门审核后，由医药管理部门下达给指定的毒性药品生产、收购、供应单位，并抄报卫健委、国家医药管理局和国家中医药管理局。生产单位不得擅自改变生产计划，自行销售。

药厂必须由医药专业人员负责生产、配制和质量检验，并建立严格的管理制度，严防与其他药品混杂。每次配料，必须经2人以上复核无误，并详细记录每次生产所用原料和成品数，经手人要签字备查。所有工具、容器要处理干净，以防污染其他药品。标示量要准确无误，包装容器要有毒药标志。

凡加工炮制毒性中药，必须按照《中华人民共和国药典》或者省、自治区、直辖市卫生行政部门制定的《炮制规范》的规定进行。药材符合药用要求的，方可供应、配方和用于中成药生产。

生产毒性药品及其制剂，必须严格执行生产工艺操作规程，在本单位药品检验人员的监督下准确投料，并建立完整的生产记录，保存五年备查。

在生产毒性药品过程中产生的废弃物，必须妥善处理，不得污染环境。

三、毒性药品的供应管理

毒性药品的收购、经营，由各级医药管理部门指定的药品经营单位负责；配方用药由国营药店、医疗单位负责。其他任何单位或者个人均不得从事毒性药品的收购、经营和配方业务。

收购、经营、加工、使用毒性药品的单位必须建立健全保管、验收、领发、核对等制度；严防收假、发错，严禁与其他药品混杂，做到划定仓间或仓位，专柜加锁并由专人保管。

毒性药品的包装容器上必须印有毒药标志，在运输毒性药品的过程中，应当采取有效措施，防止发生事故。

四、毒性药品的使用

医疗单位供应和调配毒性药品，凭医生签名的正式处方。国营药店供应和调配毒性药品，凭盖有医生所在的医疗单位公章的正式处方。每次处方剂量不得超过2日极量。

调配处方时，必须认真负责，计量准确，按医嘱注明要求，并由配方人员及具有药师以上技术职称的复核人员签名盖章后方可发出。对处方未注明"生用"的毒性中药，应当付炮制品。如发现处方有疑问时，须经原处方医生重新审定后再行调配。处方一次有效，取药后处方保存 2 年备查。

科研和教学单位所需的毒性药品，必须持本单位的证明信，经单位所在县以上卫生行政部门批准后，供应部门方能发售。

群众自配民间单、秘、验方需用毒性中药，购买时要持有本单位或者城市街道办事处、乡（镇）人民政府的证明信，供应部门方可发售。每次购用量不得超过 2 日极量。

五、罚则

对违反本办法的规定，擅自生产、收购、经营毒性药品的单位或者个人，由县以上卫生行政部门没收其全部毒性药品，并处以警告或按非法所得的 5～10 倍罚款。情节严重、致人伤残或死亡，构成犯罪的，由司法机关依法追究其刑事责任。

（王　翠）

第五节　放射性药品的管理

一、放射性药品的定义

放射性药品是指用于临床诊断或者治疗的放射性核素制剂或者其标记药物。

二、放射性新药的研制、临床研究和审批

放射性新药是指我国首次生产的放射性药品。药品研制单位的放射性新药年度研制计划，应当报送能源部备案，并报所在地的省、自治区、直辖市卫生行政部门，经卫生行政部门汇总后，报卫健委备案。

1. 放射性新药的研制

放射性新药的研制内容，包括工艺路线、质量标准、临床前药理及临床研究。研制单位在制订新药工艺路线的同时，必须研究该药的理化性能、纯度（包括核素纯度）及检验方法、药理、毒理、动物药代动力学、放射性比活度、剂量、剂型、稳定性等。

研制单位对放射免疫分析药盒必须进行可测限度、范围、特异性、准确度、精密度、稳定性等方法学的研究。

2. 放射性新药的临床研究

研制单位研制的放射性新药，在进行临床试验或者验证前，应当向卫健委提出申请，按新药审批办法的规定报送资料及样品，经卫健委审批同意后，在卫健委指定的医院进行临床研究。研制单位在放射性新药临床研究结束后，向卫健委提出申请，经卫健委审核批准，发给新药证书。卫健委在审核批准时，应当征求能源部的意见。

3. 放射性药品的审批

放射性新药投入生产，须由生产单位或者取得放射性药品生产许可证的研制单位，凭新药证书（副本）向卫健委提出生产该药的申请，并提供样品，由卫健委审核发给批准文号。

三、放射性药品的生产、经营和进出口

1. 放射性药品生产、经营

放射性药品生产、经营企业，必须向能源部报送年度生产、经营计划，并抄报卫健委。国家根据需要，对放射性药品实行合理布局，定点生产。申请开办放射性药品生产、经营的企业，应征得能源部的同意后，方可按有关规定办理筹建手续。

开办放射性药品生产、经营企业必须具备《药品管理法》第五条规定的条件，符合国家的放射卫生防护基本标准，并履行环境影响报告的审批手续，经能源部审查同意，卫健委审核批准后，由所在省、自治区、直辖市卫生行政部门发给《放射性药品生产企业许可证》《放射性药品经营企业许可证》。无许可证的生产、经营企业，一律不准生产、销售放射性药品。

《放射性药品生产企业许可证》《放射性药品经营企业许可证》的有效期为5年，期满前6个月，放射性药品生产、经营企业应当分别向原发证的卫生行政部门重新提出申请，按《药品管理法》第十二条审批程序批准后，换发新证。

放射性药品生产企业生产已有国家标准的放射性药品，必须经卫健委征求能源部意见后审核批准，并发给批准文号。凡是改变卫健委已批准的生产工艺路线和药品标准的，生产单位必须按原报批程序经卫健委批准后方能生产。

放射性药品生产、经营企业，必须配备与生产、经营放射性药品相适应的专业技术人员，具有安全、防护和废气、废物、废水处理等设施，并建立严格的质量管理制度。

放射性药品生产、经营企业，必须建立质量检验机构，严格实行生产全过程的质量控制和检验。产品出厂前，须经质量检验。符合国家药品标准的产品方可出厂，不符合标准的产品一律不准出厂。

经卫健委审核批准的含有短半衰期放射性核素的药品，可以边检验边出厂，但发现质量不符合国家药品标准时，该药品的生产企业应当立即停止生产、销售，并立即通知使用单位停止使用，同时报告卫健委和能源部。

放射性药品的生产、供销业务由能源部统一管理。放射性药品的生产、经营单位和医疗单位凭省、自治区、直辖市卫生行政部门发给的《放射性药品生产企业许可证》《放射性药品经营企业许可证》，医疗单位凭省、自治区、直辖市公安、环保和卫生行政部门联合发给的《放射性药品使用许可证》，申请办理订货。

2. 放射性药品的进出口

放射性药品的进口业务，由对外经济贸易部指定的单位，按照国家有关对外贸易的规定办理。进出口放射性药品，应当报卫健委审批同意后，方得办理进出口手续。进口的放射性药品品种，必须符合我国的药品标准或者其他药用要求。进口放射性药品，必须经中国药品生物制品检定所或者卫健委授权的药品检验所抽样检验；检验合格的，方准进口。对于经卫健委审核批准的短半衰期放射性核素的药品，在保证安全使用的情况下，可以采取边进口检验，边投入使用的办法。进口检验单位发现药品质量不符合要求时，应当立即通知使用单位停止使用，并报告卫健委和能源部。

四、放射性药品的包装和运输

1. 放射性药品的包装

放射性药品的包装必须安全实用，符合放射性药品质量要求，具有与放射性剂量相适应的防护装置，包装必须分内包装和外包装两部分，外包装必须贴有商标、标签、说明书和放射性药品标志，内包装必须贴有标签。标签必须注明药品品名、放射性比活度、装量。说明书除注明前款内容外，还须注明生产单位、批准文号、批号、主要成分、出厂日期、放射性核素半衰期、适应证、用法、用量、禁忌证、有效期和注意事项等。

2. 放射性药品的运输

放射性药品的运输，按国家运输、邮政等部门制定的有关规定执行。严禁任何单位和个人随身携带放射性药品乘坐公共交通运输工具。

五、放射性药品的使用

医疗单位设置核医学科、室（内位素室），必须配备与其医疗任务相适应的并经核医学技术培训的技术人员。非核医学专业技术人员未经培训，不得从事放射性药品使用工作。

医疗单位使用放射性药品，必须符合国家放射性同位素卫生防护管理的有关规定。所在地的省、自治区、直辖市的公安、环保和卫生行政部门，应当根据医疗单位核医疗技术人员的水平、设备条件，核发相应等级的《放射性药品使用许可证》，无许可证的医疗单位不得临床使用放射性药品。

《放射性药品使用许可证》有效期为五年，期满前 6 个月，医疗单位应当向原发证的行政部门重新提出申请，经审核批准后，换发新证。持有《放射性药品使用许可证》的医疗单位，在研究配制放射性制剂并进行临床验证前，应当根据放射性药品的特点，提出该制剂的药理、毒性等资料，由省、自治区、直辖市卫生行政部门批准，并报卫健委备案。该制剂只限本单位内使用。持有《放射性药品使用许可证》的医疗单位，必须负责对使用的放射性药品进行临床质量检验，收集药品不良反应等项工作，并定期向所在地卫生行政部门报告。由省、自治区、直辖市卫生行政部门汇总后报卫健委。

放射性药品使用后的废物（包括患者排出物），必须按国家有关规定妥善处置。

（王　翠）

第二章

抗生素类

第一节 青霉素类

一、青霉素 G

【别名】苄青霉素、盘尼西林。

【药理作用】是繁殖期杀菌剂，对革兰阳性球菌［链球菌（包括肺炎链球菌）和（或）不产青霉素酶葡萄球菌］及革兰阴性球菌（脑膜炎球菌、淋球菌）的抗菌作用较强，对革兰阳性杆菌（白喉杆菌）、螺旋体、梭状芽孢杆菌、放线菌及部分拟杆菌也有抗菌作用。

【适应证】适用于敏感细菌所致的各种感染，如脓肿、菌血症、肺炎和心内膜炎等。其中青霉素为以下感染的首选药物：①溶血性链球菌感染，如咽炎、扁桃体炎、猩红热、丹毒、蜂窝织炎和产褥热等；②肺炎链球菌感染，如肺炎、中耳炎、脑膜炎和菌血症等；③不产青霉素酶葡萄球菌感染；④炭疽；⑤破伤风、气性坏疽等梭状芽孢杆菌感染；⑥梅毒（包括先天性梅毒）；⑦钩端螺旋体病；⑧回归热；⑨白喉；⑩青霉素与氨基苷类药物联合用于治疗草绿色链球菌心内膜炎；⑪流行性脑脊髓膜炎；⑫放线菌病；⑬淋病；⑭樊尚咽峡炎；⑮莱姆病；⑯多杀巴斯德菌感染；⑰鼠咬热；⑱李斯特菌感染；⑲除脆弱拟杆菌以外的许多厌氧菌感染；⑳风湿性心脏病或先天性心脏病患者进行口腔、牙科、胃肠道或泌尿生殖道手术和操作前，可用青霉素预防感染性心内膜炎发生。

【体内过程】青霉素钾盐和钠盐均不耐酸，易遭肠道细菌所产的青霉素酶破坏，不宜口服。肌内注射吸收快，15~30 分钟可达血药峰值。离解度大，脂溶性低，大部分以原药迅速经肾排出，半衰期为 0.5~1 小时。1 次给药后最低有效抑菌浓度可维持 4~6 小时。体内分布甚广，易渗入胸腔、腹腔、心包和关节腔，炎症区域的药物浓度高于血药浓度，维持时间较长。

【用法用量】肌内注射或静脉滴注给药。①成人，肌内注射，每天 80 万~200 万 U，分 3~4 次给药；静脉滴注：每天 200 万~2000 万 U，分 2~4 次给药。②小儿，肌内注射，2.5 万 U/kg，每 12 小时给药 1 次；静脉滴注：5 万~20 万 U/（kg·d），分 2~4 次给药。

【不良反应】①较常见变态反应（即超敏反应，又称过敏反应），包括荨麻疹等各类皮疹、白细胞减少、间质性肾炎、哮喘发作和血清病型反应等；过敏性休克偶见，一旦发生，必须就地抢救，给予保持气道畅通、吸氧及使用肾上腺素、糖皮质激素等治疗措施。②少见因脑脊液药物浓度过高导致抽搐、肌肉阵挛、昏迷及严重精神症状等（青霉素脑病）。③用青霉素治疗梅毒、钩端螺旋体病等疾病时可由于病原体死亡致症状加剧，称为赫氏反应。④二重感染，可出现耐青霉素金黄色葡萄球菌、革兰阴性杆菌或念珠菌等所致的二重感染。

【相互作用】①与氨基苷类抗生素合用有协同作用，但不能混合于同一注射器或输液瓶中。②与氟喹诺酮类药物合用对铜绿假单胞菌有协同作用，并能治疗中性粒细胞减少症等免疫缺陷患者的感染。③与硝基咪唑类药物合用有协同作用。④丙磺舒可阻滞青霉素类药物排泄，联合应用可使青霉素类血药浓度上升。⑤阿司匹林可提高青霉素的疗效。⑥青霉素可增强抗凝血药（如醋硝香豆素、华法林等）的药理作用。⑦与青霉素有配伍禁忌的药物，去甲肾上腺素、间羟胺、去氧肾上腺素、阿托品、氯丙嗪与 B 族维生素、维生素 C、氨茶碱、肝素等合用，混合后溶液可产生浑浊、絮状物、沉淀或颜色改变，不宜采用相同容器滴注。

【注意事项】①用药前进行皮试。②不宜鞘内给药。

【规格】注射剂：40 万 U，80 万 U，160 万 U，800 万 U。

【贮藏】密封，凉暗干燥处保存。

二、苄星青霉素

【别名】长效西林、比西林、长效青霉素、Bicillin、Tardocillin。

【药理作用】同青霉素，但活性较弱。主要用于 A 族乙型溶血性链球菌所致的咽炎，也可用于预防反复发作的风湿热。对急性感染应先用青霉素，后用本品。

【适应证】①主要用于风湿热的一级和二级预防。②可用于治疗敏感菌引起的轻、中度感染，如肺炎、扁桃体炎和淋病等。③治疗梅毒。④用于治疗其他螺旋体感染，如雅司病、地方性梅毒和品他病。

【体内过程】注射部位的组织好比一个贮药库，吸收后缓慢释放出青霉素，可于 13～24 小时达到血药峰值。1 次肌内注射后，有效浓度可维持 0.5～1 个月。分布同青霉素，由于吸收缓慢，消除也缓慢，故能达到长效的治疗作用，肾功能不全者、新生儿和婴儿的肾清除延迟。

【用法用量】用前以适量灭菌注射用水配制成混悬液。成人 1 次肌内注射 60 万～120 万 U，体重 >27 kg 的儿童使用成人剂量，体重 <27 kg 的儿童剂量减半。①目前推荐确诊有 A 族溶血性链球菌咽炎的患者，或者 5 岁以上的青少年上呼吸道链球菌感染时，给予单剂量肌内注射。②风湿热的二级预防主要针对年幼、有高度易感因素、风湿热多次复发、有过心肌炎和有瓣膜病后遗症者，首要目的是预防和减轻心脏损害。每 3～4 周肌内注射 1 次，用药至少 10 年，或直至 25 岁，甚至终身预防。③早期梅毒单次深部肌内注射，晚期梅毒每周注射 1 次，连用 3 周。因本品不易进入脑脊液，故通常不推荐用于治疗神经性梅毒。④治疗其他螺旋体感染，如雅司病、地方性梅毒和品他病，单次深部肌内注射。

【不良反应、相互作用、注意事项】见青霉素。

【规格】注射剂（粉）：30 万 U，60 万 U，120 万 U。

【贮藏】密封，贮于 25 ℃左右。

三、青霉素 V 钾

【别名】Penicillin V、邦宁沙吉、凯莱立克、维百斯。

【药理作用】是繁殖期杀菌剂，对革兰阳性球菌［链球菌（包括肺炎链球菌）和不产青霉素酶葡萄球菌］及革兰阴性球菌（脑膜炎球菌、淋球菌）的抗菌作用较强，对革兰阳性杆菌（白喉杆菌）、螺旋体、梭状芽孢杆菌、放线菌及部分拟杆菌也有抗菌作用。

【适应证】①主要用于溶血性链球菌、肺炎球菌等敏感细菌引起的扁桃体炎、咽炎、中耳炎、支气管炎、猩红热和丹毒、蜂窝织炎等软组织感染。②也可用于风湿热的二级预防及高危手术或特殊检查前预防感染性心内膜炎。

【体内过程】与青霉素相比，较能对抗酸催化的灭活作用，用药后比青霉素吸收更为迅速。1次口服剂量，空腹健康成人可吸收 60% ~ 73%。30 ~ 60 分钟可达血药峰值。食物可影响吸收速度和达峰时间。可迅速分布于腹水、滑膜液、胸腔积液和心包积液中。广泛分布于体内各种组织，达到浓度最高的是肾脏，其次为肝脏、皮肤和肠；分布浓度最低的是脑脊液。蛋白结合率为 75% ~ 89%。可迅速透过胎盘，并可被分泌进入乳汁。肾功能正常成人中半衰期为 0.5 小时。肾功能不全的患者、新生儿和婴儿的肾清除延迟。是否经血液透析或腹膜透析排出尚不清楚。

【用法用量】口服。①成人，每次 125 ~ 500 mg，每 6 ~ 8 小时 1 次。②儿童，每次 2.5 ~ 9.3 mg/kg，每 4 小时 1 次；或每次 3.75 ~ 14 mg/kg，每 6 小时 1 次；或每次 5 ~ 18.7 mg/kg，每 8 小时 1 次。

【不良反应、相互作用】同青霉素。

【注意事项】①青霉素皮试阳性反应者、其他青霉素类药物过敏者及传染性单核细胞增多症患者禁用。②可分泌入母乳中，可能使婴儿致敏并引起腹泻、皮疹、念珠菌属感染等，故哺乳期妇女用药期间应暂停哺乳。

【规格】①分散片：0.25 g。②颗粒剂：0.125 g。

【贮藏】置于凉暗干燥处（20 ℃以下），不可放入冰箱。

四、苯唑西林钠

【别名】新青霉素Ⅱ、苯唑青霉素钠、爽尔利。

【药理作用】不会被金黄色葡萄球菌产生的青霉素酶所破坏，对产酶金黄色葡萄球菌菌株有效；但对不产酶菌株的抗菌作用不如青霉素 G。

【适应证】主要用于产酶金黄色葡萄球菌和表皮葡萄球菌的周围感染，包括内脏、皮肤和软组织等部位的感染，但对耐甲氧西林金黄色葡萄球菌（MRSA）感染无效，对中枢感染不适用。

【体内过程】口服单剂量可吸收 30% ~ 50%，给予 250 mg 或 500 mg 后 0.5 ~ 2 小时可达血药峰值；其体内分布类似氯唑西林，蛋白结合率为 89% ~ 94%。半衰期为 0.3 ~ 0.8 小时；原药及其活性代谢物 6 小时内随尿排出 40% ~ 70%。

【用法用量】①口服，每次 0.5 ~ 1 g，每天 4 次，宜空腹时服。②静脉滴注，每次 1 ~ 2 g，必要时可用 3 g，溶于 100 mL 氯化钠注射液内滴注 0.5 ~ 1 小时，每天 3 ~ 4 次。小儿每天用量 50 ~ 100 mg/kg，分次给予。③肌内注射，每次 1 g，每天 3 ~ 4 次。口服、肌内注射均较少用。

【不良反应】胃肠道反应，如恶心、呕吐、腹胀、腹泻、食欲缺乏等，口服给药时较常见。其他尚有静脉炎。大剂量应用可出现神经系统反应，如抽搐、痉挛、神志不清、头痛等。偶见中性粒细胞减少。对特异质者可致出血倾向。个别患者可出现转氨酶升高。可有药疹、药物热等过敏反应。少数人可发生白念珠菌所致的继发感染。

【相互作用】同青霉素。

【注意事项】①可致过敏性休克，用药前应做过敏试验。②严重肾功能不全者应减少给药剂量。

【规格】①片剂：0.25 g。②注射剂：0.5 g，1 g。③胶囊剂：0.25 g。

【贮藏】密封，干燥处保存。

五、氯唑西林钠

【别名】邻氯青霉素钠、展宁、立达欣。

【药理作用、适应证】同苯唑西林钠。

【体内过程】耐酸，故可供口服。口服后迅速被吸收但仅及肌内注射给药的 37% ~ 60%。肌内注射 500 mg 后 0.5 ~ 2 小时可达血药峰值约 18 μg/mL；其分布与青霉素相似。90% ~ 96% 与蛋白结合；肾功能正常成人的半衰期为 0.4 ~ 0.8 小时。部分原药代谢为具有活性的和失活的代谢物，迅速随尿排出的原药占 10% ~ 21%。

【用法用量】①肌内注射，每次 0.5 ~ 1 g，每天 3 ~ 4 次。②静脉滴注，每次 1 ~ 2 g，溶于 100 mL 氯化钠注射液中，滴注 0.5 ~ 1 小时，每天 3 ~ 4 次；小儿每天用量 30 ~ 50 mg/kg，分次给予。③口服，每次 0.25 ~ 0.5 g，每天 4 次，空腹服用。

【不良反应】①参见青霉素。②与维生素 C 配伍静脉注射可降低疗效。③不宜与盐酸氯丙嗪或四环素混合于 0.9% 氯化钠注射液中输注，易出现浑浊。④与阿司匹林或多数磺胺类药物合用，会竞争本品与血浆蛋白结合，从而使本品的血药浓度升高。如必须合用，本品应适当减量。⑤与氨苄西林一样，本品可降低含有雌激素的口服避孕药的作用。

【相互作用】见苯唑西林钠。

【注意事项】①应用本品前须详细询问药物过敏史并进行青霉素皮试，有青霉素类药物过敏史者或青霉素皮肤试验阳性患者禁用。②孕妇应仅在确有必要时使用本品。③本品有少量在乳汁中分泌，因此哺乳期妇女使用时宜暂停哺乳。④有哮喘、湿疹、枯草热、荨麻疹等过敏性疾病患者应慎用本品。⑤本品具有降低患者胆红素与血清蛋白结合能力的作用，新生儿尤其是有黄疸者慎用本品。

【规格】①注射剂：0.5 g，1.0 g。②颗粒剂：125 mg，250 mg。③胶囊剂：0.25 g，0.5 g。

【贮藏】密封，干燥处保存。

六、氟氯西林钠

【别名】氟氯苯唑青霉素、氟氯青霉素、奥弗林、昆特、伊芬。

【药理作用】类似氯唑西林，但等量本品的血药浓度明显高于前者，血中有效浓度维持时间较长。

【适应证】同苯唑西林钠。

【体内过程】口服后易于吸收，其吸收率约 2 倍于氯唑西林，口服 0.25 ~ 1 g 后 1 小时可达血药峰值（5 ~ 15 μg/mL），肌内注射单剂量后可于 30 分钟达到相似的血药峰值。体内分布类似氯唑西林。95% 可与蛋白结合。半衰期约 1 小时。在体内代谢极少，口服剂量的 50% 和肌内注射剂量的 90% 以原药随尿排出。

【用法用量】①口服，成人 0.25 g，每天 4 次，于餐前 1 小时服用。2 岁以下儿童用成人剂量的 1/4，2~10 岁的儿童可用成人剂量的 1/2；≥2 岁儿童给予 25~50 mg/（kg·d），分次给予。②肌内注射，成人每次 0.25 g，每天 3 次，重症者用量加倍。儿童酌减。③静脉推注或滴注，0.25~1 g，每天 4 次，静脉注射时用注射用水 20 mL 稀释，于 3~4 分钟缓慢推注；滴注时用 0.9% 氯化钠注射液 100 mL 稀释；重症剂量可高达每天 8 g。儿童酌减。④胸腔内或关节腔内注射可配制成溶液进行喷雾疗法。

【不良反应】同苯唑西林钠。

【相互作用】同青霉素。

【注意事项】①用前必须先进行青霉素皮试。②在长期的治疗过程中（如骨髓炎、心内膜炎），推荐定期监测肝、肾功能。③勿与血液、血浆、氨基酸或脂肪乳剂配伍注射。④本品可与其他抗生素合用（如氨苄西林），以扩展抗菌谱；如与氨基苷类同时使用，须分别以不同的途径给药，以避免两者的不相容性。

【规格】①胶囊剂：0.25 g。②注射剂：0.25 g，0.5 g。③颗粒剂：0.125 g。

【贮藏】密封，室温≤25 ℃保存。

七、氨苄西林

【别名】氨苄青霉素、舒视明、安必仙、伊西德。

【药理作用】对革兰阳性菌的作用与青霉素 G 相似，对绿色链球菌和肠球菌的作用较优，对其他菌的作用则较差。对耐青霉素 G 的金黄色葡萄球菌无效。革兰阴性菌中淋球菌、脑膜炎球菌、流感杆菌、百日咳杆菌、大肠埃希菌、伤寒副伤寒杆菌、痢疾杆菌、奇异变形杆菌、布鲁菌等敏感，但易产生耐药性。肺炎杆菌、吲哚阳性变形杆菌、铜绿假单胞菌不敏感。

【适应证】主要用于敏感菌所致的泌尿系统、呼吸系统、胆道、肠道感染及脑膜炎、心内膜炎等。

【体内过程】正常健康人口服 0.5 g 或 1 g 后，可从胃肠道吸收 30%~50%。口服 250 mg 后 2 小时可达血药峰值。肌内注射后约 1 小时达峰值，血药峰值比口服高；进入体内后，分布甚广，以肝、肾浓度最高。在炎症关节腔渗出液、腹水、肺和支气管分泌物及脑膜炎患者的脑脊液中均能达到有效抗菌浓度。胆汁中的药物浓度平均为血药浓度的 9 倍，泌尿系统的浓度为血药浓度的 8 倍；半衰期≤1 小时。80% 以原药随尿排出，小部分经胆汁排出后，形成肠肝循环。

【用法用量】①口服，每天 50~100 mg/kg，分 4 次空腹服用；儿童每天 50~100 mg/kg，分 4 次给予。②肌内注射，每次 0.5~1 g，每天 4 次；儿童每天 50~150 mg/kg，分 4 次给予。③静脉滴注，每次 1~2 g，必要时可用 3 g，溶于 100 mL 液中，滴注 0.5~1 小时，每天 2~4 次，必要时每 4 小时 1 次；儿童每天 50~150 mg/kg，分 4 次给予。

【不良反应】不良反应与青霉素相仿，皮疹发生率较其他青霉素高。有时也会发生药物热。

【相互作用】应避免与抗痛风药别嘌醇合用，否则皮疹的发生率增加，尤其多见于高尿酸血症患者。余同青霉素。

【注意事项】①注射剂溶解后应立即使用，溶解放置后致敏物质可增多。②在弱酸性葡萄糖注射液中分解较快，宜用中性液体作为溶剂。

【规格】①片剂：0.125 g，0.25 g。②注射剂：0.25 g，0.5 g，1 g。

【贮藏】干燥处保存。

八、阿莫西林

【别名】羟氨苄青霉素、阿莫灵、再林、益萨林、亚宝力可、阿摩青霉素、阿莫仙、弗莱英星、特力士。

【药理作用】抗菌谱与氨苄西林相同，微生物对本品和氨苄西林有完全的交叉耐药性。

【适应证】主要用于敏感菌所致的呼吸道、尿路和胆道感染及伤寒等。

【体内过程】口服后可吸收 74% ~ 92%，1 ~ 2 小时达血药峰值；其体内分布与氨苄西林相似，而以肝肾中浓度最高；半衰期为 1 ~ 1.2 小时；蛋白结合率为 20%，70% 以原药随尿排出，小部分经胆汁排出后进入肠肝循环。

【用法用量】①口服，每天 1 ~ 4 g，分 3 ~ 4 次服。儿童每天 50 ~ 100 mg/kg，分 3 ~ 4 次服。②肌内注射或稀释后静脉输注，成人每次 0.5 ~ 1 g，每 6 ~ 8 小时 1 次。小儿一日剂量 50 ~ 100 mg/kg，分 3 ~ 4 次给药。严重肾功能不全者应延长用药间隔时间。

【不良反应、相互作用、注意事项】见氨苄西林。

【规格】①片剂：0.1 g，0.25 g。②胶囊剂：0.25 g。③注射剂：0.5 g，1 g。④咀嚼片：0.125 g。

【贮藏】密封，室温 ≤25 ℃ 保存。

九、阿莫西林钠氟氯西林钠

【别名】弗威、昆柏。

【药理作用】氟氯西林主要杀灭产青霉素酶的革兰阳性菌，阿莫西林则对革兰阳性和阴性菌均有杀菌作用。两者合用不仅扩大了抗菌谱，也加强了杀菌的作用。

【适应证】由敏感细菌引起的呼吸道、泌尿道、消化道、口腔、耳鼻喉、皮肤和软组织、骨、关节等感染。

【体内过程】静脉注射氟氯西林 500 mg 后，表现分布容积为 16.8 L，血清蛋白结合率为 92% ~ 94%，消除半衰期为 0.75 ~ 1.5 小时。药物仅部分在肝内代谢，50% ~ 65% 以原药经肾随尿液排泄，血液透析不能清除氟氯西林。快速静脉推注 0.5 g 阿莫西林后 1 分钟的血药浓度为 83 ~ 112 mg/L，消除半衰期约为 1.08 小时。血清蛋白结合率为 17%，给药后 6 小时内尿中排出量为给药量的 45% ~ 68%，部分药物经胆汁排泄。

【用法用量】①成人 4 ~ 6 g，每天 2 次，肌内注射或静脉输注；或口服 0.5 g，每人 3 次，空腹服用。②2 ~ 12 岁儿童 20 mg/（kg·d），等分 2 次静脉滴注；或口服 0.25 g，每天 3 次，空腹服用。

【不良反应、相互作用、注意事项】同阿莫西林、氟氯西林。

【规格】①胶囊剂：0.25 g。②注射剂：0.5 g，1.0 g，2.0 g，3.0 g。

【贮藏】密封，冷藏（2 ~ 10 ℃）保存。

十、哌拉西林钠

【别名】氧哌嗪青霉素钠、哔哌西林钠、哌氨苄青霉素钠。

【药理作用】抗菌作用机制同青霉素。对革兰阳性菌的作用与氨苄西林相似，对肠球菌有较好的抗菌作用，对某些拟杆菌和梭菌也有一定作用。对革兰阴性菌的作用强，抗菌谱包括淋球菌、大肠埃希菌、变形杆菌、肺炎克雷伯菌、铜绿假单胞菌等，对沙门杆菌、痢疾杆菌、一些假单胞菌（除铜绿假单胞菌外）、脑膜炎球菌、耶尔森杆菌等在体外也有抗菌作用，但其临床意义尚未明确。对 β-内酰胺酶不稳定。

【适应证】主要用于敏感菌所致的感染（对中枢感染疗效不确切）。

【体内过程】口服不易吸收。肌内注射 2 g 后 30～50 分钟达血药峰值（30～40 μg/mL）；药动学呈现非线性剂量依赖性，其分布同羧苄西林，约有 20% 药物与蛋白结合，半衰期约为 1 小时（终末期肾病者为 4～6 小时）；给药后 24 小时内有 60%～80% 以原药随尿排出，约 20% 经胆道排出，血液透析时可排出部分药物。

【用法用量】尿路感染：每次 1 g，每天 4 次，肌内注射或静脉注射。其他部位感染：每天 4～12 g，分 3～4 次静脉注射或静脉滴注。严重感染每天 10～24 g。

【不良反应、相互作用、注意事项】见青霉素。

【规格】注射剂：0.5 g，1 g，4 g。

【贮藏】密封、遮光贮存。

十一、美洛西林钠

【别名】珍抗、力扬、拜朋、磺唑氨苄青霉素、Mezlin、Mezlocillinum。

【药理作用】抗菌谱与哌拉西林近似，主要是革兰阴性杆菌。对 MRSA 无效。

【适应证】用于革兰阴性菌，如假单胞菌、肺炎克雷伯菌、肠杆菌属、沙雷菌、变形杆菌、大肠埃希菌、嗜血杆菌，以及拟杆菌和其他厌氧菌所致的下呼吸道、腹腔、胆道、尿路、妇科、皮肤和软组织等部位感染及败血症。

【体内过程】①口服不易吸收。肌内注射 1 g 后 45～90 分钟可达血药峰值（15～25 μg/mL），其药动学呈现非线性的剂量依赖性。②同羧苄西林分布相似。16%～42% 的药物与蛋白结合。③半衰期为 1.2 小时，55% 的原药于 6 小时内随尿排出，30% 的原药经胆道排出。

【用法用量】成人一般感染每天 150～200 mg/kg，或每次 2～3 g，每 6 小时 1 次；重症感染每天 200～300 mg/kg，或每次 3 g，每 4 小时 1 次；极重症感染每天可用 24 g，分 6 次用；淋球菌尿道炎 1～2 g，只用 1 次，用前 30 分钟服丙磺舒 1 g。

新生儿用量：≤7 日龄者，每天 150 mg/kg 或 75 mg/kg，每 12 小时 1 次。>7 日龄者，根据体重不同，可按每天 225～300 mg/kg，或每次 75 mg/kg，每天 3～4 次。

【不良反应、相互作用、注意事项】见青霉素。

【规格】注射剂：0.5 g，1.0 g，2.0 g，3.0 g，4.0 g。

【贮藏】密封，干燥处保存。

十二、阿洛西林钠

【别名】阿乐欣。

【药理作用】与哌拉西林、美洛西林相似。

【适应证】见哌拉西林、美洛西林。

【体内过程】不易从胃肠道吸收，静脉给药后药动学呈现非线性的剂量依赖性。20% ~ 46%的药物与蛋白结合，半衰期约1小时，50% ~ 70%以原药随尿排出，其余经胆道排出。

【用法用量】尿路感染：每天50 ~ 100 mg/kg；重症感染：成人每天200 ~ 250 mg/kg，儿童每天50 ~ 150 mg/kg。分4次，静脉注射或静脉滴注，也可肌内注射。

【不良反应、相互作用、注意事项】见青霉素。

【规格】注射剂：0.5 g，1 g。

【贮藏】密封，干燥处保存。

十三、替卡西林钠

【别名】羧噻吩青霉素钠。

【药理作用】对革兰阳性菌的抑菌作用低于青霉素。对革兰阴性菌的抑制作用较强。铜绿假单胞菌、变形杆菌、肠杆菌属、大肠埃希菌较敏感，沙雷杆菌耐药，铜绿假单胞菌易耐药。

【适应证】主要用于革兰阴性菌感染。

【体内过程】口服不易吸收。肌内注射1 g后0.5 ~ 1小时可达血药峰值。体内分布类似羧苄西林，以胆汁浓度较高。蛋白结合率为50%；半衰期为70分钟，肾功能不全的患者、新生儿，尤其肝功能不全的患者，半衰期会延长。严重肾衰竭者长达15小时。囊性纤维化患者半衰期短（50分钟），有助于肾清除和非肾清除。给药后6小时内约有90%以上原药随尿排出。经血液透析或腹膜透析均可清除。

【用法用量】成人每天200 ~ 300 mg/kg，分次给予；或每次3 g，根据病情每3小时、4小时或6小时1次。按1 g药物用4 mL溶剂溶解后缓缓静脉注射，或加入适量溶剂中静脉滴注0.5 ~ 1小时。尿路感染可肌内注射给药，每次1 g，每天4次，用0.25% ~ 0.5%利多卡因注射剂2 ~ 3 mL溶解后深部肌内注射。儿童每天200 ~ 300 mg/kg，婴儿每天225 mg/kg，7日龄以下婴儿每天150 mg/kg；均分3次给予。

【不良反应、相互作用、注意事项】见青霉素。

【规格】注射剂：1 g，3 g，6 g。

【贮藏】密封，遮光贮于2 ~ 8 ℃下。

十四、磺苄西林钠

【别名】磺苄青霉素钠、卡他西林钠、Kedacillin、Kedacillina、Lilacillin、Subenil。

【药理作用】广谱半合成青霉素类抗生素，对大肠埃希菌、变形杆菌属、肠杆菌属、枸橼酸菌属、沙门菌属和志贺菌属等肠杆菌科细菌，以及铜绿假单胞菌、流感嗜血杆菌、奈瑟菌属等其他革兰阴性菌具有抗菌作用。对溶血性链球菌、肺炎链球菌及不产青霉素酶的葡萄球菌具抗菌活性。对消化链球菌、梭状芽孢杆菌在内的厌氧菌也有一定作用。

【适应证】 主要用于敏感的铜绿假单胞菌、某些变形杆菌属及其他敏感革兰阴性菌所致的肺炎、尿路感染、复杂性皮肤软组织感染和败血症等。对敏感菌所致的腹腔感染、盆腔感染，宜与抗厌氧菌药物联合应用。

【体内过程】 注射等量本品后，较羧苄西林的血药浓度高。肌内注射 1 g 后 2 小时可达血药峰值。6 小时内随尿排出 50% 原药，余经胆道排出。

【用法用量】 中度感染，成人每天剂量 8 g，重症感染或铜绿假单胞菌感染时增至每天 20 g，分 4 次静脉滴注或静脉注射；儿童根据病情每天剂量 80 ~ 300 mg/kg，分 4 次给药。

【不良反应】 过敏反应较常见，出现皮疹、发热等；过敏性休克偶见，一旦发生，必须就地抢救，予以保持气道畅通、吸氧及肾上腺素、糖皮质激素等治疗措施。可见恶心、呕吐等胃肠道反应。实验室检查异常包括白细胞或中性粒细胞减少，血清转氨酶一过性增加等。大剂量用药可出现血小板功能或凝血机制异常，发生出血倾向。注射部位局部疼痛、硬结等。

【相互作用】 ①丙磺舒可阻滞本品的排泄，使血药浓度升高，作用维持较长。②与氨基苷类药物联用，可增加对肠球菌的抗菌作用。

【注意事项】 ①青霉素过敏者禁用。新生儿特别是早产儿慎用。②哮喘、湿疹、荨麻疹等过敏史者，肝肾功能不全者，年老、体弱者慎用。

【规格】 注射剂：1 g，2 g，4 g。

【贮藏】 密封，遮光贮于室温下。

十五、羧苄西林钾

【别名】 羧比西林、羧苄青霉素。

【药理作用】 对大肠埃希菌、变形杆菌属、肠杆菌属、枸橼酸菌属、沙门菌属和志贺菌属等肠杆菌科细菌、铜绿假单胞菌、流感嗜血杆菌、奈瑟菌属、溶血性链球菌、肺炎链球菌以及不产青霉素酶的葡萄球菌、脆弱拟杆菌、梭状芽孢杆菌等有抗菌活性。

【适应证】 用于由敏感菌引起的泌尿道、呼吸道、胆道感染及烧伤继发感染、脑膜炎、骨髓炎、心内膜炎、腹膜炎和败血症，尤其适用于呼吸道感染铜绿假单胞菌的囊性纤维化。

【体内过程】 口服不易吸收，半衰期为 1 ~ 1.5 小时，肝、肾功能不全的患者和新生儿可延长，其他体内分布同青霉素，胆汁中的药物浓度较高于血中的浓度。小量药物被分泌进入乳汁。

【用法用量】 ①严重感染，成人每日常用量为 20 ~ 30 g，均分，每 4 ~ 6 小时 1 次；静脉注射宜缓，应在 3 ~ 4 分钟注完，滴注应于 30 ~ 40 分钟滴完，若延长滴注时间，可能达不到有效治疗浓度。配合口服丙磺舒（每次 1 g，每天 3 次），可提高血药浓度，延长半衰期；但应注意监测肾功能。儿童按 250 ~ 400 mg/（kg·d），分次静脉注射或静脉滴注。②尿路感染，每次 1 ~ 2 g，每 6 小时 1 次，静脉注射或肌内注射；感染严重时可用 200 mg/（kg·d），分次输注。儿童 50 ~ 100 mg/（kg·d），分次肌内注射。

【不良反应】 ①过敏反应较常见，包括荨麻疹等各类皮疹、白细胞减少、间质性肾炎、哮喘发作和血清病型反应（Ⅲ型变态反应）。严重者偶可发生过敏性休克，一旦发生，必须就地抢救，给予保持气道畅通、吸氧及肾上腺素、糖皮质激素等治疗措施。②消化道反应可见恶心、呕吐和肝肿大等，ALT、AST、肌酐升高。③大剂量静脉注射羧苄西林钠盐可出现抽搐等神经系统反应、高钠血症和低钾血症。④少见念珠菌二重感染、出血等。

【相互作用】①与琥珀氯霉素、琥乙红霉素、盐酸土霉素、盐酸四环素、卡那霉素、链霉素、庆大霉素、妥布霉素、两性霉素 B、B 族维生素、维生素 C、苯妥英钠、拟交感类药物、异丙嗪等有配伍禁忌。②在体外与氨基苷类药物（阿米卡星、庆大霉素或妥布霉素）合用对铜绿假单胞菌、部分肠杆菌科细菌具有协同抗菌作用，但不能同瓶输注。③大剂量本品与肝素等抗凝血药、溶栓药、水杨酸制剂、抗血小板聚集药合用可增加出血危险。④与磺胺类合用可使本品的血药浓度增加，可适当减少本品的剂量。

【注意事项】①参见青霉素，使用前先做皮试。②肾功能不全的患者应用本品可导致出血，应注意随访凝血时间、凝血酶原时间，发生出血时应及时停药并进行治疗。③注射液皆须新鲜配制。④限钠的患者更应慎用。⑤与氢化可的松或右旋糖酐混合输注，可使本品稳定性降低。

【规格】注射剂（粉）：0.5 g（5 万 U），1 g（10 万 U）。

【贮藏】密封，贮于室温下。

十六、舒他西林

【别名】优立新、Unasyn、舒他仙、舒氨、思海能、垠舒、苏克、贝隆、博德、施利静。

【药理作用】舒巴坦为 β-内酰胺酶抑制剂，可与 β-内酰胺酶结合而保护氨苄西林免受破坏，有明显的增效作用，使产酶菌株对氨苄西林恢复敏感。抗菌谱见氨苄西林。

【适应证】见氨苄西林。

【体内过程】口服后在肠壁经肠内酯酶水解成舒巴坦及氨苄西林，生物利用度相当于等量的舒巴坦、氨苄西林静脉注射的 80%，餐后服用不影响吸收。

【用法用量】口服：每次 375 mg，每天 2~4 次。在餐前 1 小时或餐后 2 小时服用。

【不良反应】可发生氨苄西林的各种不良反应；偶见消化道反应，常见皮疹、瘙痒及其他皮肤反应。

【相互作用】见青霉素。

【注意事项】①与青霉素有交叉过敏反应，应询问青霉素过敏史。②用前应做青霉素皮试。③肾功能不全者适当降低剂量。④青霉素过敏者禁用。新生儿特别是早产儿慎用。

【规格】①片剂：0.125 g，0.25 g，0.375 g。②颗粒剂：0.125 g，0.375 g。

【贮藏】密封保存。

十七、阿莫西林钠克拉维酸钾

【别名】安美汀、安灭菌、奥格门汀、阿莫克拉、Amoksiklav、Augmentin、搏美欣、安克、力百汀、棒林、毕林、健澳、君尔清、安奇、奥先、顺峰康奇、强力阿莫仙、锋克林、金力舒、巨泰、铿锵、元欣、莱得怡、艾克儿、清克霖、力丁沙、比奇尔、洛得。

【药理作用】克拉维酸仅有微弱的抗菌活性，但可与多数的 β-内酰胺酶牢固结合，产生不可逆的结合物，因此具有强力而广谱的抑制 β-内酰胺酶的作用。克拉维酸与阿莫西林联合，可保护阿莫西林不被 β-内酰胺酶破坏而发挥其杀菌作用。

【适应证】适用于敏感菌引起的各种感染，如上呼吸道感染、下呼吸道感染、泌尿系统感染、皮肤和软组织感染或其他感染如骨髓炎、败血症、腹膜炎和手术后感染等。

【体内过程】对胃酸稳定，口服吸收良好，食物对本品的吸收无明显影响。空腹口服 375 mg（阿莫西林 250 mg 和克拉维酸 125 mg），阿莫西林于 1.5 小时达血药峰浓度，约为 5.6 mg/L。消除半衰期（$t_{1/2\beta}$）约为 1 小时。8 小时尿排出率为 50% ~78%。克拉维酸的药动学参数与单用时相同，正常人口服克拉维酸 125 mg 后 1 小时达血药峰浓度，约为 3.4 mg/L。蛋白结合率为 22% ~30%。消除半衰期（$t_{1/2\beta}$）0.76 ~1.4 小时，8 小时尿排出约 46%。两者口服的生物利用度分别为 97% 和 75%。

【用法用量】①口服，每次 375 ~1000 mg，每天 2 ~3 次。②静脉注射或静脉滴注，每次 1.2 g，每天 3 ~4 次。

【不良反应、相互作用、注意事项】见氨苄西林。

【规格】①注射剂（粉）：阿莫西林 250 mg 或 500 mg，克拉维酸钾 125 mg。②片剂：阿莫西林 250 mg，克拉维酸钾 125 mg。③混悬剂：阿莫西林 125 mg 或 250 mg，克拉维酸钾 31.25 mg 或 62.5 mg/5 mL。④滴剂：阿莫西林 50 mg，克拉维酸钾 12.5 mg/mL。⑤咀嚼片：阿莫西林 125 mg，克拉维酸钾 62.5 mg。⑥糖浆剂：阿莫西林 125 mg，克拉维酸钾 31.25 mg。

【贮藏】密封，室温≤25 ℃保存。

十八、哌拉西林钠他唑巴坦钠

【别名】哌拉西林三唑巴坦、特治星、锋泰灵、安迪泰、康得力、凯伦、邦达、联邦他唑仙、海他欣。

【药理作用】他唑巴坦为 β-内酰胺酶抑制剂，具有较广谱的抑酶功能，作用比克拉维酸和舒巴坦强。

【适应证】主要用于敏感菌所致的呼吸道、腹腔、妇科、泌尿道、骨与关节、皮肤及软组织等感染和败血症。也可用于多种细菌的混合感染和中性粒性细胞缺乏者的感染。

【体内过程】经 1 小时静脉输注，哌拉西林的血药峰值分别为 42.7 mg/L、80.3 mg/L 和 192.5 mg/L，他唑巴坦的血药峰值分别为 8.8 mg/L、18.6 mg/L、41.3 mg/L。

【用法用量】成人和 12 岁以上儿童的常用量为每次 4.5 g，每天 3 次静脉滴注（滴注 30 分钟）或静脉注射。

【不良反应】包括过敏反应、中毒性表皮坏死松解症、皮肤黏膜眼综合征、急性肝炎、肝坏死、黄疸、急性肾功能不全、间质性肾炎、全血细胞减少、无颗粒细胞症、血小板减少、溶血性贫血、假膜性小肠结肠炎、间质性肺炎、横纹肌溶解症、维生素 K 缺乏、维生素 B 缺乏。

【相互作用】①和某些头孢菌素联合可对大肠埃希菌、铜绿假单胞菌、肺炎克雷伯菌和变形杆菌属的某些敏感菌株发生协同作用。②与氨基苷类药物合用，可以使氨基苷类药物失活。③与丙磺舒合用，可以使哌拉西林半衰期延长 21%，他唑巴坦半衰期延长 71%。④哌拉西林也和羧苄西林、阿洛西林、美洛西林一样，可能导致低凝血酶原症、血小板减少症、胃肠道溃疡，与可能引起出血的药物合用时，会增加凝血机制障碍和出血的危险。这些药物包括抗凝血药、肝素、香豆素、茚满二酮、非甾体抗炎药，尤其是阿司匹林、二氟尼柳及其他水杨酸制剂、其他血小板聚集抑制药或磺吡酮。⑤不能与其他药物在注射器或输液瓶中混合，必须分开给药。不得与含碳酸氢钠的溶液混合，不得加入血液制品及水解蛋白液。

【注意事项】①低体重出生儿、新生儿用药的安全性尚不清楚。②婴幼儿易发生腹泻、软便，慎用。

【规格】注射剂：0.5625 g，1.125 g，2.25 g，4.5 g。

【贮藏】密封，遮光贮于干燥阴凉处。

十九、替卡西林钠克拉维酸钾

【别名】联邦阿乐仙、特美汀。

【药理作用】为复方制剂，克拉维酸与替卡西林配伍，可保护后者免遭 β-内酰胺酶水解，使替卡西林保持抗菌活性且抗菌谱增宽。

【适应证】适用于敏感菌引起的下呼吸道、骨和关节、皮肤组织、尿路等部位感染及败血症。

【体内过程】克拉维酸及替卡西林的药动学密切相关，两种成分均良好地分布于体液和组织中。克拉维酸及替卡西林与血清结合程度较低，分别为 20% 和 45%。和其他青霉素一样，替卡西林主要通过肾消除，克拉维酸也通过此路径排泄。

【用法用量】>60 kg 者，每次 3.2 g，每 4~6 小时 1 次，静脉滴注；<60 kg 者，每天 200~300 mg/kg，每 4~6 小时 1 次，静脉滴注。每 3.2 g 配成浓度为 10~100 mg/mL 的溶液，滴注时间在 30 分钟以上。

【不良反应、相互作用】见青霉素。

【注意事项】用药前必须先做皮试。

【规格】注射剂：1.6 g，3.2 g。

【贮藏】密封，遮光贮于 2~8 ℃下。

二十、美洛西林钠舒巴坦钠

【别名】佳洛坦、开林、凯韦可、美洛巴坦、萨洛。

【药理作用】为复方制剂，可扩大抗菌谱，增加活性。

【适应证】适用于敏感菌引起的呼吸系统、泌尿系统、腹腔、皮肤及软组织、盆腔及严重感染。

【体内过程】健康成人静脉注射美洛西林钠 1 g，15 分钟后平均血药浓度为 53.4 μg/mL，1 小时后达 12 μg/mL。1 小时内静脉输注 2 g，输注结束时血药浓度为 86.5 μg/mL，1 小时后达 28.3 μg/mL。美洛西林吸收后在多数组织、体液中分布良好，尤其在胆汁中浓度最高，到达脑脊液的渗透率为 17%~25%，也可透过胎盘屏障。药物主要以原药经肾脏随尿液排泄，少量经胆汁、乳汁分泌，连续给药无蓄积作用。静脉给药半衰期约为 1 小时，肌内注射半衰期约为 1.5 小时。健康成人静脉注射舒巴坦钠 1 g，5 分钟后血药浓度达峰值，约为 104 μg/mL，6 小时后浓度降至 0.56 μg/mL，24 小时内约 98.8% 的舒巴坦随尿液排出。

【用法用量】静脉滴注：用 0.9% 氯化钠注射液溶解后，加入 0.9% 氯化钠注射液或 5% 葡萄糖注射液 100 mL 中静脉滴注，成人每次 2.5~5 g，每 8 小时或 12 小时 1 次，疗程为 7~14 天。

【不良反应、相互作用、注意事项】见青霉素。

【规格】注射剂：0.625 g，1.25 g，2.5 g，3.75 g。

【贮藏】密封，凉暗干燥处保存。

二十一、哌拉西林钠舒巴坦钠

【别名】益坦、百定、力可多、一君、派纾。

【药理作用】哌拉西林是半合成的青霉素，主要用于铜绿假单胞菌和各种敏感革兰阴性杆菌所致的感染，但易被细菌产生的 β-内酰胺酶水解而产生耐药性；舒巴坦除对奈瑟菌科和不动杆菌有活性外，对其他细菌无抗菌活性，但是舒巴坦对由 β-内酰胺类抗生素耐药菌株产生的 β-内酰胺酶具有不可逆的抑制作用。舒巴坦可防止耐药菌对青霉素类和头孢菌素类抗生素的破坏，与青霉素类和头孢菌素类抗生素具有明显的协同作用。

【适应证】用于治疗对哌拉西林耐药但对本品敏感的产 β-内酰胺酶的细菌引起的中、重度呼吸道和泌尿系统感染。

【体内过程】健康志愿者静脉输注 2.5 g 后，哌拉西林的消除半衰期为（0.88 ± 0.39）小时，舒巴坦的消除半衰期为（1.02 ± 0.15）小时。哌拉西林与舒巴坦广泛分布于各组织及体液中，包括肺、胃肠道黏膜、胆囊、阑尾、子宫、卵巢、输卵管、皮肤、脑脊液和其他组织及体液中。使用后，12 小时内 49% ~ 68% 的哌拉西林以原药随尿排出，24 小时约 85% 的舒巴坦随尿排出，两种成分在体内的分布、代谢、排泄基本保持同步。

【用法用量】①静脉滴注，先用适量（至少 5 mL）5% 葡萄糖注射液或 0.9% 氯化钠注射液溶解后，再用同一溶媒稀释至 500 mL 供静脉滴注，滴注时间为 60 ~ 120 分钟。②成人每次 1.5 g（即哌拉西林 1 g，舒巴坦 0.5 g）或 3.0 g（即哌拉西林 2.0 g，舒巴坦 1.0 g），每 12 小时 1 次。每天最大剂量为 12.0 g（即哌拉西林 8.0 g，舒巴坦 4.0 g）。肾功能不全者酌情调整剂量。③疗程为 7 ~ 14 天，或遵医嘱。

【不良反应】①过敏反应较常见，包括荨麻疹等各类皮疹、白细胞减少、间质性肾炎、哮喘发作和血清病型反应，严重者偶见过敏性休克；过敏性休克一旦发生，必须就地抢救，给予保持气道畅通、吸氧，给予肾上腺素、糖皮质激素等治疗措施。②局部症状，局部注射部位疼痛、血栓性静脉炎等。③消化道症状，常见腹泻、稀便、恶心、呕吐等；罕见假膜性小肠结肠炎。④肝脏症状，个别患者可出现胆汁淤积性黄疸，大剂量且长期用药偶见肝酶升高，实验室检查异常者有天冬氨酸转氨酶（AST）及丙氨酸转氨酶（ALT）升高、碱性磷酸酶、乳酸脱氢酶升高等。⑤神经系统症状，头痛、头晕和疲倦等；肾功能减退者应用大剂量时，因脑脊液浓度增高，出现青霉素脑病，故此时应按肾功能进行剂量调整。⑥其他，罕见念珠菌二重感染、出血等。

【相互作用】①丙磺舒可降低肾清除率，使半衰期延长。②可使妥布霉素的药时曲线下面积（AUC）、肾清除率降低。③降低氨基苷类抗生素活性。④可延长维库溴铵的神经肌肉阻滞作用。⑤与肝素、口服抗凝血药和可能影响凝血系统、血小板功能的其他药物同时服用期间，应定期监查凝血指标。

【注意事项】①使用前须做青霉素皮试，阳性反应者禁用。②肾功能不全者慎用。③需要控制盐摄入量的患者使用时，应定期检查血清电解质水平；对于同时接受细胞毒性药物或利尿药治疗的患者，要警惕发生低钾血症的可能。④不可加入碳酸氢钠溶液中静脉滴注。

【规格】注射剂：1.25 g，2.5 g。

【贮藏】密封，遮光贮于干燥阴凉处。

二十二、氨苄西林丙磺舒

【别名】恩普洛、Unasyn。

【药理作用】对多种革兰阳性菌与革兰阴性菌有效，氨苄西林钠作用于细菌活性繁殖阶段，通过对细胞壁黏肽生物合成的抑制起杀菌作用。丙磺舒为苯甲酸衍生物，与氨苄西林竞争肾小管同一主动转运载体，抑制后者从肾小管排泄，提高氨苄西林的血药浓度，延长其消除半衰期（$t_{1/2\beta}$ 为 1～1.5 小时）。

【适应证】①呼吸道感染，上呼吸道感染、细菌性肺炎、支气管炎等。②泌尿系统感染，膀胱炎、尿道炎、肾盂肾炎、前列腺炎等。③消化道感染，细菌性痢疾等。④耳鼻喉感染，急性咽炎、扁桃体炎、中耳炎、鼻窦炎等。⑤皮肤、软组织感染。⑥淋病。

【体内过程】氨苄西林对胃酸稳定，口服吸收尚好，吸收后分布良好，胆汁及尿中药物浓度较高，在有炎症的脑脊液、胸腔积液、腹水、关节腔积液和支气管分泌液中均可达到有效治疗浓度。血消除半衰期（$t_{1/2\beta}$）为 1～1.5 小时。血浆蛋白结合率为 20%。口服 24 小时尿中的排出量占给药量的 20%～60%，大部分以原药排出；丙磺舒经肝脏代谢，主要以单巯基尿苷酸化合物的形式排入尿中，作为代谢物仍保持其羧基的功能，85%～95% 的药物与血浆蛋白结合。丙磺舒可与氨苄西林竞争肾排泄。

【用法用量】口服。成人每次 0.75 g，每天 3 次；治疗淋病：每次口服 4.5 g（氨苄西林 3.5 g、丙磺舒 1 g）。

【不良反应】①不良反应与氨苄西林相仿，以过敏反应较为常见。②胃肠道反应如舌炎、胃炎、恶心、呕吐、肠炎、腹泻及轻度腹痛等也较多见。③粒细胞和血小板减少偶见于应用氨苄西林的患者。抗生素相关性肠炎少见，少数患者出现 ALT 升高。

【相互作用】①氨苄西林与卡那霉素对大肠埃希菌、变形杆菌具有协同抗菌作用。②氨苄西林能刺激雌激素代谢或减少其肠肝循环，因而可降低口服避孕药的效果。③与别嘌醇合用可使氨苄西林皮疹发生率增加，尤其多见于高尿酸血症。④与氯霉素合用于细菌性脑膜炎时，远期后遗症的发生率较两者单用时高。⑤丙磺舒可影响利福平和肝素的代谢，使后者的毒性增大。⑥与甲氨蝶呤、磺胺药合用，丙磺舒可使后者血药浓度增高，毒性增大。⑦与口服降血糖药合用可使后者降糖效应增强。⑧丙磺舒可抑制肾小管对氨苄西林、吲哚美辛、萘普生、氯苯砜的排出，两者合用会增加上述药物的血药浓度而加大毒性。⑨与水杨酸盐合用可抑制丙磺舒的作用。⑩与利尿剂、吡嗪酰胺合用可增加血尿酸浓度，与红霉素、四环素合用可发生相互作用。

【注意事项】①对青霉素类、头孢菌素类药物过敏者或青霉素皮试阳性患者禁用。②尿酸性肾结石、痛风急性发作、活动性消化道溃疡患者禁用。③2 岁以下儿童禁用。④肝、肾功能不全患者不宜用。血液生化与血常规异常患者慎用。

【规格】①胶囊剂：0.25 g（含氨苄西林 194.5 mg，丙磺舒 55.5 mg）。②分散片：0.25 g。③颗粒剂：0.25 g。

【贮藏】遮光，密封，阴凉（温度不超过 20 ℃）干燥处保存。

二十三、氨苄西林钠舒巴坦钠

【别名】安美丁、氨苄青霉素、舒巴克坦、次安林、凯兰欣、强力安必仙、施坦宁、舒氨西林、舒氨新、舒敌、舒嘉青、欣安林。

【药理作用】氨苄西林钠为青霉素类抗生素。舒巴坦钠为半合成 β-内酰胺酶抑制剂，对淋球菌、脑膜炎球菌和醋酸钙不动杆菌有较强抗菌活性，对其他细菌的作用较弱，但对金黄色葡萄球菌和多数革兰阴性菌所产生的 β-内酰胺酶有很强的不可逆的竞争性抑制作用。两药联合后，不仅保护氨苄西林免受酶的水解破坏，还扩大其抗菌谱，对葡萄球菌产酶株、不动杆菌属和脆弱拟杆菌等细菌也具有良好的抗菌活性。

【适应证】适用于产 β-内酰胺酶的流感嗜血杆菌、卡他莫拉菌、淋球菌、葡萄球菌属、大肠埃希菌、克雷伯菌属、奇异变形杆菌、脆弱拟杆菌、不动杆菌属、肠球菌属等所致的呼吸道、肝胆系统、泌尿系统、皮肤软组织感染，对需氧菌与厌氧菌混合感染，特别是对腹腔感染和盆腔感染尤为适用。对于氨苄西林敏感菌所致的感染有效。不宜用于铜绿假单胞菌、枸橼酸杆菌、普鲁威登菌、肠杆菌属、摩根菌属和沙雷菌属所致的感染。

【体内过程】参见氨苄西林和舒巴坦。

【用法用量】①深部肌内注射、静脉注射，用注射用水或其他注射液溶解后注射，静脉注射时间应超过 3 分钟，肌内注射一日剂量不超过 6 g。②将药溶于 50 ~ 100 mL 的稀释液中于 15 ~ 30 分钟静脉输注。成人每次 1.5 ~ 3 g，每 6 小时 1 次。静脉用药一日剂量不超过 12 g。③儿童一日 100 ~ 200 mg/kg，分次给予。

【不良反应】参见氨苄西林和舒巴坦。

【相互作用】①与卡那霉素合用可加强对大肠埃希菌、变形杆菌和肠杆菌属的体外抗菌作用。②与庆大霉素合用可加强本品对 B 族链球菌的体外杀菌作用。③丙磺舒可使氨苄西林在肾中清除变缓，升高其血药浓度。④与华法林合用可加强华法林的抗凝血作用。⑤与氯霉素合用，在体外对流感杆菌的抗菌作用影响不一。氯霉素在高浓度（5 ~ 10 μg/mL）时对本品无拮抗现象，在低浓度（1 ~ 2 μg/mL）时可使氨苄西林的杀菌作用减弱，但对氯霉素的抗菌作用无影响。两药合用治疗细菌性脑膜炎时，远期后遗症的发生率比两药单用时高。⑥与林可霉素合用可抑制体外对金黄色葡萄球菌的抗菌作用。⑦与别嘌醇合用可使皮肤黏膜反应发生率增加，尤其多见于高尿酸血症患者。⑧与避孕药合用，可加速雌激素代谢或减少其肠肝循环，降低口服避孕药的药效。⑨与伤寒活疫苗合用，可减弱伤寒活疫苗的免疫效应，可能的机制是本品对伤寒沙门菌有抗菌活性。⑩与丙磺舒、阿司匹林、吲哚美辛、保泰松、磺胺药合用可减少本品自肾脏排泄，使血药浓度增加，排泄时间延长，毒性也可能增加；不宜与双硫仑（乙醛脱氢酶抑制剂）合用。

【注意事项】①对青霉素类抗生素过敏者禁用，用药前须做青霉素皮试，阳性者禁用。②传染性单核细胞增多症、巨细胞病毒感染、淋巴细胞白血病、淋巴瘤等患者应用易发生皮疹。③哮喘、湿疹、花粉症、荨麻疹等过敏性疾病史者慎用。④孕妇、早产儿、新生儿慎用。⑤哺乳期妇女使用须权衡利弊，应用后可使婴儿致敏和引起腹泻、皮疹、念珠菌属感染等。⑥老年患者肾功能不全，须调整剂量。

【规格】注射剂（粉）：0.75 g，1.5 g，2.25 g，3 g。

【贮藏】密封，30 ℃以下保存。

二十四、普鲁卡因青霉素

【别名】普鲁卡因青霉素 G、Procaine Penicillin G。

【药理作用】同青霉素。对急性感染应先用青霉素，后用本品。

【适应证】用于由敏感的链球菌引起的轻、中度上呼吸道感染，某些性传播疾病（梅毒、雅司病、品他病、非性病性梅毒），还可用于预防风湿热和（或）舞蹈症。

【体内过程】吸收缓慢，注射后 1～4 小时可达到血药峰值，肾清除也延缓。其体内分布情况同青霉素。

【用法用量】①用灭菌注射用水配制成混悬液。②成人每次 40 万 U，每天 1～2 次，日最大剂量为 100 万 U，儿童酌减。③只供肌内注射，不可静脉注射，切勿误入血管。

【不良反应】其过敏反应和不良反应除与青霉素相同外，还可能发生对普鲁卡因的过敏反应，甚至引起过敏性休克。国外资料认为，此种过敏反应是由于产品中含有甲醛化次硫酸钠。

【相互作用】①同青霉素。②普鲁卡因的代谢物氨基苯甲酸可能拮抗氨基水杨酸和磺胺类药物的活性，应避免合用。

【注意事项】①应分别做青霉素和普鲁卡因的皮试。两者中任何一种皮试阳性，均禁用本品。②偶有注射时或注射后出现心悸、头晕、意识模糊、幻觉和濒死感等严重的即刻反应。这是由于混悬液中的细小颗粒形成广泛微血栓引起肺、脑栓塞所致。③某些患者用药后出现精神错乱且持续数月，原有精神异常者更常见，可能与其中的普鲁卡因很快游离，达到接近中毒浓度有关。

【规格】注射剂（粉）：①40 万 U（普鲁卡因青霉素 30 万 U，青霉素钠或青霉素钾 10 万 U）；②80 万 U（普鲁卡因青霉素 60 万 U，青霉素钠或青霉素钾 20 万 U）。

【贮藏】密封，保存于干燥处。

（尹淑华）

第二节　头孢菌素类

一、第一代头孢菌素

（一）头孢氨苄

【别名】苯甘孢霉素、先锋霉素Ⅳ、斯宝力克、福林、美丰、申嘉。

【药理作用】具有抑制细菌细胞壁合成的作用，主要用于革兰阳性菌，对金黄色葡萄球菌（包括耐青霉菌素菌株）、溶血性链球菌、肺炎链球菌、大肠埃希菌、奇异变形杆菌、肺炎克雷伯菌、流感嗜血杆菌、卡他球菌等有抗菌作用。葡萄球菌的部分菌株、粪链球菌、吲哚阳性变形杆菌、肠杆菌属耐药。对铜绿假单胞菌无抗菌作用。

【适应证】适用于敏感菌所致的呼吸道、泌尿道、皮肤和软组织、生殖器官（包括前列腺）等部位的轻度至中度感染，也常用于中耳炎。

【体内过程】盐酸水合物对酸稳定，口服后可从胃肠道迅速而完全地被吸收。约 1 小时可达血药峰值。肾功能正常的成人，其半衰期为 0.5～1.2 小时，新生儿为 5 小时，3～12 个月儿童为 2.5 小时，不在体内代谢，而以原药形式随尿排出。1 次服用 0.25～0.5 g 后，8 小时内约排出 >90%。极少量随胆汁排出。

【用法用量】①口服：每天 1～2 g，分 3～4 次服用，空腹服用。②小儿每天 20～

50 mg/kg,分 3~4 次服用。③缓释剂型为成人每次口服 0.25~0.5 g,早晚各 1 次。

【不良反应】偶见恶心、呕吐、腹泻、软便、腹痛、食欲缺乏、胃部不适等症状。

【相互作用】能延长凝血时间,可增强抗凝血药的作用;丙磺舒可使血药浓度升高约 30%;考来烯胺能使血药峰值降低。

【注意事项】对头孢菌素过敏者禁用。对青霉素过敏或过敏体质者慎用。

【规格】①片剂:0.125 g,0.25 g。②胶囊剂:0.125 g,0.25 g。③缓释片:0.25 g。

【贮藏】①片剂和胶囊应贮于 40 ℃以下。②混悬剂应贮于 2~8 ℃。

(二) 头孢羟氨苄

【别名】羟氨苄头孢菌素、赛锋、欧意、赛复喜、毅达、力欣奇。

【药理作用】抗菌谱类似头孢氨苄,对金黄色葡萄球菌、溶血性链球菌、肺炎链球菌、大肠埃希菌、奇异变形杆菌、肺炎克雷伯菌等有抗菌作用。

【适应证】用于呼吸道、泌尿道、咽部、皮肤等部位的敏感菌感染。

【体内过程】对酸稳定。口服后迅速而完全地被吸收。口服后 1~2 小时达到血药峰值。与食物同服,不影响吸收速度和血药浓度。肾功能正常成人的半衰期为 1.1~2 小时;肾功能不全的患者半衰期延长,肌酐清除率(Ccr)<20 mL/min 时,半衰期为 13.3~25.5 小时,可通过血液透析消除。

【用法用量】口服,每天 1~2 g,分 2~3 次。小儿每天 30 mg/kg,分 2 次服用。

【不良反应、相互作用、注意事项】见头孢氨苄。

【规格】①片剂:0.125 g,0.25 g。②胶囊剂:0.125 g,0.25 g,0.5 g。③颗粒剂:0.125 g。④分散片:0.125 g,0.25 g。

【贮藏】①密封,遮光,贮于 15~30 ℃。②已配制的口服混悬剂贮于 2~8 ℃条件下可保持稳定 14 天。

(三) 头孢唑林钠

【别名】先锋霉素Ⅴ、先锋唑啉、赛福宁。

【药理作用】为第一代半合成头孢菌素,抗菌谱类似头孢氨苄,对葡萄球菌(包括产酶菌株)、链球菌(肠球菌除外)、肺炎链球菌、大肠埃希菌、奇异变形杆菌、肺炎克雷伯菌、流感嗜血杆菌及产气杆菌等有抗菌作用。对革兰阴性菌的作用较强,对葡萄球菌的 β-内酰胺酶耐抗性较弱。

【适应证】适用于敏感菌所致的呼吸系统感染、尿路感染、肝胆系感染、心内膜炎、中耳炎、败血症、皮肤及软组织感染,可作为骨科手术(如髋关节成形术)、心脏手术和胆囊切除术的预防术后感染药。

【体内过程】胃肠道吸收不佳,必须肠外给药。1 次肌内注射 0.5 g 后 1~2 小时可达血药峰值(30 μg/mL),血液中蛋白结合率为 85%;在正常成人体内半衰期为 1.8 小时;Ccr 为 26 mL/min 时的半衰期为 6.8 小时;Ccr 为 12~17 mL/min 时的半衰期为 12 小时;Ccr≤5 mL/min 时的半衰期为 57 小时;以原药形式随尿排出,1 次给药 24 小时后至少可排出 80%,大部分集中于最初 2 小时内排出,通过胆汁排出的总量虽小,但胆汁中的药物浓度较高。

【用法用量】肌内注射、静脉注射或静脉滴注,每次 0.5~1 g,严重者每次 1.5 g,每

6~8 小时 1 次。

【不良反应】 主要是胃肠道反应，偶见过敏反应、二重感染及转氨酶升高、白细胞或血小板减少等，少数静脉注射患者可发生静脉炎。

【相互作用】 与氨基苷类抗生素、多黏菌素、依他尼酸、呋塞米、多黏菌素 B、万古霉素、丙磺舒等同用可使肾脏的毒性增加。

【注意事项】 对头孢菌素过敏者禁用。对青霉素过敏及有过敏体质者、肝肾功能不全者慎用。

【规格】 注射剂（粉）：0.5 g，0.75 g，1.0 g，2.0 g。

【贮藏】 密封，凉暗（遮光并温度不超过 20 ℃）干燥处保存。

（四）头孢拉定

【别名】 头孢雷定、环己烯胺头孢菌素、头孢菌素 Ⅵ、先锋霉素 Ⅵ、环己烯头孢菌素、头孢环己烯、先锋瑞丁、克必力、泛捷复、新达德雷、瑞恩克、己环胺菌素。

【药理作用】 为第一代头孢菌素，抗菌谱与头孢氨苄相似，对金黄色葡萄球菌、溶血性链球菌、肺炎链球菌、大肠埃希菌、奇异变形杆菌、肺炎克雷伯菌、流感嗜血杆菌等有抗菌作用。

【适应证】 适用于敏感菌所致的呼吸道、泌尿道、皮肤和软组织等部位的敏感菌感染，注射剂也用于败血症和骨感染。

【体内过程】 口服后吸收迅速而完全。食物可延缓吸收，但其吸收总量并无明显改变。口服后 1 小时达血药峰值。蛋白结合率仅达 6%～20%，半衰期约为 1 小时，肾衰竭者可见延长。进入脑脊液中的药物达不到有效治疗浓度。可透过胎盘进入胎儿循环中，仅小量分泌进入乳汁。以原药形式随尿排出，6 小时内可排出口服剂量的 90%，肌内注射剂量的 60%～80%。

【用法用量】 ①口服，成人每天 1～2 g，分 3～4 次；儿童每天 25～50 mg/kg，分 3～4 次给药。②静脉给药、肌内注射，成人每天 2～4 g，分 4 次；儿童每天 50～100 mg/kg，分 4 次给药。

【不良反应】 可致菌群失调、维生素缺乏、二重感染等。

【相互作用】 ①头孢菌素类可延缓苯妥英钠在肾小管的排泄。②保泰松与头孢菌素类抗生素合用可增加肾毒性。③与强效利尿剂合用，可增加肾毒性。④与美西林联合应用，对大肠埃希菌、沙门菌属等革兰阴性杆菌具协同作用。⑤丙磺舒可延迟本品的肾排泄。

【注意事项】 对本品及其他头孢菌素类过敏者禁用。

【规格】 ①胶囊剂：0.25 g，0.5 g。②注射剂（粉）：0.5 g，1.0 g。③混悬剂：1.5 g，3.0 g。

【贮藏】 遮光，贮于阴凉干燥处。

（五）头孢硫脒

【别名】 先锋霉素 18。

【药理作用】 第一代头孢菌素，为我国首创用于临床。抗菌谱与头孢噻吩相似，对金黄色葡萄球菌、草绿色链球菌、肺炎链球菌的作用较强，对肠球菌有独特的抗菌活性。

【适应证】 ①主要用于金黄色葡萄球菌、肺炎链球菌及链球菌所致的呼吸道感染。②胆道感染、尿路感染、妇科感染、败血症、肺炎、脑膜炎等。

【体内过程】口服不吸收，与静脉滴注相比，肌内注射绝对生物利用度更高。注射后在体内组织分布广泛，不透过血—脑屏障，主要从尿中排出。肾功能不全患者肌内注射后血清半衰期延长，约为正常半衰期的 10 倍。

【用法用量】肌内注射或静脉滴注：成人每天 2~8 g；小儿每天 50~150 mg/kg，分 2~4 次。

【不良反应】①荨麻疹、哮喘、皮肤瘙痒、寒战、高热、血管神经性水肿等。偶见治疗后血尿素氮、ALT、碱性磷酸酶升高。②少数患者用药后可能出现中性粒细胞减少，念珠菌、葡萄球菌等二重感染。

【相互作用】肌内注射合用丙磺舒 1 g 后，12 小时尿排泄量降为给药量的 65.7%。

【注意事项】见头孢唑林。

【规格】注射剂：0.5 g，1 g。

【贮藏】密封，凉暗（避光，2~10 ℃）干燥处保存。

（六）头孢替唑钠

【别名】特子社复、Tezacef。

【药理作用】对多种革兰阴性菌及革兰阳性菌均有广泛而强大的杀菌力。尤其对大肠埃希菌、变形杆菌的抗菌作用更强。最低抑菌浓度（MIC）和蛋白结合率低于同类产品。对耐药金黄色葡萄球菌、革兰阴性菌生成的 β-内酰胺酶具有很高的稳定性，肾毒性低，对肾功能不全患者也可酌情使用。

【适应证】①适用于呼吸系统、泌尿系统、妇科、耳鼻喉、创伤性、浅表和深部化脓性感染。②也可用于术前预防感染。

【体内过程】肌内注射 1 g 后 2 小时可达血药峰值，终末半衰期为 1.5 小时，有报道其平均半衰期为 0.64 小时，对重度肾功能不全患者延长至 10.7 小时。24 小时内可随尿排出给药量的 80%，主要在前 3 小时内排出。

【用法用量】成人每天 0.5~4 g，儿童每天 20~80 mg/kg，分 1~2 次静脉给药或肌内注射。重症感染，剂量可按医嘱适当增加。

【不良反应】①过敏反应，皮疹、荨麻疹、红斑等。②胃肠道反应，恶心、呕吐、食欲缺乏，罕见假膜性肠炎。③偶有粒细胞、白细胞减少，嗜酸性粒细胞增多，血小板减少及 ALT、AST、碱性磷酸酶上升。④罕见肾功能损害及休克。⑤偶发念珠菌病，维生素 K 缺乏症、维生素 B 缺乏症，头重感、情绪不好、发热、浅表性舌炎。

【相互作用】①丙磺舒可升高血药浓度。②合用氨基苷类或强效利尿剂可加重肾毒性。

【注意事项】①对头孢替唑或其他头孢菌素类抗生素过敏者禁用。②对利多卡因或酰基苯胺类局部麻醉药有过敏史者禁止肌内注射。③有过敏史，严重肾功能障碍者，老年人、孕妇及哺乳期妇女慎用。

【规格】注射剂（粉）：0.25 g，0.5 g，0.75 g，1.0 g，1.5 g，2.0 g，4.0 g。

【贮藏】遮光，置于阴暗处。

（七）头孢噻吩

【别名】头孢菌素钠Ⅰ、先锋霉素Ⅰ、先锋Ⅰ、噻孢霉素、噻孢霉素钠、头孢金素、头孢娄新、Cephalothin。

【药理作用】①对革兰阳性菌作用强，对革兰阴性菌作用弱。②对葡萄球菌所产β-内酰胺酶较稳定。③对革兰阳性杆菌如炭疽杆菌、破伤风杆菌、白喉杆菌高度敏感。④体外研究证实，对革兰阴性菌如脑膜炎球菌、沙门菌、痢疾杆菌、流感嗜血杆菌、百日咳杆菌、肺炎克雷伯菌和奇异变形杆菌均有较高的抗菌活性。

【适应证】①用于耐青霉素酶的金黄色葡萄球菌和其他葡萄球菌所引起的各种感染。②用于治疗敏感的革兰阴性菌所引起的心内膜炎、下呼吸道感染、尿路感染、腹膜炎、败血症或其他部位的感染。

【体内过程】在胃肠道中不易被吸收，必须胃肠外给药。全身分布虽广，但即使在有炎症存在的情况下，脑脊液中的浓度也达不到治疗水平。半衰期为1~3小时，肾功能严重损害者则可延长至19小时；健康成人经1次注射6小时内，有60%~95%以原药和代谢物随尿排出。丙磺舒可抑制本品的肾分泌。

【用法用量】①肌内注射、缓慢静脉注射（3~5分钟）或静脉输注均可，也可采用腹腔内给药。②静脉注射或输注用0.9%氯化钠注射液或5%葡萄糖注射液稀释。③成人每次0.5~1.0g，每4~6小时1次，重症每日用量可达12g，儿童50~100mg/（kg·d），分2~4次。

【不良反应】大致类似青霉素，最常见的过敏反应有皮疹、荨麻疹、嗜酸性粒细胞增多、发热、血清病样反应。

【相互作用】①丙磺舒可抑制本品在肾小管的分泌，使血药浓度上升。因此，在治疗尿路以外的感染时，合用丙磺舒可提高本品疗效。②合用青霉素类可产生协同作用。③红霉素、卡那霉素、多黏菌素B、盐酸四环素、维生素C、氨茶碱和抗组胺药均会降低本品的效价或发生沉淀，禁止混合静脉给药。④与氨基苷类、呋塞米或依他尼酸合用会增加肾毒性，如必须与呋塞米或依他尼酸合用，应降低后两者的剂量。

【注意事项】有头孢菌素或青霉菌素过敏史者禁用。

【规格】注射剂（粉）：0.5g，1.0g，2.0g（钠盐）。

【贮藏】遮光贮于室温下。

二、第二代头孢菌素

（一）头孢呋辛

【别名】头孢呋肟、西力欣、信立欣、巴欣、嘉诺欣、新福欣、安可欣、达力新、希路信、运泰。

【药理作用】对革兰阳性球菌的抗菌活性与第一代头孢菌素相似或略差，但对葡萄球菌和革兰阴性杆菌产生的β-内酰胺酶相当稳定。革兰阴性的流感嗜血杆菌、淋球菌、脑膜炎球菌、大肠埃希菌、肺炎克雷伯菌、奇异变形杆菌、肠杆菌属、枸橼酸杆菌、沙门菌属、志贺菌属及某些吲哚阳性变形杆菌对本品敏感。铜绿假单胞菌、弯曲杆菌、不动杆菌、艰难梭菌、普通变形杆菌、李斯特杆菌等对本品耐药。

【适应证】①用于敏感的革兰阴性菌所致的下呼吸道、泌尿系、皮肤和软组织、骨和关节、女生殖器等感染。②对败血症、脑膜炎等也有效。

【体内过程】头孢呋辛乙酰氧乙酯可经胃肠道吸收，并迅速在肠道黏膜和血液中水解成头孢呋辛。与食物同服利于增强吸收，单剂量口服后 2 ~ 3 小时可达血药峰值。本品钠盐可供肌内注射或静脉注射。约有 50% 与血液循环中的蛋白结合，半衰期约为 70 分钟，肾功能不全患者和新生儿半衰期会延长。可广泛分布于全身，但只有脑膜有炎症存在时脑脊液中才可达到有效治疗浓度。药物可以透过胎盘，并分泌进入乳汁中，1 次注射本品钠盐后，大部分在 24 小时内以原药形式随尿排出。

【用法用量】①口服，每次 0.25 ~ 0.5 g，每天 2 次。②肌内注射、静脉注射、静脉滴注，每次 0.75 ~ 1.5 g，每天 3 次。严重感染可按每次 1.5 g，每天 4 次。

【不良反应】主要有皮肤瘙痒、胃肠道反应、血红蛋白降低、血胆红素升高、肾功能改变等。

【相互作用】与强效利尿剂（如呋塞米）联合应用，可致肾损害。

【注意事项】①对本品及头孢菌素类抗生素过敏者禁用。②对青霉素过敏者、过敏体质者、严重肾功能不全、孕妇及哺乳期妇女、新生儿慎用。

【规格】①注射剂（粉）：0.25 g，0.5 g，0.75 g，1.0 g，1.5 g，2.25 g，3.0 g。②片剂：0.125 g，0.25 g。

【贮藏】遮光，密封，贮于 15 ~ 30 ℃下。

（二）头孢多酯钠

【别名】Kefadol、Mandokef、Mandol、孟得新、浦成。

【药理作用】为第二代头孢菌素，除具与头孢唑林相同作用外，还对部分革兰阴性菌有抗菌作用。抗菌谱与头孢噻啶相似，对革兰阳性球菌不如头孢噻啶。对革兰阴性菌作用强，优于头孢唑林。对厌气梭状芽孢杆菌、脑膜炎球菌、淋球菌、大肠埃希菌、肺炎杆菌、流感杆菌及吲哚阳性变形杆菌等作用较强，特别是对嗜血杆菌属最有效。

【适应证】临床上主要用于敏感菌所致的各种感染，如呼吸道感染、胆道感染、肾盂肾炎、尿路感染、腹膜炎、败血症及皮肤软组织、骨、关节等感染。由于尿药浓度高，对尿路感染疗效显著。

【体内过程】口服很难吸收。经肌内注射或静脉注射后迅速由甲酰酯水解成头孢孟多。约有 70% 与血浆蛋白结合。半衰期为 0.5 ~ 1.2 小时，静脉注射较短，肌内注射较长，肾功能不全患者可见延长。进入体内分布于各组织中，包括各种体液如骨滑膜液和胸腔积液；在脑膜有炎症时，虽可进入脑脊液中，但其浓度很难预知。给药后 6 小时内约有 80% 以原药形式随尿排出，胆汁中的药物浓度可达到有效治疗水平。

【用法用量】静脉注射或静脉滴注。成人一般感染：每次 0.5 ~ 1 g，每天 4 次；较重感染：每次 1 g，每天 6 次；极严重感染：每天可用到 12 g。儿童一般 50 ~ 100 mg/（kg·d）；极重感染可用 200 ~ 250 mg/（kg·d），分次给予。

【不良反应】①胃肠道反应，假膜性肠炎症状、恶心、呕吐等。②过敏反应，斑丘疹状红疹、荨麻疹、嗜酸性粒细胞增多、药物热等。③其他，暂时性 AST、ALT 及碱性磷酸酶升高，Ccr 降低，血尿素氮短暂升高等。

【相互作用】①含有碳酸钠，与含有钙或镁的溶液有配伍禁忌，不能混合在同一容器中。②与产生低凝血酶原血症、血小板减少症或胃肠道溃疡的药物同用，将干扰凝血功能，增加出血危险。③与氨基苷类、多黏菌素类、呋塞米、依他尼酸合用，有增加肾毒性的可能。④丙磺舒可抑制头孢菌素类的肾小管分泌，两者同时应用将增加头孢菌素类的血药浓度，延长其半衰期。⑤红霉素可增加对脆弱拟杆菌的体外抗菌活性 100 倍以上。与庆大霉素或阿米卡星合用，在体外对某些革兰阴性杆菌有协同抗菌作用。

【注意事项】①青霉素过敏或过敏体质者慎用。②禁与含乙醇药剂（如氢化可的松注射液）同用，以免引起双硫仑样反应。③可干扰凝血功能，大剂量时可致出血倾向。

【规格】注射剂（粉）：0.5 g，1.0 g，2.0 g。

【贮藏】密封，贮于凉暗（遮光并不超过 20 ℃）干燥处。

（三）头孢尼西

【别名】爱博两、优可新、Monocid、Cefodie、Monocef。

【药理作用】对肠杆菌科各菌株的抗菌活性几乎等同于头孢孟多，但对抗革兰阳性菌的活性较弱。对革兰阴性菌的抗菌谱较其他第二代头孢菌素类窄，但体外实验证实，对产酶和不产酶的流感嗜血杆菌、脑膜炎球菌、产酶和不产酶淋球菌体、某些厌氧菌（如梭状芽孢杆菌属、梭杆菌属、消化链球菌属和费氏球菌属）均具有活性。

【适应证】用于治疗敏感细菌引起的下呼吸道、泌尿道、皮肤和软组织、骨和关节等感染及败血症，还可用于预防手术感染。

【体内过程】单次肌内注射 1 g 后 1～2 小时可达血药峰值。半衰期约为 4.5 小时，肾功能不全的患者可见延长，广泛分布于全身各组织和体液中，并能达到治疗浓度，99% 以原药形式于 24 小时内随尿排出。

【用法用量】静脉滴注常用量为每天 1 g，必要时可用至每天 2 g。轻中度感染：每次 1 g，每天 1 次。严重感染或危及生命的感染：每次 2 g，每天 1 次。单纯尿路感染：每次 0.5 g，每天 1 次。手术感染的预防：术前 1 小时单次给药 1 g，必要时（如关节成形术、开胸手术）术后重复给药 2 天。

【不良反应】最常见的不良反应为注射部位反应。也有血小板增多或减少、嗜酸性粒细胞增多、白细胞减少、溶血性贫血及肝功能异常。过敏反应有发热、皮疹、荨麻疹等。胃肠道表现为恶心、呕吐、腹泻、假膜性肠炎。偶见血尿素氮、肌酐值升高及间质性肾炎。中枢神经系统症状可有抽搐（大剂量或肾功能障碍时）、头痛、精神紧张。

【相互作用】①与其他头孢菌素及氨基苷类抗生素合用时可能出现中毒性肾脏损害。②与丙磺舒合用时可减慢肾排泄，升高血药浓度水平，毒性增强。③与强效利尿剂合用可导致肾毒性增加。④四环素、红霉素及氯霉素可降低本品的作用。⑤可降低口服避孕药的作用。

【注意事项】①肝肾功能不全者、孕妇、哺乳期妇女、新生儿、早产儿及老年人均应慎用。②用药期间应监测血常规和肾功能。③对头孢菌素类药物过敏者禁用。

【规格】注射剂（粉）：0.5 g，1 g，2 g。

【贮藏】密封，在凉暗（遮光并温度不超过 20 ℃）干燥处保存。

（四）头孢丙烯

【别名】施复捷、银力舒、亿代、凯可之、希能。

【药理作用】为第二代头孢菌素类抗生素，具有杀菌作用。

【适应证】用于敏感菌所致的上、下呼吸道及皮肤和皮肤软组织感染。

【体内过程】易于从胃肠道吸收，生物利用度为 90%～95%，食物几乎不影响吸收。半衰期约为 1.3 小时，肾功能不全者可能延长至 5.2 小时，肝功能不全患者的半衰期可延长至 2 小时，不必调整用量。扁桃体和腺样组织中的药物浓度为血药浓度的 40%～50%，给药后最初 8 小时内以原药形式随尿排出 60%，血液透析可消除部分药物。

【用法用量】口服：成人（13 岁或以上）上呼吸道感染：每次 0.5 g，每天 1 次；下呼吸道感染：每次 0.5 g，每天 2 次；皮肤或皮肤软组织感染：每天 0.5 g，分 1 次或 2 次服用，严重病例每次 0.5 g，每天 2 次。

【不良反应】主要为胃肠道反应。也可发生过敏反应，常见为皮疹、荨麻疹。儿童发生过敏反应较成人多见，其他不良反应较少。

【相互作用】①与强效利尿剂（如呋塞米），卡莫司汀、链佐星等抗肿瘤药及氨基苷类抗生素合用可增加肾毒性。②与克拉维酸合用可增强某些对耐药革兰阴性杆菌的抗菌活性。③与丙磺舒合用可使本品的 AUC 增加 1 倍。

【注意事项】①高敏体质者用前须做皮试。②长期服用可致菌群失调，引起继发感染。

【规格】①片剂：0.25 g，0.5 g。②胶囊剂：0.25 g。③颗粒剂：0.125 g。④干混悬剂：0.125 g。

【贮藏】密封，在凉暗（遮光并温度不超过 20 ℃）干燥处保存。

（五）头孢克洛

【别名】头孢克罗、头孢氯氨苄、帅先、希优洛、施华洛、希刻劳、新达罗、迪素、申洛、曼宁、万敏新。

【药理作用】抗菌性能与头孢唑林相似，对葡萄球菌（包括产酶菌株）、化脓性链球菌、肺炎链球菌、大肠埃希菌、奇异变形杆菌、流感嗜血杆菌等有良好的抗菌作用。

【适应证】主要用于敏感菌所致的呼吸道、泌尿道和皮肤、软组织感染，以及中耳炎等。

【体内过程】空腹吸收良好，在体内分布广泛，在中耳脓液中可达到有效浓度，在唾液和泪液中浓度高，血清蛋白结合率低，对于肾功能受损的患者血清半衰期稍延长。对血清肌酐值正常的老年健康人群不必调整剂量。

【用法用量】口服：每次 250 mg，每 8 小时 1 次，重病或微生物敏感性较差时，剂量可加倍，每天用量不可超过 4 g。宜空腹服用。小儿每天 20～40 mg/kg，分 3 次服用，每天不超过 1 g。

【不良反应】①多见胃肠道反应，软便、腹泻、胃部不适、食欲缺乏、恶心、呕吐、嗳气等。②血清病样反应较其他抗生素多见，小儿常见，典型症状包括皮肤反应和关节痛。③过敏反应，皮疹、荨麻疹、嗜酸性粒细胞增多、外阴部瘙痒等。④其他，血清转氨酶、尿素氮及肌酐轻度升高、蛋白尿、管型尿等。⑤长期服用可致菌群失调，还可引起继发感染。

【相互作用、注意事项】见头孢呋辛。

【规格】①片剂：0.25 g。②胶囊剂：0.25 g。③缓释片：0.125 g，0.375 g。④颗粒剂：0.125 g，0.25 g。⑤咀嚼片：0.125 g。⑥混悬剂：125 mg/5 mL×60 mL。

【贮藏】遮光，密封，在凉暗（遮光并温度不超过 20 ℃）干燥处保存。

（六）头孢替安

【别名】萨兰欣、复仙安。

【药理作用】为第二代头孢菌素，作用与头孢呋辛近似。

【适应证】临床上用于治疗敏感菌所致的感染，如肺炎、支气管炎、胆道感染、腹膜炎、尿路感染，以及手术后或外伤引起的感染和败血症。

【体内过程】血浆半衰期为 0.6 ~ 1.1 小时，静脉注射给药后，可广泛分布于体内各组织，血液、肾组织及胆汁中浓度较高，但难以透过血—脑屏障。在体内无积蓄作用，主要以原药经肾排泄，其次为胆汁排泄，血清蛋白结合率约为 8%；小儿 1 次静脉给药后，6 小时内尿中排泄情况与成人大致相仿。

【用法用量】静脉注射或静脉滴注：成人每天 0.5 ~ 2.0 g，分 2 ~ 4 次；儿童每天 40 ~ 80 mg/kg，分 3 ~ 4 次。

【不良反应】可见一过性肝功能损害、皮疹、嗜酸性粒细胞增多等。

【相互作用】同时应用强效利尿剂（如呋塞米）可加重肾损伤。

【注意事项】对头孢菌素类过敏者及过敏性休克者禁用，肝、肾功能障碍者慎用。

【规格】注射剂：0.25 g，0.5 g，1.0 g，2.0 g。

【贮藏】密封，凉暗干燥处保存。

三、第三代头孢菌素

（一）头孢噻肟钠

【别名】头孢泰克松、泰可欣、凯帝龙、凯福隆、治菌必妥、汉清、普泰。

【药理作用】为第三代头孢菌素，抗菌谱广，对革兰阴性菌，如大肠埃希菌、奇异变形杆菌、克雷伯菌属和沙门菌属等肠杆菌科细菌有强大活性。对普通变形杆菌和枸橼酸杆菌属有良好作用。对阴沟肠杆菌、产气肠杆菌较不敏感。对铜绿假单胞菌和产碱杆菌无抗菌活性。对流感杆菌、淋球菌（包括产 β-内酰胺酶株）、脑膜炎球菌和卡他莫拉菌等均有强大作用。对金黄色葡萄球菌的抗菌活性较差，对溶血性链球菌、肺炎链球菌等革兰阳性球菌的活性强，肠球菌属对本品耐药。

【适应证】用于敏感细菌所致的肺炎及其他下呼吸道感染、尿路感染、脑膜炎、败血症、腹腔感染、盆腔感染、皮肤软组织感染、生殖道感染、骨和关节感染等。可作为小儿脑膜炎的选用药物。

【体内过程】半衰期约为 1 小时，其活性代谢物约为 1.5 小时；新生儿和肾功能不全的患者可见延长，应调整其用量。蛋白结合率约为 40%。活性代谢物广泛分布于全身各种组织和体液中，当脑膜发炎时，进入脑脊液中的药物可达到治疗浓度，药物可透过胎盘，进入乳汁中的药物浓度低。主要以原药形式经肾排泄，24 小时内经尿液排出 40% ~ 60%，约有 20% 经胆道随粪便排出。

【用法用量】静脉给药：成人每次 1 ~ 2 g，每天 2 ~ 3 次；严重感染者每 6 ~ 8 小时 2 ~ 3 g，一日最高剂量不超过 12 g。治疗无并发症的肺炎链球菌肺炎或急性尿路感染，每 12 小时 1 g。新生儿日龄 ≤ 7 日者，每 12 小时 50 mg/kg，出生 > 7 日者，每 8 小时 50 mg/kg。治疗脑膜炎患者剂量可增至每 6 小时 75 mg/kg。

【不良反应】发生率低。①有皮疹和药物热、静脉炎、腹泻、恶心、呕吐、食欲缺乏等。②碱性磷酸酶或血清转氨酶轻度升高，暂时性血尿素氮和肌酐升高等。③白细胞减少、嗜酸性粒细胞增多或血小板减少少见。④偶见头痛、麻木、呼吸困难和面部潮红。⑤长期用药可致二重感染，如念珠菌病、假膜性肠炎等。⑥长期使用可能导致维生素 K、维生素 B 缺乏，应适当补充。

【相互作用】①与庆大霉素或妥布霉素合用对铜绿假单胞菌均有协同作用。②与阿米卡星合用对大肠埃希菌、肺炎克雷伯菌和铜绿假单胞菌有协同作用。③与氨基苷类抗生素联合应用时，用药期间应随访肾功能。④大剂量头孢噻肟与强效利尿剂联合应用时，应注意肾功能变化。⑤可用氯化钠注射剂或葡萄糖注射液稀释，但不能与碳酸氢钠溶液混合。⑥与阿洛西林或美洛西林等合用，可使总清除率降低，如两者合用须适当减低剂量。

【注意事项】对头孢菌素过敏者禁用，对青霉素过敏和过敏体质者、严重肾功能不全者、孕妇慎用。

【规格】注射剂（粉）：0.5 g，1.0 g，2.0 g。

【贮藏】密封、遮光，贮于 30 ℃下。

（二）头孢唑肟钠

【别名】头孢去甲噻肟、施福泽、益保世灵。

【药理作用】属第三代头孢菌素，具广谱抗菌作用，与头孢噻肟相似。对部分革兰阳性菌有中度抗菌作用，而对革兰阴性菌的作用较强。耐第一代头孢菌素和庆大霉素的一些革兰阴性菌可对头孢唑肟敏感，粪链球菌和耐甲氧西林的葡萄球菌不敏感。

【适应证】用于治疗敏感菌所致的下呼吸道感染、尿路感染、腹腔感染、盆腔感染、败血症、皮肤软组织感染、骨和关节感染、肺炎链球菌或流感嗜血杆菌所致脑膜炎和单纯性淋病。

【体内过程】半衰期约为 1.7 小时，新生儿和肾功能不全的患者可见延长，蛋白结合率约为 30%。可广泛分布于体内各种组织和体液中，当脑膜有炎症存在时，脑脊液中的药物可达到治疗浓度。可透过胎盘，以低浓度进入乳汁。全部用药量以原药形式于 24 小时内随尿排出，因此，尿中的药物浓度特别高，可以通过透析消除。

【用法用量】肌内注射或静脉滴注。①成人每次 1～2 g，每 8～12 小时 1 次；重症可用 3～4 g，每 8 小时 1 次。治疗复杂性尿路感染时，每次 0.5 g，每 12 小时 1 次。②6 个月及 6 个月以上的婴儿和儿童常用量：每次 50 mg/kg，每 6～8 小时 1 次。

【不良反应】见头孢噻肟钠。

【相互作用】①丙磺舒可延长本品的半衰期。②氨基苷类抗生素可增加本品的肾毒性，宜避免两者合用。

【注意事项】见头孢噻肟钠。

【规格】注射剂（粉）：0.5 g，0.75 g，1.0 g，1.5 g，2.0 g。

【贮藏】室温下遮光贮存。

（三）头孢甲肟

【别名】倍司特克、恩诺尼、雷特迈星、噻肟唑头孢、头孢氨噻肟、头孢噻肟四唑。

【药理作用】为半合成的第三代头孢菌素。抗菌谱与其他第三代头孢菌素类似，对革兰阴性菌有高效，对各种革兰阴性菌产生的 β-内酰胺酶特别稳定，具有杀菌作用。对铜绿假单胞菌的抗菌活性比头孢哌酮及头孢唑肟强，但对链球菌属的抗菌效力不如第一、第二代头孢菌素。

【适应证】主要用于各种敏感菌所致的败血症、烧伤感染、上呼吸道感染、肺炎、胆囊炎、胆管炎、腹膜炎、肾盂肾炎、尿路感染、膀胱炎、盆腔炎、附件炎及手术后感染等。

【体内过程】血清消除半衰期约为 1 小时。给药后在多种组织和体液中分布良好。也可透过血—脑屏障。主要经肾脏排泄，成年人（肾功能正常者）一次静脉注射或静脉输注 0.5 g、1 g、2 g 后，6 小时内尿中排泄率为 60%～82%；小儿（肾功能正常者）一次静脉注射或静脉输注 10 mg/kg、20 mg/kg、40 mg/kg 后，6 小时的尿排泄率与成年人相同。

【用法用量】肌内注射、静脉注射或静脉滴注。成人：轻度感染每天 1～2 g，分 2 次静脉滴注；中、重度感染可增至每天 4 g，分 2～4 次静脉滴注。也可根据临床情况进行剂量调整。小儿：轻度感染每天 40～80 mg/kg，分 3～4 次静脉滴注；中度感染可增量至每天 160 mg/kg，分 3～4 次静脉滴注。脑膜炎可增量至每天 200 mg/kg，分 3～4 次静脉滴注。

【不良反应】①严重的不良反应：休克、肾功能不全等严重肾功能障碍、粒细胞减少或无粒细胞症、溶血性贫血、假膜性结肠炎等伴随血便的严重性结肠炎、肺炎和 PIE 综合征等。②其他不良反应。过敏症：常见皮疹、荨麻疹等；血液：常见贫血、嗜酸性粒细胞增多、血小板减少等；肝脏：常见 ALT、AST 升高等；消化道：常见腹泻、恶心等；菌群失调症：常见口腔炎、念珠菌症；维生素缺乏症等。

【相互作用】①与庆大霉素或阿米卡星联合应用，在体外能增强抗菌作用。②与强效利尿剂合用有增加肾毒性的可能，与氨基苷类抗生素合用可能增加后者的肾毒性。③丙磺舒可使本品血药浓度提高，半衰期延长。

【注意事项】①与头孢类或头霉素有交叉过敏反应，因此对头孢类、头孢衍生物、青霉胺及头霉素过敏者慎用。②肝、肾功能不全者慎用。③有胃肠道疾病史者，特别是溃疡性结肠炎、局限性肠炎或抗生素相关性结肠炎者慎用。

【规格】注射剂：0.5 g、1.0 g。

【贮藏】遮光、密封，阴凉干燥处保存（温度不超过 20 ℃）。

（四）头孢曲松钠

【别名】头孢三嗪、头孢三嗪噻肟、安迪芬、罗氏芬、果复每、安塞隆、泛生舒复、凯塞欣、罗塞秦、赛扶欣、海曲松、康力舒。

【药理作用】为第三代头孢菌素类抗生素，抗菌谱与头孢噻肟近似，对革兰阳性菌有中度的抗菌作用，对革兰阴性菌的作用强。对铜绿假单胞菌、肠杆菌属敏感，粪链球菌和耐甲氧西林的葡萄球菌耐药。

【适应证】用于敏感致病菌所致的下呼吸道感染、尿路感染、胆道感染，以及腹腔感染、盆腔感染、皮肤软组织感染、骨和关节感染、败血症、脑膜炎等及手术期感染预防。单剂可治疗单纯性淋病。

【体内过程】血浆蛋白结合率高达 85%～95%，半衰期为 6～9 小时，并非由剂量所决定；新生儿可见延长；肾功能中度受损者的半衰期无明显改变；严重肾衰竭尤其伴有肝衰竭者可见延长。广泛分布于体内各种组织和体液中，在脑膜有炎症存在时，脑脊液中的药物可达到治疗浓度。可透过胎盘，以低浓度分泌进入乳汁，进入胆汁中的药物浓度较高。40%～

65%以原药形式随尿排出，余经胆汁排出。

【用法用量】①肌内注射，常用量每天 1 次，每次 1 g，溶于 0.5%利多卡因注射液 3.5 mL中。②静脉注射，每天 1 次，每次 1 g溶于灭菌注射用水或 0.9%氯化钠注射液 10 mL 中注射 2~4 分钟。③静脉滴注，成人 1 次量 1 g 或 1 日量 2 g溶于等渗氯化钠注射液或 5%~10%葡萄糖注射液 50~100 mL 中，于 0.5~1 小时滴完。

【不良反应】肌内注射局部疼痛，可引起嗜酸性粒细胞增多、血小板增多，偶见胃肠不适或短暂腹泻。因胆汁浓度高，可引起肠道菌群失调，或发生肠球菌属或假丝酵母菌所致的二重感染。

【相互作用】与氨基苷类抗生素同用，有相加或协同作用，所以必须分开注射。不能加入复方乳酸钠溶液及林格液等含有钙的溶液中使用。

【注意事项】对头孢菌素类抗生素过敏者禁用。对青霉素过敏或过敏体质者慎用。

【规格】注射剂：0.25 g，0.5 g，1.0 g，2.0 g。

【贮藏】不超过 25 ℃遮光贮存。

（五）头孢哌酮钠

【别名】头孢氧哌唑、先锋必、先抗、麦道必、达诺欣、赛福必、依美欣、仙毕、Cefobid。

【药理作用】抗菌性能与头孢噻肟相似。对革兰阳性菌的作用较弱，对溶血性链球菌和肺炎链球菌较为敏感。对多数的革兰阴性菌，作用略次于头孢噻肟，对铜绿假单胞菌的作用较强。

【适应证】用于各种敏感菌所致的呼吸道、泌尿道、腹膜、胸膜、皮肤和软组织、骨和关节、五官等部位的感染，还可用于败血症和脑膜炎等。

【体内过程】半衰期约为 2 小时，新生儿和肝胆疾病患者可见延长。其蛋白结合率为 82%~93%。可广泛分布于全身各种组织和体液中，但渗入脑脊液中的药量极微，可透过胎盘，但分泌进入乳汁的药物浓度很低。主要分泌进入胆汁，并迅速达到高浓度。约有 30%的用量在用药后 12~24 小时以原药形式随尿排出，肝胆疾病患者经肾排泄的药量可见增加。

【用法用量】肌内注射、静脉注射或静脉滴注：每次 1~2 g，每天 2 次，严重感染者每 8 小时 2~3 g。儿童每天 50~200 mg/kg，分 2~3 次静脉给药。

【不良反应】主要为胃肠道反应、皮疹等，罕见出血倾向和二重感染。用药期间饮酒或含乙醇饮料、接受含乙醇药物治疗者可出现双硫仑样反应。

【相互作用】①与氨基苷类抗生素（庆大霉素和妥布霉素）联合应用时对肠杆菌科细菌和铜绿假单胞菌的某些敏感菌株有协同作用，但不可同瓶滴注。②饮酒或静脉注射含乙醇药物可发生双硫仑样反应。

【注意事项】对头孢菌素类过敏者禁用，对青霉素过敏或过敏体质者慎用。

【规格】注射剂（粉）：0.5 g，1.0 g，2.0 g，4.0 g。

【贮藏】<25 ℃遮光贮存。

（六）头孢他啶

【别名】头孢羧甲噻肟、安塞定、泰得欣、新天欣、复达欣、Ceftim、Ceptaz。

【药理作用】为第三代头孢菌素，其抗菌谱与头孢噻肟相似，对铜绿假单胞菌有良好的抗菌作用。

【适应证】主要用于革兰阴性菌的敏感菌株所致的下呼吸道、皮肤和软组织、骨和关节、胸腔、腹腔、泌尿生殖系及中枢等部位感染，也用于败血症。

【体内过程】半衰期约为2小时，肾衰竭患者和新生儿可见延长，蛋白结合率为10%～17%。可广泛分布于全身各种组织和体液中，在有炎症的情况下，脑脊液中可以达到治疗浓度。可透过胎盘，并可分泌进入乳汁。可主动分泌进入胆汁，此途径仅能排出一小部分，主要经肾排出体外。丙磺舒对其影响极小。24小时内有80%～90%的用量以原药形式随尿排出。

【用法用量】成人：泌尿道或较轻的感染每天1～2g，分2次静脉滴注或静脉注射；大多数感染每人2～4g，分2～3次静脉滴注或静脉注射；非常严重的感染每天4～6g，分2～3次静脉滴注或静脉注射。疗程为7～14天。儿童：2个月以上婴幼儿常用量为每人30～100 mg/kg，分2～3次给药。

【不良反应】不良反应少见而轻微。少数患者可发生皮疹、皮肤瘙痒、药物热；恶心、腹泻、腹痛；注射部位轻度静脉炎；偶可发生一过性血清转氨酶、血尿素氮、血肌酐的轻度升高；白细胞、血小板减少及嗜酸性粒细胞增多等。

【相互作用】不可与氨基苷类抗生素在同一容器中给药。与万古霉素混合可发生沉淀。在碳酸氢钠注射液中不稳定，不可配伍。

【注意事项】对头孢菌素类抗生素过敏者禁用。对青霉素过敏或过敏体质者慎用。

【规格】注射剂（粉）：0.5 g，1.0 g，2.0 g，3.0 g。

【贮藏】在15～30 ℃遮光贮存。

（七）头孢克肟

【别名】世福素、达力芬、安的克妥、先强严灵、Cefspan、Supracef。

【药理作用】为广谱第三代头孢菌素，其抗菌谱与头孢噻肟相似，但对铜绿假单胞菌的抗菌作用极差，对革兰阴性杆菌产生的β-内酰胺酶有较好的稳定性，对耐药革兰阴性杆菌显示强大的抗菌活性。

【适应证】适用于敏感菌所致的支气管炎、肺炎、肾盂肾炎、膀胱炎、尿道炎、胆囊炎、胆管炎、猩红热、中耳炎、鼻窦炎。

【体内过程】口服后仅40%～50%经胃肠道吸收。食物可减缓吸收的速度，但不影响总吸收量。混悬剂比片剂更易吸收，半衰期为3～4小时，肾功能不全患者可见延长，胆汁和尿中的药物浓度成倍高于血药浓度，可透过胎盘。

【用法用量】①成人和体重30 kg以上的儿童，口服每天2次，每次50～100 mg，重症可增至每次200 mg。②小儿，口服每天2次，每次1.5～3 mg/kg。可根据症状适当增减，对于重症患者，每次可口服6 mg/kg。

【不良反应】偶引起过敏反应，如皮疹、瘙痒、发热、粒细胞减少、嗜酸性粒细胞增多、血小板减少；可致转氨酶及碱性磷酸酶升高；可致菌群失调，并引起维生素缺乏或二重感染，也可致过敏性休克。可干扰尿糖反应，并可使直接血清抗球蛋白试验出现阳性反应。

【相互作用】①丙磺舒可提高血药峰值和AUC，降低本品的肾清除率和分布容积。②可引起卡马西平水平升高，必须合用时应监测血浆中卡马西平浓度。③与华法林或抗凝血药物同用可增加凝血酶原时间。

【注意事项】①有青霉素过敏休克病史的患者慎用本品，肠炎患者慎用，6 个月以下儿童不宜应用。②肾功能不全者半衰期延长，须调整给药剂量。③孕妇及哺乳期妇女慎用，高龄患者慎用。

【规格】①胶囊剂：100 mg。②片剂：50 mg，100 mg。

【贮藏】15 ~ 30 ℃密封贮存。

（八）头孢地尼

【别名】全泽福、世扶尼、希福尼、Cefzon、Sefdin、Omnicef。

【药理作用】抗菌活性类似头孢克肟，抗金黄色葡萄球菌和粪肠球菌的活性则胜过头孢克肟。与其他超广谱口服头孢菌素类不同，对非甲氧西林耐药性葡萄球菌属和链球菌 A 族、B 族、C 族和 G 族保留了相当有效的活性，而对耐甲氧西林的葡萄球菌属则无活性。体外实验表明，对革兰阳性需氧菌中的无乳链球菌和革兰阴性需氧菌中的异型枸橼酸杆菌、大肠埃希菌、肺炎克雷伯菌、奇异变形杆菌敏感。

【适应证】敏感菌引起的咽炎、扁桃体炎、呼吸道感染（如肺炎和支气管炎）、鼻窦炎、皮肤和软组织感染。

【体内过程】①口服后较快地由胃肠道吸收，广泛分布于全身各组织中，肾功能正常者半衰期为 1.5 小时。与其他 β-内酰胺类药物相同，本品不进入肺泡吞噬细胞。②主要经肾排出，肾功能不全患者的清除率（CL）降低，血浆半衰期可见延长。对肝功能不全患者的药物代谢情况尚未进行评估。③65 岁以上的老年人，其血药峰值（C_{max}）和 AUC 分别增加 44% ~ 86%，表观分布容积（V_d）下降 39%，而半衰期变化不大。

【用法用量】①成人服用的常规剂量为每次 100 mg，每天 3 次。②儿童服用的常规剂量为每天 9 ~ 18 mg/kg，分 3 次口服。可依年龄、症状进行适量增减。

【不良反应】①消化道症状，腹痛、腹泻等。②皮肤症状，皮疹或瘙痒。③实验室检查值呈现一过性异常。

【相互作用】①抗酸药或 H_2 受体阻滞剂可使吸收减少。②丙磺舒可升高血药浓度。③如同时服用补铁剂，会使粪便呈现红色。

【注意事项】①对头孢菌素过敏者禁用，对青霉素类过敏者慎用。②严重肾功能不全及老年人须减量使用。③禁食及肠道外高营养者偶可出现维生素 K 缺乏。

【规格】①胶囊剂：100 mg。②颗粒剂：50 mg。③分散片：50 mg，100 mg。

【贮藏】密封、遮光，贮于室温下。

（九）头孢泊肟酯

【别名】博拿、施博、加博、博沃欣、纯迪、士瑞泊。

【药理作用】为第三代头孢菌素，抗菌活性类似头孢克肟，对链球菌（包括肺炎链球菌）、大肠埃希菌、流感嗜血杆菌和变形杆菌等均有较好的抗菌活性。对铜绿假单胞菌、肠球菌耐药。

【适应证】用于敏感细菌所致的呼吸道、泌尿道、皮肤及软组织感染。

【体内过程】口服后在肠上皮脱酯，于血流中释放出具有活性的头孢泊肟，空腹口服约可吸收 50%，与食物同服可增加其吸收量，在胃内酸度较低时，吸收量可降低。有 20% ~ 30% 头孢泊肟与蛋白结合，半衰期为 2 ~ 3 小时，在呼吸道、泌尿道和胆道中均可达到治疗浓度，以原药形式随尿排出，以低浓度分泌进入乳汁。

【用法用量】成人（或 > 12 岁儿童）：一般感染每天 200 mg；中度感染每天 400 mg；皮肤及皮肤组织感染每天 800 mg，以上均分 2 次服用。妇女淋球菌感染，服用单剂量 200 mg。儿童：每天 10 mg/kg，一般分为 2 次给予（单剂量不超过 200 mg）。

【不良反应】偶可致过敏，以及人体菌群失调，引起消化道症状、维生素缺乏和二重感染。有眩晕、头痛、晕厥、腹痛、焦虑等症状。

【相互作用】①同时服用抗酸药和 H_2 受体阻滞剂会降低吸收量。②丙磺舒可升高血药浓度。③与其他影响肾功能的药物合用，可能会增加肾毒性。④口服抗胆碱药可延长血药浓度达峰时间，但吸收程度不受影响。

【注意事项】①对青霉素过敏的患者、严重肾功能不全者、孕妇及哺乳期妇女慎用。②肾功能不全者 Ccr < 30 mL/min，剂量间隔延长至 24 小时 1 次。

【规格】①片剂：50 mg，100 mg。②胶囊剂：50 mg。③干混悬剂：50 mg。④颗粒剂：40 mg。

【贮藏】室温密封贮存。

（十）头孢他美酯

【别名】安素美、康迈欣、安塞他美、特普欣。

【药理作用】口服的第三代广谱头孢菌素类抗生素。口服后在体内迅速被水解为具有抗菌活性的头孢他美发挥杀菌作用。对革兰阴性菌及阳性菌均有抗菌活性，尤其对头孢菌素敏感性低的沙雷菌属、吲哚阳性变形杆菌、肠杆菌属及枸橼酸菌属的抗菌活性明显。对细菌产生的 β-内酰胺酶稳定。对假单胞菌、支原体、衣原体、肠球菌等耐药性微生物无效。

【适应证】用于敏感菌所致的肺炎、急性支气管炎、咽喉炎、扁桃体炎、尿路感染及妇产科、外科、耳鼻咽喉科和口腔科等感染。

【体内过程】口服后经过肠黏膜或肝脏时盐酸头孢他美酯被迅速代谢，在体内转变为头孢他美而发挥作用。随食物口服后，平均约 55% 的剂量转变为头孢他美；90% 以头孢他美形式经尿液排出，清除半衰期为 2 ~ 3 小时。年龄、肾脏及肝脏疾病对盐酸头孢他美酯的生物利用度无影响。抗酸药（镁、铝、氢氧化物等）或雷尼替丁不改变生物利用度。对肾衰竭患者，头孢他美的清除率同肾功能成正比。

【用法用量】①餐前或餐后 1 小时内口服。复杂性尿路感染的成人，每天全部剂量在晚餐前后 1 小时内 1 次服用，男性淋球菌性尿道炎和女性非复杂性膀胱炎的患者，在就餐前后 1 小时内 1 次服用（膀胱炎患者在傍晚）。②常用量：成人和 12 岁以上儿童，每次 500 mg，每天 2 次；12 岁以下儿童，每次 10 mg/kg，每天 2 次；复杂性尿路感染的成年人，男性淋球菌性尿道炎和女性非复杂性膀胱炎的患者，单一剂量 1500 ~ 2000 mg 可充分根除病原体。

【不良反应】①消化系统反应最常见，如腹泻、恶心、呕吐，偶有假膜性小肠结肠炎、腹胀、胃灼热、腹部不适等。②皮肤反应，瘙痒、局部水肿、紫癜、皮疹等。③中枢神经系统，头痛、眩晕、衰弱、疲劳感等。④血液系统，白细胞减少、嗜酸性粒细胞增多、血小板增多等。⑤其他罕见的反应，牙龈炎、直肠炎、结膜炎、药物热等。

【相互作用】①与氨基苷类抗生素合用肾毒性增加。②与伤寒活菌疫菌合用，可降低免疫原性，疫苗至少在抗生素停用 24 小时以后使用。

【注意事项】①对头孢菌素类药物过敏者禁用。②对青霉素类药物过敏者、肾功能不全患者、胃肠道疾病患者，尤其是溃疡性结肠炎患者、孕妇及哺乳期妇女慎用。

【规格】①胶囊剂：0.125 g，0.25 g。②片剂：0.125 g，0.25 g。③干混悬剂：0.125 g。

【贮藏】密封，在凉暗（温度不超过20 ℃）干燥处保存。

（十一）头孢地嗪

【别名】高德、莫敌、信均福、康丽能、金汕秦、Timecef、Modivid、Diezlme。

【药理作用】第三代头孢菌素类抗生素，结构类似头孢曲松和头孢噻肟，抗菌谱和作用机制也与头孢噻肟和头孢曲松相似。

【适应证】适用于敏感菌所致的下呼吸道、尿路感染。

【体内过程】单剂量肌内注射1 g后，1～1.5小时可达血药浓度峰值，口服不被吸收，其平均消除半衰期约为2.5小时，小儿为1.4～2.3小时，老年患者和肾功能不全者半衰期可见延长。其蛋白结合率为81%～88%，向全身体液和组织广泛分布，但却随浓度的升高而降低。可分布进入腹水、胆汁、脑脊液、肺、肾、子宫内膜及其他盆腔组织，并可进入胎盘中，且在乳汁中检测到少量。体内不被代谢，给药剂量的51%～94%于48小时内以原药形式随尿液排出。血浆消除为三相，其终末消除半衰期为4小时。多次给药后，随粪便排出给药剂量的11%～30%，胆汁中的浓度甚高。

【用法用量】①成人，每天2～4 g，分1～2次静脉注射、静脉滴注或肌内注射给药。单纯性下尿路感染，单剂1～2 g；单纯性淋球菌感染，0.25～1 g单剂给药。②肾功能不全患者需调整给药剂量，Ccr＝10～30 mL/min，每天最大剂量为2 g；Ccr＜10 mL/min，上述剂量减半；血液透析患者，于透析后给药1～2 g。

【不良反应】偶可致过敏反应，ALT、AST和碱性磷酸酶（ALP）升高，血小板减少，嗜酸性粒细胞增加及消化道症状和二重感染等。

【相互作用】①丙磺舒可延迟本品的排泄。②可增加具有潜在肾毒性药物的毒性，应避免与氨基苷类、两性霉素B、环孢素、顺铂、万古霉素、多黏菌素B、黏菌素等合用，先后使用也应避免。

【注意事项】①青霉素过敏者、妊娠及哺乳期妇女慎用。②溶解后立即应用，不宜存放。③其他同头孢噻肟。

【规格】注射剂（粉）：0.25 g，0.5 g，1.0 g，2.0 g。

【贮藏】遮光，密封，贮于阴凉处。

（十二）头孢哌酮钠舒巴坦钠

【别名】舒巴同、康力舒、优普同、舒普深、海舒必、铃兰欣、瑞普欣、利君派舒、先舒、锋派新、新瑞普欣。

【药理作用】加入舒巴坦可保护头孢哌酮免受 β-内酰胺酶破坏，使细菌对复合制剂比头孢哌酮更敏感，可增强头孢哌酮对葡萄球菌属、假单胞菌属、脆弱拟杆菌等细菌的活性。

【体内过程】参见头孢哌酮和舒巴坦。

【用法用量】肌内注射、静脉注射或静脉滴注：按头孢哌酮量计算每天2～4 g，分2次，严重者可增至每天8 g。儿童每天40～80 mg/kg，分2～3次，静脉输注。

【适应证、不良反应、相互作用、注意事项】见头孢哌酮。

【规格】注射剂（粉）：0.5 g，0.75 g，1.0 g，1.5 g，2.0 g，3.0 g。

【贮藏】密闭，在凉暗干燥处（遮光并温度不超过 20 ℃）保存。

（十三）头孢曲松舒巴坦

【别名】可赛舒。

【药理作用】舒巴坦为 β-内酰胺酶抑制剂，可保护头孢曲松的抗菌作用，对耐氨苄西林的流感嗜血杆菌及耐第一代头孢菌素并耐青霉素的金黄色葡萄球菌有良好的抗菌作用。

【体内过程】参见头孢曲松和舒巴坦。

【用法用量】静脉滴注：成人及 12 岁以上儿童每天 1.2 ~ 3.0 g，分 1 ~ 2 次；幼儿每 12 小时 25 ~ 37.5 mg/kg；脑膜炎可加量至 50 mg/kg，每天最高剂量不超过 6 g，其他感染每天不超过 3 g，每次药物输注时间为 0.5 ~ 1 小时。

【适应证、不良反应、相互作用、注意事项】见头孢曲松。

【规格】注射剂（粉）：1.0 g，3.0 g。

【贮藏】遮光，密闭，阴凉（温度不超过 20 ℃）干燥处保存。

四、第四代头孢菌素

头孢吡肟

【别名】马斯平、若能、达力能、Axepim、Maxipime、康利沃普、信力威。

【药理作用】第四代头孢菌素，对大多数革兰阳性和阴性菌均有抗菌活性，可高度耐受 β-内酰胺酶水解，能快速渗入革兰阴性菌的胞体内。

【适应证】用于敏感菌所致的下呼吸道、皮肤和骨组织、泌尿系、妇科和腹腔感染及菌血症等。也可用于儿童细菌性脑脊髓膜炎。

【体内过程】半衰期平均为 2 小时，肾功能不全患者可见延长，蛋白结合率 < 19%。体内各种组织和体液中（除脑脊液外）均可达到治疗浓度，可透过胎盘，以低浓度分泌进入乳汁。约 85% 的用量以原药随尿排出。

【用法用量】肌内注射、静脉注射或静脉滴注。①成人每次 1 ~ 2 g，每 12 小时 1 次。中性粒细胞减少患者发热及危重感染，每次 2 g，每天 3 次。②儿童每天 50 ~ 100 mg/kg，每天 2 次静脉滴注。③肾功能不全患者（Ccr≤50 mL/min）应调整本品剂量，初始剂量与肾功能正常者相同。

【不良反应】有局部刺激、二重感染、消化道反应、药物热、头痛、恶心、呕吐等。

【相互作用】①与氨基苷类药（如庆大霉霉素或阿米卡星）有协同抗菌作用，但二者合用时可增加肾毒性。②与强效利尿剂同用时可增加肾毒性。③与伤寒活疫苗合用会降低伤寒活疫苗的免疫效应，可能机制是本品对伤寒沙门菌具有抗菌活性。

【注意事项】有头孢菌素或青霉菌素过敏史者禁用。

【规格】注射剂（粉）：0.5 g，1.0 g，2.0 g。

【贮藏】遮光密封，干燥凉暗处贮存。

（金　瑶）

第三节　碳青霉烯类

一、亚胺培南西司他丁钠

【别名】泰能、齐佩能。

【药理作用】对革兰阳性、阴性需氧和厌氧菌具有抗菌作用。肺炎链球菌、化脓性链球菌、金黄色葡萄球菌（包括产酶菌）、大肠埃希菌、肺炎克雷伯菌、不动杆菌部分菌株、脆弱拟杆菌及其他拟杆菌、消化球菌和消化链球菌的部分菌株敏感。粪链球菌、表皮链球菌、流感嗜血杆菌、奇异变形杆菌、沙雷杆菌、产气肠杆菌、阴沟肠杆菌、铜绿假单胞菌、气性坏疽梭菌、艰难梭菌等也相当敏感。

【适应证】用于敏感菌所致的腹膜炎、肝胆感染、腹腔内脓肿、阑尾炎、妇科感染、下呼吸道感染、皮肤和软组织感染、尿路感染、骨和关节感染及败血症等。不适用于脑膜炎的治疗。

【体内过程】①半衰期约 1 小时，肾功能不全患者可见延长，儿童也稍延长。②广泛分布于全身各种组织和体液（包括脑脊液和胆汁），主要经肾排泄。

【用法用量】静脉滴注、肌内注射：每 6～12 小时 0.25～1 g。中度感染一般可按每次 1 g，每天 2 次给予。可肌内注射，用 1% 利多卡因注射剂作溶剂，以减轻疼痛。静脉滴注时配成 0.5% 浓度应用，以上剂量均以亚胺培南计。

【不良反应】常见恶心、呕吐、腹泻等胃肠道反应，也偶引起假膜性肠炎。还可引起药疹、静脉炎；药物剂量较大时，可有中枢神经系统症状；肾功能不全或有其他癫痫诱发因素的患者可致癫痫发作。

【相互作用】与更昔洛韦合用可引起癫痫发作。可降低丙戊酸盐的血药浓度，增加癫痫发作风险。

【注意事项】①如发生病灶性震颤、肌阵挛或癫痫时，应进行神经病学检查评价，如原来未进行抗惊厥治疗，应给予治疗。如中枢神经系统症状持续存在，应减少本品剂量或停药。②过敏及癫痫患者禁用。

【规格】注射剂：0.5 g。

【贮藏】密封，室温下保存。

二、美罗培南

【别名】Merrem、Meronem、Optinem、美平、倍能、海正美特。

【药理作用】第二代碳青霉烯类抗生素，对革兰阳性及阴性菌有抗菌活性，抗菌谱与亚胺培南近似。

【适应证】①适用于成人和儿童由单一或多种敏感细菌引起的感染，肺炎（包括院内获得性肺炎）、尿路感染、妇科感染（如子宫内膜炎和盆腔炎）、皮肤软组织感染、脑膜炎、败血症。②对成人粒细胞减少症伴发热患者，可单独应用或联合抗病毒药、抗真菌药使用。③单用或与其他抗微生物制剂联合使用可用于治疗多重感染。④对于中性粒细胞减少或原发性、继发性免疫缺陷的婴儿，目前尚无使用经验。

【体内过程】半衰期约 1 小时，肾功能不全患者可见延长，儿童稍延长。广泛分布于全身各种组织和体液（包括脑脊液和胆汁），主要经肾排泄。

【用法用量】静脉注射时间应大于 5 分钟，静脉滴注时间大于 30 分钟。注射时，应使用无菌注射用水配制（每 5 mL 含 250 mg 本品），浓度约 50 mg/mL。①肺炎、尿路感染、妇科感染（如子宫内膜炎）、皮肤或软组织感染，每 8 小时给药 1 次，每次 500 mg，静脉滴注。②院内获得性肺炎、腹膜炎、中性粒细胞减少患者的合并感染、败血症，每 8 小时给药 1 次，每次 1 g，静脉滴注。③脑膜炎，推荐每 8 小时给药 1 次，每次 2 g，静脉滴注或注射。④肾功能不全者的剂量须调整。

【不良反应】主要为皮疹、腹泻、软便、恶心、呕吐。实验室检查值异常主要有 AST 升高、γ-谷氨酰转肽酶（GGT）升高、ALP 升高和嗜酸性粒细胞增多。

【相互作用】①与丙磺舒合用可降低本品的血浆清除率，同时延长本品的半衰期。②不能与戊酸甘油酯等同时应用。③与丙戊酸同时应用会使丙戊酸的血药浓度降低，导致癫痫发作。

【注意事项】①对碳青霉烯类抗生素过敏者禁用。②使用丙戊酸的患者禁用。③配制好的静脉滴注液应立即使用，建议在 15～30 分钟完成给药。使用前，先将溶液振荡摇匀，如有特殊情况须放置，仅能用 0.9% 氯化钠注射液溶解，室温下应于 6 小时内使用（本品溶液不可冷冻）。

【规格】注射剂（粉）：0.25 g，0.5 g。

【贮藏】密封，室温下保存。

三、厄他培南

【别名】艾他培南、怡万之。

【药理作用】碳青霉烯类衍生物，对革兰阳性菌、革兰阴性菌、厌氧菌均具有抗菌作用，甲氧西林敏感的金黄色葡萄球菌、肺炎链球菌、化脓性链球菌等及肠杆菌属、嗜血杆菌属、卡他莫拉菌、脑膜炎球菌等高度敏感，但耐甲氧西林葡萄球菌、肠球菌属、铜绿假单胞菌、不动杆菌属等对本品耐药。对革兰阳性菌的抗菌活性略低于亚胺培南，对革兰阴性菌、流感嗜血杆菌、卡他莫拉菌的抗菌活性强于亚胺培南。对人类肾脱氢肽酶-I 稳定，无须与西司他丁等联合应用。

【适应证】用于治疗敏感菌引起的呼吸系统、泌尿生殖系统、腹腔、皮肤及软组织、盆腔等的中重度感染。

【体内过程】主要通过肾脏清除，平均血浆半衰期约为 4 小时。静脉给药 1 g 后，随尿液排出约 80%，随粪便排出约 10%；而在随尿液排出的药物中，约 38% 为原药，开环代谢物约占 37%。

【用法用量】静脉滴注：成人每天 1 g，用不少于 50 mL 的 0.9% 氯化钠注射液稀释，每次静脉滴注时间应大于 30 分钟。肾功能不全者（Ccr < 30 mL/min）每天剂量 0.5 g。3 个月及以上儿童每天 2 次按 15 mg/kg 肌内注射或静脉滴注，日剂量不超过 1 g。

【不良反应】常见的不良反应有腹泻、恶心、呕吐等胃肠道反应。还可有静脉炎、头痛、女性阴道炎。癫痫发生率为 0.5%，实验室指标有 ALT、AST、ALP 和肌酐升高。

【相互作用】参见美罗培南。

【注意事项】①过敏者禁用。②对碳青霉烯类、青霉素类及头孢菌素类药物有过敏史者、过敏体质者、老年患者及严重肾功能不全者慎用。③孕妇、哺乳期妇女使用应权衡利弊。3个月以下儿童使用无安全性、有效性数据。④不得与其他药物混合或一同输注，不得使用含葡萄糖的溶媒稀释，配制后应在6小时内使用。

【规格】注射剂（粉）：1.0 g。

【贮藏】密封，贮于25 ℃以下。

四、比阿培南

【别名】安信、华劲、诺加南、天册。

【药理作用】碳青霉烯类抗生素，对革兰阳性菌的作用较弱，抗革兰阴性菌特别是抗铜绿假单胞菌的活性强于亚胺培南。对不动杆菌和厌氧菌作用强于头孢他啶。肾毒性和中枢毒性低，不诱发癫痫发作。

【适应证】用于治疗敏感菌引起的各系统感染，包括慢性呼吸道感染、肺炎、肺脓肿、肾盂肾炎，具有合并症的膀胱炎、腹膜炎和子宫附件结缔组织炎。

【体内过程】体内稳定，在血和尿中均以原药为主，肾功能不全患者半衰期延长。主要随尿液排出。在全身各器官和组织中均有广泛分布，其中以肾和膀胱中的药物浓度最高，其次为皮肤、肺和肝，脑和脊髓中仅有微量。

【用法用量】静脉滴注：成人一般感染每次0.3 g，每天2次。可根据病情增加剂量，但每天不超过1.2 g。用0.9%氯化钠注射液或5%葡萄糖注射液稀释后静脉滴注。

【不良反应】常见腹泻、恶心、呕吐等胃肠道症状和过敏反应。ALT、AST升高，嗜酸性粒细胞增多等。

【相互作用】见美罗培南。

【注意事项】过敏者禁用。

【规格】注射剂（粉）：0.3 g。

【贮藏】室温下贮存。

五、法罗培南

【别名】氟罗培南、君迪、迪哌、高益、怡林。

【药理作用】作用机制类似厄他培南，除了不抑制铜绿假单胞菌之外，可抑制链球菌、葡萄球菌和包括淋球菌、流感杆菌、卡他布汉菌在内的革兰阴性菌，其作用优于其他同类药物，且对厌氧菌更为有效。

【适应证】用于皮肤及软组织、呼吸系统、泌尿生殖系统及眼、耳、鼻、喉、口腔等部位的敏感菌感染。

【体内过程】口服后易于吸收，不受食物影响，半衰期约1小时；能分布进入患者痰液、拔牙创伤流出液、皮肤组织、扁桃体组织、上颌窦黏膜组织、女性生殖组织、眼睑皮下组织和前列腺等组织中，也可少量分布进入母乳乳汁中。以原药吸收，部分以原药自尿排泄，其余经肾中的脱氢肽酶-I代谢后随尿消除。老年患者服用后半衰期会延长，肝功能不全患者半衰期与正常患者无明显区别，肾功能不全患者血药浓度有所上升，且半衰期延长。

【用法用量】口服：成人常用量每次150～200 mg，每天3次。重症每次200～300 mg，每天 3 次。

【不良反应】常见腹泻、便软等胃肠道症状。还可见皮疹、发热等。

【相互作用】见美罗培南。

【注意事项】①过敏者禁用。②儿童用药的安全性尚未确定。③高龄者可能出现因维生素 K 缺乏而引起的出血趋势，可能出现伴随泻痢、软便的全身状况恶化，应仔细观察，有类似症状出现时停用本品，进行适当处置。

【规格】①片剂：0.1 g，0.15 g，0.2 g。②颗粒剂：0.1 g。

【贮藏】防潮，贮于常温下。

（陈林金）

第四节 β-内酰胺酶抑制药

一、舒巴坦

【别名】青霉烷砜、舒巴克坦。

【药理作用】①可抑制 Ⅱ ~ Ⅴ 型 β-内酰胺酶对青霉素类和头孢菌素类的破坏。②合用氨苄西林可降低氨苄西林对葡萄球菌、卡他球菌、奈瑟球菌、流感嗜血杆菌、大肠埃希菌、克雷伯菌、某些变形杆菌属细菌和拟杆菌属细菌的 MIC，增强氨苄西林的抗菌活性。③对奈瑟菌科虽具有一定的活性，但一般不单独应用。

【适应证】与青霉素类或头孢菌素类合用治疗敏感菌所致的尿路感染、肺部感染、支气管感染、耳鼻喉科感染、腹腔和盆腔感染、胆道感染、败血症、皮肤软组织感染等。

【体内过程】不易从胃肠道吸收。静脉输注后迅速分布于全身各种组织和体液中，血液、肾、心、肺、肝和脾中的药物浓度较高，进入脑脊液中的药物较少；半衰期为 1 小时，随尿排出用药量的 75% ~ 85%。

【用法用量】①一般感染，成人剂量为每天 1 ~ 2 g，分 2 ~ 3 次静脉输注或肌内注射；轻度感染，也可用 0.5 g，分 2 次静脉输注或肌内注射。②重度感染，可增大剂量至每天 3 ~ 4 g，分 3 ~ 4 次静脉输注。③儿童用量一般为 50 mg/kg。

【不良反应】常见恶心、呕吐、腹泻、腹痛等胃肠道症状，大剂量且长期用药偶见肝酶升高，大剂量且长期用药时罕见贫血、血小板减少、白细胞减少，给药速度过快可致血栓性静脉炎，此外尚有用药后致瘙痒、皮疹、头痛、头晕的报道。

【相互作用】①与青霉素类和头孢菌素类抗生素合用有协同抗菌作用。②与氨基苷类抗生素合用有协同抗菌作用。③丙磺舒、阿司匹林、吲哚美辛、保泰松、磺胺类药物可减少本品经肾的排泄，合用时可升高本品的血药浓度。④与别嘌醇合用可使皮疹发生率增高。

【注意事项】①可透过胎盘进入胎儿体内，孕妇慎用。②可通过乳汁分泌，哺乳期妇女应权衡利弊，选择停药或暂停哺乳。③肾功能不全者应降低剂量。

【规格】注射剂（粉）：0.25 g。

【贮藏】密封，阴凉（温度不超过 20 ℃）干燥处保存。

二、克拉维酸钾

【别名】棒酸。

【药理作用】①结构类似青霉素的主核，不同的是，青霉素的噻唑烷被噁唑烷所取代。②仅有微弱的抗菌活性，但对质粒介导的和一些革兰阴性菌（如杜克雷嗜血杆菌、流感嗜血杆菌、淋球菌、卡他莫拉菌、脆弱拟杆菌和某些肠杆菌科细菌）产生的某些染色体的 β-内酰胺酶是强力抑制剂。③对金黄色葡萄球菌产生的 β-内酰胺酶具有抑制作用。④能渗入细菌细胞壁内，使细胞外的酶和与细胞结合的酶失活。其活性模式依其所抑制的特定酶而定，起着竞争性、常为不可逆的抑制作用。⑤常与青霉素类和头孢菌素类合用，以增强其抗菌活性。

【体内过程】口服后迅速被吸收，药动学类似阿莫西林。一次口服125 mg后1~2小时可达血药峰值（2.3 μg/mL）。半衰期约为1小时。进入体内后广泛分布于各种组织和体液中，但进入脑脊液中的药物浓度甚低；6小时有25%~40%的原药随尿排出。与阿莫西林或替卡西林制成组合制剂，可参见阿莫西林克拉维酸钾和替卡西林克拉维酸钾。

【注意事项】单独使用无效，须与青霉素类药物联合应用以克服微生物产 β-内酰胺酶而引起的耐药性，提高疗效。

三、他唑巴坦

【别名】三唑巴坦、三唑烷砜。

【药理作用】β-内酰胺酶抑制剂，抗菌作用微弱，但具有较广谱的抑酶功能，作用较克拉维酸钾和舒巴坦强。

【注意事项】单独使用无。

（陈林金）

第五节 氨基苷类

一、庆大霉素

【别名】Alcomicin、Garamycin、Genta、瑞贝克、欣他、易妥芬。

【药理作用】氨基苷类抗生素。对大肠埃希菌、产气杆菌、肺炎克雷伯菌、某些吲哚阳性变形杆菌、铜绿假单胞菌、某些奈瑟菌、某些无色素沙雷杆菌和志贺菌等革兰阴性菌有抗菌作用。革兰阳性菌中，金黄色葡萄球菌（包括产 β-内酰胺酶株）敏感；链球菌（包括化脓性链球菌、肺炎链球菌、粪链球菌等）、厌氧菌、结核杆菌、立克次体、病毒和真菌耐药。

【适应证】主要用于大肠埃希菌、痢疾杆菌、肺炎克雷伯菌、变形杆菌、铜绿假单胞菌等革兰阴性菌引起的系统或局部感染（对中枢感染无效）。

【体内过程】极少从胃肠道吸收，在血药浓度未达到均衡状态之前，须多次给药。蛋白结合率低。肠外给药后，主要弥散进入细胞外液。几乎不渗入脑脊液中，即使脑膜有炎症时也一样不能渗入。极少进入眼内，但可迅速分布于内耳外淋巴，可透过胎盘，仅少量分泌进入乳汁。半衰期为 2~3 小时，新生儿和肾功能不全的患者可能延长。不在体内代谢，以原药形式随尿排出。

【用法用量】①口服，成人每次 80~160 mg，小儿每天 10~15 mg/kg，分 3~4 次服，用于肠道感染或术前准备。②肌内注射或静脉滴注，每次 80 mg，每天 2~3 次（间隔 8 小时）。对于革兰阴性杆菌所致的重症感染或铜绿假单胞菌全身感染，每日量可用 5 mg/kg。静脉滴注给药可将 1 次量（80 mg）用输液 100 mL 稀释，于 30 分钟左右滴入。小儿每天 3~5 mg/kg，分 2~3 次给予。

【不良反应】少数患者服药后可有食欲缺乏、恶心、腹泻等。因剂量小，不良反应稍轻，但用量过大或疗程延长，仍可发生耳、肾损害。

【相互作用】①与其他氨基苷类药物联用，可增加耳毒性、肾毒性及神经肌肉阻滞作用。②与其他有耳毒性、肾毒性、神经肌肉阻滞作用的药物合用，可使毒性增加。③可减少扎西他滨的肾脏排泄。④与双膦酸盐类药物合用可引起严重的低钙血症。

【注意事项】①氨基苷类抗生素不可静脉快速注射给药，以避免神经肌肉接头阻滞作用的发生，引起呼吸抑制。②局部使用较大剂量时也可发生不良反应。③氨基苷类抗生素过敏者禁用，肾功能不全者慎用。

【规格】①注射剂：2 mL：40 mg（4 万 U），2 mL：80 mg（8 万 U）。②缓释片：40 mg。③咀嚼片：20 mg，40 mg。

【贮藏】贮存于 15~30 ℃。

二、卡那霉素

【别名】Kantrex。

【药理作用】大肠埃希菌、肺炎克雷伯菌、肠杆菌属、变形杆菌、结核杆菌和金黄色葡萄球菌的一些菌株敏感。铜绿假单胞菌、革兰阳性菌（除金黄色葡萄球菌外）、厌氧菌、非典型性分枝杆菌、立克次体、真菌、病毒等耐药。

【适应证】口服用于治疗敏感菌所致的肠道感染及用作肠道手术前准备，并有减少肠道细菌产生氨的作用，对肝硬化消化道出血患者的肝性脑病有一定的预防作用。肌内注射用于敏感菌所致的系统感染，如肺炎、败血症、尿路感染等。

【体内过程】口服可吸收用量 <1%，如胃肠道黏膜有炎症或溃疡时，吸收量会增加。在肌内注射半衰期约 3 小时，腹腔输注后的吸收情况类似肌内注射。迅速经肾于 24 小时内随尿排出进入体内的大部分药物，可从脐带血和乳汁中检出。

【用法用量】成人常用量肌内注射或静脉滴注每次 0.5 g，每 12 小时 1 次；或每次 7.5 mg/kg，每 12 小时 1 次；成人每天用量不超过 1.5 g，疗程为 7~10 天。小儿常用量每天 15~25 mg/kg，分 2 次给药。

【不良反应】同庆大霉素。

【相互作用】①与其他氨基苷类合用，或先后局部或全身应用，可增加耳毒性、肾毒性及神经肌肉阻滞作用。②与神经肌肉阻滞剂合用，可加重神经肌肉阻滞作用，导致肌肉软弱、呼吸抑制等。③有肾毒性及耳毒性药物卷曲霉素、顺铂、依他尼酸、呋塞米或万古霉素（或去甲万古霉素）等，均不宜与本品合用或先后应用，以免增加耳毒性与肾毒性。④与头孢噻吩或头孢唑林局部或全身合用可能增加肾毒性。⑤与多黏菌素类注射剂合用，或先后连续局部或全身应用，可增加肾毒性和神经肌肉阻滞作用。

【注意事项】同庆大霉素。

【规格】注射剂：2 mL∶0.5 g。

【贮藏】贮存于 15～30 ℃。

三、阿米卡星

【别名】丁胺卡那霉素、米丽先、Amikin、Kaminax。

【药理作用】对多数肠杆菌科细菌，如大肠埃希菌、克雷伯菌属、肠杆菌属、变形杆菌属、志贺菌属、沙门菌属、枸橼酸杆菌属、沙雷菌属（铜绿假单胞菌）及部分其他假单胞菌、不动杆菌属、产碱杆菌属（脑膜炎球菌）、淋球菌、流感杆菌、耶尔森菌属、胎儿弯曲菌、结核杆菌及某些分枝杆菌属具有较好抗菌活性，抗菌活性较庆大霉素略低。突出的优点是对许多肠道革兰阴性杆菌所产生的氨基苷类钝化酶稳定，不会被此类酶钝化而失去抗菌活性。

【适应证】主要应用于对卡那霉素或庆大霉素耐药的革兰阴性杆菌所致的尿路、下呼吸道、腹腔、软组织、骨和关节、生殖系统等感染，以及败血症等。

【体内过程】广泛分布于体内各种组织和体液中，也可透过脑膜炎儿童的血—脑屏障，并能透过胎盘，但不能迅速渗入正常的脑脊液中。与蛋白的结合率仅约 4%。半衰期为 2～3 小时，24 小时内以原药形式随尿排出 94%～98%。

【用法用量】①成人，肌内注射或静脉滴注：无并发症的尿路感染，每次 0.2 g，每 12 小时 1 次；用于其他全身感染，每 12 小时 7.5 mg/kg，或每 24 小时 15 mg/kg，每天总量不超过 1.5 g，疗程不超过 10 天。②小儿，首剂 10 mg/kg，继以每 12 小时 7.5 mg/kg，或每 24 小时 15 mg/kg。肾功能不全者，Ccr 为 50～90 mL/min 者每 12 小时给予正常剂量（7.5 mg/kg）的 60%～90%；Ccr 为 10～50 mL/min 者每 24～48 小时用 7.5 mg/kg 的 20%～30%。

【不良反应】毒性与卡那霉素相似而稍低，大剂量给药后，可引起前庭功能损害和神经肌肉接头阻滞。

【相互作用】参见庆大霉素。

【注意事项】①肾毒性、耳毒性是最常见的不良反应。②用药过程中须监测肾功能及听力。③禁与强效利尿剂及其他有肾毒性的药物合用。④对氨基苷类过敏的患者禁用。

【规格】注射剂：1 mL∶0.1 g（10 万 U），2 mL∶0.2 g（20 万 U）。

【贮藏】15～30 ℃贮存。

四、大观霉素

【别名】奇霉素、壮观霉素、卓青、克利宁、曲必星、林克欣、奇放线菌素。

【药理作用】对淋球菌有良好的抗菌作用。

【适应证】主要应用于淋球菌所引起的尿路感染，适用于对青霉素、四环素等耐药的病例。

【体内过程】口服不易吸收，肌内注射后迅速吸收，可维持治疗浓度达 8 小时。由于进入唾液的药量极微，故对咽部淋病无治疗价值。极少与蛋白结合，全部用量均以原药形式于

24 小时内随尿排出。其半衰期为 1 ~ 3 小时，肾功能不全患者可见延长。部分药物可通过透析被排出。

【用法用量】仅供深部肌内注射，每次 2 g（200 万 U），临用前加稀释液（0.9% 苯甲醇溶液）3.2 mL 振摇，呈混悬液（约 5 mL）。①用于子宫颈、直肠或尿道淋球菌感染，单剂量一次肌内注射 2 g。②用于播散性淋病，一次肌内注射 2 g，每 12 小时 1 次，共 3 天。一次最大剂量 4 g，于左右两侧臀部肌内注射。

【不良反应】注射部位疼痛、荨麻疹、眩晕、恶心、发热、寒战、失眠等。偶见血红蛋白和血细胞比容减少、Ccr 降低，以及 ALP、血尿素氮（BUN）和转氨酶等升高。

【相互作用】据文献资料报道，与碳酸锂合用，个别患者可出现碳酸锂的毒性作用。

【注意事项】不得静脉给药。孕妇、新生儿及对本品曾发生过敏者禁用。

【规格】注射剂：2 g。

【贮藏】遮光贮于 30 ℃ 以下。

五、奈替米星

【别名】乙基四梭霉素、奈替霉素、奥广素、奈特、锋可耐、普奇、乃迪、康力星、奈怡、佳奈、德洛佳、延帕瑞。

【药理作用】抗菌谱与庆大霉素近似，特点是对氨基苷乙酰转移酶 AAC3 稳定。对产生该酶而使卡那霉素、庆大霉素、妥布霉素、西索米星等耐药菌株有抗菌作用。

【适应证】用于敏感菌所致的呼吸道、消化道、泌尿生殖系感染，以及皮肤和组织、骨和关节、腹腔、创伤等感染，也适用于败血症。

【体内过程】肌内注射 2 mg/kg 后 0.5 ~ 1 小时可达血药峰值 7 μg/mL，输注相同剂量后 1 小时也可获得类似的峰值。快速静脉注射后可暂时获得的浓度较输注时获得的峰值高 2 ~ 3 倍。半衰期为 2 ~ 2.5 小时，24 小时内以原药形式随尿排出 1 次剂量的 80%。

【用法用量】①单纯尿路感染，成人每天 3 ~ 4 mg/kg，分为 2 次。②较严重的系统感染，成人每天 4 ~ 6.5 mg/kg，分 2 ~ 3 次给予；新生儿（6 周龄以内）每天 4 ~ 6.5 mg/kg；婴儿和儿童每天 5 ~ 8 mg/kg，分 2 ~ 3 次给予，肌内注射给药。如必须静脉滴注，则将 1 次药量加入 50 ~ 200 mL 输液中，缓慢滴入。

【不良反应】耳毒性较轻，其他参见庆大霉素和链霉素。

【相互作用】应避免与其他氨基苷类抗生素、万古霉素、多黏菌素、强效利尿剂、神经肌肉阻滞剂等肾毒性和神经毒性药物合用。

【注意事项】同庆大霉素。

【规格】注射剂：1 mL：5 万 U（50 mg），2 mL：10 万 U（100 mg）。

【贮藏】遮光贮于 30 ℃ 以下。

六、妥布霉素

【别名】瑞诺赛、妥欣、泰星、泰托、艾若、托百士、妥布拉霉素、典舒、Tobrex。

【药理作用】抗菌谱与庆大霉素近似，主要包括革兰阴性杆菌，对于铜绿假单胞菌的抗菌作用较庆大霉素强 3 ~ 5 倍。对其他阴性杆菌的作用低于庆大霉素。对金黄色葡萄球菌有抗菌作用，对链球菌无效。

【适应证】①用于新生儿脓毒症、败血症、中枢神经系统感染（包括脑膜炎）、泌尿生殖系统感染、肺部感染、胆道感染、腹腔感染（及腹膜炎）、骨骼感染、皮肤及软组织感染（包括烧伤创面感染）、急性与慢性中耳炎、鼻窦炎等。②用于铜绿假单胞菌脑膜炎或脑室炎时可同时鞘内注射给药；用于支气管及肺部感染时可同时气溶吸入作为辅助治疗。③用于结膜炎、角膜炎等眼部细菌感染，特别是对庆大霉素耐药的革兰阴性杆菌感染，如严重的铜绿假单胞菌感染有效。

【体内过程】半衰期一般为 2 ~ 3 小时，肾功能不全的患者明显延长。1 次肌内注射后 24 小时内可随尿排出原药的 93%。

【用法用量】①成人常用量肌内注射或静脉输注，一次 1 ~ 1.7 mg/kg，每 8 小时 1 次，疗程为 7 ~ 10 天。危重感染患者可增加至每日 8 mg/kg，分次静脉输注，但病情好转后应尽早减量。②小儿常用量肌内注射或静脉输注，出生 0 ~ 7 天者 2 mg/kg，每 12 小时 1 次；婴儿及儿童 2 mg/kg，每 8 小时 1 次。③Ccr < 70 mL/min 者其维持剂量应根据测得的 Ccr 进行调整。④滴眼液每次 1 ~ 2 滴，每天 3 次。轻度及中度的眼部感染患者可用眼膏，每天 2 ~ 3 次，每次取长约 1.5 cm 的药膏涂入患眼，病情缓解后减量；滴眼液可与眼膏合用，即白天使用滴眼液，晚上使用眼膏。⑤可供囊性纤维化和铜绿假单胞菌感染进行雾化治疗。方法是将本品 600 mg 溶入 0.45% 氯化钠注射液 30 mL 中，每天吸入 3 次，共用 4 ~ 8 周，还可合用替卡西林或多黏菌素 E。

【不良反应】大剂量长期使用可引起耳、肾毒性。妥布霉素的肾毒性与庆大霉素相当，而耳毒性却低于庆大霉素。

【相互作用】①与其他氨基苷类合用或先后连续局部、全身应用，可增加耳毒性、肾毒性及神经肌肉阻滞作用，可能发生听力减退，停药后仍可能进展至耳聋。听力损害可能恢复或呈永久性，神经肌肉阻滞作用可导致骨骼肌软弱无力、呼吸抑制或呼吸麻痹（呼吸暂停），用抗胆碱酯酶药或钙盐有助于阻滞作用恢复。②与神经肌肉阻滞剂合用，可加重神经肌肉阻滞作用，以致肌肉软弱、呼吸抑制或呼吸麻痹（呼吸暂停）。与代血浆类药如右旋糖酐、海藻酸钠，利尿剂如依他尼酸、呋塞米及卷曲霉素、顺铂、万古霉素等合用，或先后连续局部或全身应用可增加耳毒性与肾毒性，可能发生听力损害，且停药后仍可能发展至耳聋，听力损害可能恢复或呈永久性。③与头孢噻吩局部或全身合用可能增加肾毒性。④与多黏菌素类合用，或先后连续局部或全身应用，因可增加肾毒性和神经肌肉阻滞作用，后者可导致骨骼肌软弱无力、呼吸抑制或呼吸麻痹（呼吸暂停）。⑤不宜与其他有肾毒性或耳毒性药物合用或先后应用，以免加重肾毒性或耳毒性。⑥与 β-内酰胺类（头孢菌素类或青霉素类）合用可获得协同作用。⑦与 β-内酰胺类（头孢菌素类或青霉素类）混合可导致失活，须合用时必须分瓶输注。不宜与其他药物同瓶输注。

【注意事项】①肾功能不全者，应进行血药监测。②1 个疗程不超过 7 ~ 10 天。③对患者（尤其对肾功能不全者，早产儿，新生儿，婴幼儿或老年患者，休克、心力衰竭、腹水或严重失水等患者）应注意监测听力和肾功能。④不能静脉注射，以免产生神经肌肉阻滞和呼吸抑制作用。

【规格】①注射剂：2 mL ： 80 mg（8 万 U）。②滴眼剂：5 mL ： 15 mg。③眼膏：3 g ： 9 mg。④雾化用溶液：5 mL ： 300 mg。

【贮藏】在 25 ℃以下贮存。

七、依替米星

【别名】悉能、爱益、格美达、创成、亦清、潘诺、爱大。

【药理作用】具有广谱抗菌性质，抗菌谱类似奈替米星，对于常见的革兰阳性和阴性病原菌，抗菌作用与奈替米星相当或略有差别，对耐庆大霉素的病原菌仍有较强作用。

【适应证】用于敏感菌株所引起的呼吸道、泌尿生殖系统、腹腔、皮肤和软组织等感染及败血症等。

【体内过程】肌内注射后 0.5 ~ 1 小时可达血药峰值，输注相同剂量后 1 小时也可获得类似的峰值，半衰期为 2 ~ 2.5 小时，24 小时内以原药形式随尿排出 1 次剂量的 80%。

【用法用量】对于肾功能正常尿路感染或全身性感染的患者，每次 0.1 ~ 0.15 g，每天 2 次，或每次 0.2 ~ 0.3 g，每天 1 次，稀释于 0.9% 氯化钠注射液，或 5% 葡萄糖注射液 100 mL 或 250 mL 中静脉滴注，每次滴注 1 小时，疗程为 5 ~ 10 天。依据患者的感染程度遵医嘱进行剂量的调整。

【不良反应】①耳、肾的不良反应。②个别病例可见尿素氮（BUN）、肌酐、ALT 及 AST 升高、ALP 等轻度升高。③其他罕见的反应有恶心、皮疹、静脉炎、心悸、胸闷及皮肤瘙痒等。

【相互作用】应当避免与其他具有潜在耳、肾毒性药物如多黏菌素、其他氨基苷类等抗生素、强效利尿剂如呋塞米等联合使用，以免增加肾毒性和耳毒性。

【注意事项】①氨基苷类抗生素过敏者禁用。②具有耳毒性、肾毒性和神经肌肉阻滞的潜在毒性。

【规格】注射剂：1 mL：50 mg，2 mL：100 mg，4 mL：200 mg。

【贮藏】遮光贮于 30 ℃ 以下。

八、异帕米星

【别名】依克沙、异帕霉素、Exacin。

【药理作用】抗菌谱类似庆大霉素，异丝氨酰基的存在加强了耐酶性能，对一些耐庆大霉素的菌株也有抗菌作用。

【适应证】用于敏感菌所致外伤或烧伤创口感染、肺炎、支气管炎、肾盂肾炎、膀胱炎、腹膜炎及败血症。

【体内过程】可渗入腹水、痰液、创口渗液、脐带血及羊水中，进入乳汁中的药物浓度为 0.156 μg/mL；蛋白结合率仅约 5%，半衰期为 2 ~ 2.5 小时。在体内不被代谢，主要以原药形式随尿液排出，肾功能不全的患者排出减慢。

【用法用量】成人每天 400 mg，通常分为 2 次（或每天 1 次）肌内注射或静脉滴注。静脉滴注速度控制在 0.5 ~ 1 小时注毕，按年龄、体质和症状适当调整。

【不良反应】①耳毒性，表现为听力减退、耳鸣，还可能影响前庭功能，表现为步态不稳、眩晕、恶心和呕吐。②肾毒性，表现为血尿、排尿次数减少或尿量减少。③具有类似筒箭毒样作用，能阻滞乙酰胆碱和络合钙离子，导致心肌抑制和呼吸衰竭。④可见皮疹、瘙痒、药物热和粒细胞减少，极少发生过敏性休克。⑤偶见一过性肝功能异常。⑥长期用药可导致二重感染。⑦偶见视神经炎，使视力减退，还可出现嗜睡。

【相互作用】①与右旋糖酐、藻酸钠等血浆代替品联用可加重肾损害作用。②与肌肉松弛药联用可有加重神经肌肉阻滞而致呼吸麻痹等危险。③与袢利尿剂（呋塞米等）联用，可加重肾损害和听觉损害。④与青霉素、头孢菌素类同置一容器中，活性可降低。必须联用时应分别给予。

【注意事项】同庆大霉素。

【规格】注射剂：2 mL：200 mg，2 mL：400 mg。

【贮藏】密封，凉暗处保存。

九、小诺霉素

【别名】小诺米星、沙加霉素、相模霉素、Sagamicin、Sagacin、Santemycin。

【药理作用】抗菌谱与庆大霉素相似，对产气杆菌、肺炎克雷伯菌、奇异变形杆菌、某些吲哚阳性变形杆菌、铜绿假单胞菌等革兰阴性菌有抗菌作用，金黄色葡萄球菌（包括产 β-内酰胺酶株）敏感；链球菌（包括化脓性链球菌、肺炎链球菌、粪链球菌等）、厌氧菌（拟杆菌属）、结核杆菌、立克次体、病毒和真菌耐药。对细菌产生的氨基苷乙酰转移酶 AAC（6′）稳定，故对卡那霉素、庆大霉素、阿米卡星、核糖霉素等耐药的细菌仍有抗菌活性。

【适应证】①主要用于大肠埃希菌、肺炎克雷伯菌、变形杆菌、肠杆菌属、沙雷杆菌、铜绿假单胞菌等革兰阴性杆菌引起的呼吸道、泌尿道、腹腔及外伤感染，也可用于败血症。②滴眼液用于对硫酸小诺霉素敏感的葡萄球菌、溶血性链球菌、肺炎链球菌、结膜炎杆菌、铜绿假单胞菌所引起的外眼部感染，如眼睑发炎、睑腺炎、泪囊炎、结膜炎、角膜炎等。③口服用于治疗敏感菌引起的痢疾、肠炎等肠道感染性疾病，也可用于肠道手术前清洁肠道。

【体内过程】肌内注射吸收良好，消除半衰期约为 2.5 小时，吸收后广泛分布于各种体液和组织中，但存胆汁中浓度低。主要随尿排泄，可进入胎儿脐带和羊水中，但浓度仅为母体浓度的 1/2；乳汁中的浓度约为母体浓度的 15%。

【用法用量】肌内注射或稀释后静脉输注。①成人肌内注射每次 60～80 mg，必要时可用至 120 mg，每天 2～3 次；静脉输注：每次 60 mg，加入 0.9% 氯化钠注射液 100 mL 中恒速输注，于 1 小时滴完。②小儿 3～4 mg/kg，分 2～3 次给药。③滴眼液滴于眼睑内，每次 1～2 滴，每天 3～4 次。④口服每次 80 mg，每天 3 次。

【不良反应】①长期或大剂量应用可能引起听力障碍、耳鸣、眩晕、耳痛、耳闭塞感等听神经损害，口唇和四肢麻木，罕见头重感。②偶见 BUN 上升、暂时性的轻微蛋白尿。③偶见转氨酶、ALP 及血清胆红素上升。④消化系统可见腹泻、恶心、呕吐、食欲缺乏、口炎等。⑤其他可见血常规变化、注射部位疼痛，个别患者出现皮疹、瘙痒、红斑、发热等过敏反应，罕见休克。⑥使用滴眼液时少数患者可能出现皮疹等过敏反应及瘙痒、眼痛等刺激症状，偶见表层角膜炎、雾视及分泌物增加。

【相互作用】参见西索米星。

【注意事项】①氨基苷类及杆菌肽过敏者、本人或家族中有因使用链霉素引起耳聋或其他耳聋者禁用。②肾衰竭者禁用。③肾功能不全、肝功能异常、前庭功能或听力减退、脱水、重症肌无力或帕金森病者及老年患者慎用。④本品可进入胎儿脐带和羊水中，浓度约为母体浓度的 1/2，孕妇禁用。⑤在乳汁中的浓度约为母体浓度的 15%，哺乳期妇女使用时暂停哺乳。⑥早产儿、新生儿、婴幼儿慎用，或根据血药浓度、Ccr调整剂量。

【规格】①注射剂：1 mL∶30 mg，2 mL∶60 mg。②滴眼剂：8 mL∶24 mg。③片剂：40 mg。

【贮藏】密封，凉暗处保存。

十、巴龙霉素

【别名】Aminosidin、Aminosidine、Catenulin、Crestomycin。

【药理作用】①具有类似新霉素的抗菌谱。②对某些肠道原虫如多种利什曼原虫属、溶组织内阿米巴虫利多种隐孢子虫属具有活性，还有针对绦虫的抗肠蠕虫作用。

【适应证】治疗多种肠道内的原虫感染如阿米巴病、隐孢子虫病和贾第虫病，还试用于肠外给药治疗内脏利什曼病（即黑热病）和局部治疗皮肤利什曼病。

【体内过程】极少从胃肠道吸收。大多数的用量以原药形式随粪便排出。

【用法用量】①治疗肠阿米巴病，成人和儿童都给予25～35 mg/（kg·d），分3次，进餐时服，共用5～10天。此剂量也可用于隐孢子虫病。②治疗绦虫病和其他绦虫感染，每15分钟给予1 g，使总量达到4 g。如属短膜壳绦虫感染，则每天1次，每次给予45 mg/kg，共用5～7天。③治疗肝性脑病，每天给予4 g，分次服；每隔5～6天，再给药1次。④500 mg，每天2次与肝菌肽（12万U，每12小时1次）合用治疗难治性贾第虫病颇有效。

【不良反应】口服可引起食欲缺乏、恶心、呕吐、腹泻等，偶可引起吸收不良综合征。长期口服可引起二重感染。

【相互作用】不宜与其他肾毒性或耳毒性药物合用。

【注意事项】①在用药过程中宜定期进行尿常规和肾功能测定，以防止出现肾毒性，并进行听力检查或听力图测定。②下列情况应慎用，脱水、第Ⅷ对脑神经损害、重症肌无力、帕金森病、肾功能损害及溃疡性结肠炎患者。③慢性肠道感染患者，特别是伴有肾功能不全或同服其他耳毒性、肾毒性药物者，尤应注意出现肾毒性或耳毒性症状的可能。④妊娠期妇女慎用，哺乳期妇女在服用期间应暂停哺乳。

【规格】片剂：0.1 g，0.25 g。

【贮藏】密封保存。

十一、西索米星

【别名】紫苏霉素、西梭霉素、Siseptin、Pathomvcin。

【药理作用】抗菌谱与庆大霉素相似。对金黄色葡萄球菌和大肠埃希菌、肺炎克雷伯菌、变形杆菌、肠杆菌属、铜绿假单胞菌、痢疾杆菌等革兰阴性菌有效。对铜绿假单胞菌的抗菌作用较庆大霉素强，与妥布霉素相近。对沙雷杆菌的作用低于庆大霉素，但高于妥布霉素。

【适应证】用于治疗革兰阴性菌（包括铜绿假单胞菌）、葡萄球菌和其他敏感菌所致的呼吸系统感染、泌尿生殖系统感染、胆道感染、皮肤和软组织感染、感染性腹泻及败血症等。用于上述严重感染时宜与青霉素或头孢菌素等合用。

【体内过程】体内过程与庆大霉素相近，半衰期约为2小时，肾功能不全者半衰期相应延长。24 小时内自尿排出给药量的 75% 左右。与其他氨基苷类抗生素相仿，可在肾中积聚，肾皮质中浓度较髓质高，尿毒症患者经 8 小时血液透析后血药浓度可降低约 50%。

【用法用量】肌内注射或静脉输注。①肾功能正常者，成人轻度感染 100 mg（10 万 U）/d；重度感染 150 mg（15 万 U）/d。均分 2~3 次给药。小儿每天 2~3 mg（2000~3000 U）/kg，分 2~3 次给药。疗程均不超过 7~10 天，有条件时应进行血药浓度检测。②肾功能不全者应根据肾功能调整剂量。有条件者应同时监测血药浓度，以调整剂量。

【不良反应】①常见听力减退、耳鸣或耳部饱满感、血尿、蛋白尿、管型尿、排尿次数显著减少或尿量减少、食欲缺乏、极度口渴（肾毒性）、步态不稳、眩晕（耳毒性、影响前庭功能）、恶心或呕吐（耳毒性、影响前庭、肾毒性）。②少见视力减退（视神经炎）、呼吸困难、嗜睡、极度软弱无力（神经肌肉阻滞）、皮疹等过敏反应、血象变化、肝功能改变、消化道反应和注射部位疼痛、硬结、静脉炎等。③极少见过敏性休克。

【相互作用】①与其他氨基苷类合用，可增加耳毒性、肾毒性及神经肌肉阻滞作用。②与神经肌肉阻滞剂合用，可加重神经肌肉阻滞作用，导致肌肉软弱、呼吸抑制或呼吸麻痹（呼吸暂停）。与代血浆类药如右旋糖酐、海藻酸钠，利尿剂如依他尼酸、呋塞米及卷曲霉素、顺铂、万古霉素等合用，可增加耳毒性与肾毒性，可能发生听力损害，且停药后仍可能发展至耳聋。③与头孢噻吩局部或全身合用可能增加肾毒性。④与多黏菌素类合用，或先后连续局部或全身应用，可增加肾毒性和神经肌肉阻滞作用，导致骨骼肌软弱无力、呼吸抑制或呼吸麻痹（呼吸暂停）。⑤不宜与其他肾毒性或耳毒性药物合用或先后应用，以免加重肾毒性或耳毒性。⑥不宜与两性霉素 B、磺胺嘧啶钠和四环素等（以上均为注射液）合用，因可发生配伍禁忌。⑦与 β-内酰胺类（头孢菌素类或青霉素类）合用常可获得协同作用。⑧与 β-内酰胺类（头孢菌素类或青霉素类）混合可导致相互失活，合用时必须分瓶输注。

【注意事项】①氨基苷类及杆菌肽过敏者禁用。②肾衰竭者禁用。③肾功能不全、肝功能异常、前庭功能或听力减退、脱水、重症肌无力或帕金森病者及老年患者慎用。④可透过血—胎盘屏障，在羊水中达到一定浓度，可能对胎儿的第Ⅷ对脑神经造成损害，故孕妇禁用。⑤哺乳期妇女使用时，应暂停哺乳。⑥早产儿、新生儿、婴幼儿禁用。

【规格】注射剂：1.5 mL：75 mg，2 mL：100 mg。

【贮藏】密封，凉暗处保存。

十二、核糖霉素

【别名】威他霉素、威斯他霉素、维生霉素。

【药理作用】氨基苷类抗生素，抗菌谱与卡那霉素相似，但抗菌作用较弱。对大肠埃希菌、肺炎克雷伯菌、普通变形杆菌、志贺菌属、沙门菌属有良好抗菌作用，其活性较卡那霉素稍差，对部分葡萄球菌属、淋球菌、脑膜炎球菌也有较好作用，对链球菌属和结核杆菌有微弱作用，对铜绿假单胞菌、厌氧菌无效。与卡那霉素交叉耐药。

【适应证】适用于治疗大肠埃希菌、变形杆菌属、肺炎克雷伯菌、流感嗜血杆菌、志贺菌属所致呼吸道感染、尿路感染、胆道感染等。

【体内过程】经肌内注射吸收迅速完全，健康人肌内注射 0.5 g 后半小时血液浓度即可达峰值（25 mg/L）。在体内分布较广，以肾内浓度较高，肝、脾、肌肉、乳汁、骨髓内均有一定含量，脑脊液中药物浓度甚低。可通过胎盘，肌内注射后脐带血中浓度约为母体血药浓度的一半，眼组织内也有相当浓度。主要经肾脏排泄。

【用法用量】肌内注射，每次 0.5~0.75 g，每天 1~1.5 g；儿童 20~40 mg/（kg·d），分 2 次注射。

【不良反应】①发生率较高的有听力减退、耳鸣或耳部饱满感、血尿、排尿次数减少或尿量减少、食欲缺乏、极度口渴、步态不稳、眩晕、恶心或呕吐。②发生率较少的有呼吸困难、嗜睡或软弱（神经肌肉阻滞、肾毒性）。停药后发生听力减退、耳鸣或耳部饱满感，提示有耳毒性可能，应引起注意。③罕见过敏性休克。

【相互作用】①与血浆代用品如右旋糖酐、海藻酸钠等及其他肾毒性药物合用，会增加肾毒性。②与其他氨基苷类同用或先后连续局部、全身应用，可增加耳毒性、肾毒性及神经肌肉阻滞作用的可能性。③与神经肌肉阻滞剂合用，可加重神经肌肉阻滞作用，导致肌肉软弱、呼吸抑制或呼吸麻痹。④与卷曲霉素、顺铂、依他尼酸、呋塞米或万古霉素合用，或先后连续局部、全身应用，可能增加耳毒性、肾毒性。⑤与头孢噻吩局部、全身合用，可能增加肾毒性。⑥与多黏菌素类注射剂合用，或先后连续局部、全身应用，可增加肾毒性和神经肌肉阻滞作用。

【注意事项】①肾功能不全者禁用。②孕妇禁用。③婴幼儿禁用。④下列情况应慎用：脱水，由于血药浓度增高，产生毒性反应的可能性增加；第Ⅷ对脑神经损害，可致听神经和前庭功能损害；重症肌无力或帕金森病，可致神经肌肉阻滞作用，导致骨骼肌软弱。⑤哺乳期妇女使用时，应暂停哺乳。

【规格】①注射剂：2 ml∶0.5 g。②注射剂（粉）：1 g，2 g。

【贮藏】密封，凉暗处保存。

（秦　静）

第三章

抗病毒药

第一节 广谱抗病毒药

广谱抗病毒药主要有嘌呤或嘧啶核苷类似药和生物制剂类药物。化学结构上属于此类的抗病毒药有利巴韦林、大部分抗疱疹病毒药（阿昔洛韦、伐昔洛韦、阿糖腺苷、碘苷等）、主要用于抗艾滋病病毒的核苷类逆转录酶抑制药，主要用于治疗慢性病毒性肝炎的拉米夫定、泛昔洛韦和喷昔洛韦等。生物制剂有干扰素、胸腺肽 α_1、转移因子等。

一、利巴韦林（三唑核苷）

（一）药理作用

又名病毒唑，是人工合成的鸟嘌呤类似物，为广谱抗病毒药，对多种 RNA 和 DNA 病毒有抑制作用。对呼吸道合胞病毒、流行性出血热病毒、甲型肝炎病毒、麻疹病毒、乙型脑炎病毒、腺病毒、带状疱疹病毒和各种流感病毒均有抑制作用。最小抗病毒浓度为 $0.05 \sim 2.5$ μg/mL。本药在细胞内先后磷酸化为一磷酸、二磷酸和三磷酸利巴韦林，其中三磷酸利巴韦林为其细胞内主要形式，占 80%，其细胞内 $t_{1/2} < 2$ 小时，其抗病毒机制尚未完全明了，其中一磷酸利巴韦林竞争性抑制一磷酸肌苷脱氢酶，进而干扰三磷酸鸟苷的合成；三磷酸利巴韦林竞争性抑制病毒 RNA 聚合酶，阻碍 mRNA 的转录过程。此外，利巴韦林在细胞内可能有多个作用靶点，其相互间可表现出协同抗病毒作用。

（二）体内过程

不同给药途径、不同剂型、不同剂量、不同给药间隔，其药物代谢动力学各参数有很大差异。血药浓度可达 0.2 μg/mL（气雾剂吸入）至 17.6 μg/mL（静脉注射）。V_d 为 10 L/kg 左右。单次用药其血浆 $t_{1/2}$ 为 $30 \sim 40$ 小时，多次给药达稳态血药浓度的 $t_{1/2}$ 可达 $200 \sim 300$ 小时。

（三）临床应用

①口服用于甲型肝炎、单纯疱疹、麻疹、呼吸道病毒感染。②气雾剂喷雾用于呼吸道病毒引起的鼻炎、咽炎等。③感染早期静脉滴注治疗流感、流感病毒性肺炎、小儿腺病毒肺炎、拉萨热和病毒性出血热等。④滴鼻治疗甲、乙型流感。⑤乳膏剂治疗带状疱疹和生殖器疱疹。⑥滴眼液治疗流行性结膜炎、单纯疱疹病毒性角膜炎等。

（四）不良反应

少数用药者可出现腹泻、乏力、白细胞减少、可逆性贫血等。动物实验表明本药有致畸作用，孕妇忌用。

（五）用法用量

口服 0.8 ~ 1 g/d，分 3 ~ 4 次服用。肌内注射或静脉滴注 10 ~ 15 mg/（kg·d），分 2 次。缓慢静脉滴注用于早期出血热，1 g/d，加入氯化钠注射液 500 ~ 1000 mL 中静脉滴注，连续应用 3 ~ 5 天。滴鼻用于防治流感，用 0.5% 溶液（以等渗氯化钠注射液配制），每小时 1 次。滴眼治疗疱疹感染，浓度 0.1%，1 日数次。

二、干扰素

干扰素（IFN）为一类强有力的细胞因子，性质为蛋白质，具有抗病毒、免疫调节和抗增生作用。目前已被证明有抗病毒作用的 IFN 有三种，即 IFNα、IFNβ 和 IFNγ。几乎所有细胞均能在病毒感染及多种其他刺激下产生 IFNα 和 IFNβ，而 IFNγ 的产生仅限于 T 淋巴细胞和自然杀伤细胞。IFNα 和 IFNβ 具有抗病毒和抗增生作用，可刺激淋巴细胞、自然杀伤细胞和巨噬细胞的细胞毒作用。IFNγ 的抗病毒和抗增生作用较弱，但免疫调节作用较强。IFN 为广谱抗病毒药，它们可抑制绝大多数动物病毒，RNA 病毒对 IFN 较为敏感，而 DNA 病毒敏感性较低。IFN 对病毒穿透细胞膜过程、脱壳、mRNA 合成、蛋白翻译后修饰、病毒颗粒组装和释放均可产生抑制作用。对不同病毒，IFN 的主要作用环节有所不同，不同病毒对 IFN 的敏感性差异较大。IFN 与细胞内特异性受体结合，进而影响相关基因，导致抗病毒蛋白的合成。已知 IFN 诱导的酶有三种：①蛋白激酶，导致延长因子 2 磷酸化，抑制病毒肽链启动；②寡腺苷酸合成酶，激活 RNA 酶，降解病毒 mRNA；③磷酸二酯酶，降解 tRNA 末端核苷，抑制病毒肽链延长。IFN 通过抗病毒作用和免疫调节作用而发挥抗病毒感染效应。目前临床所用的 IFN 有重组型、自然型和蛋白改性（长效）型。临床用于多种病毒感染性疾病，如慢性肝炎、单纯疱疹病毒性角膜炎、带状疱疹等，另外还广泛用于肿瘤治疗。

三、胸腺肽 α_1

为一组免疫活性肽，可诱导 T 细胞分化成熟，并调节其功能。临床用于慢性肝炎、艾滋病、其他病毒性感染和肿瘤的治疗或辅助治疗。

四、转移因子

是从健康人白细胞提取出的一种核苷肽，无抗原性。可以将供体细胞的免疫信息转移给未致敏的受体细胞，从而使受体细胞获得供体样的特异性和非特异性细胞免疫功能，其作用可以持续 6 个月。本药还可起到佐剂作用。临床用于先天性和获得性免疫缺陷病、病毒感染、霉菌感染和肿瘤等的辅助治疗。

（赵　爽）

第二节 抗流感病毒药

一、金刚烷胺和金刚乙胺

（一）抗病毒作用

金刚烷胺和金刚乙胺的抗病毒机制可能有两方面：①作用于具有离子通道作用的 M_2 蛋白而影响病毒脱壳和复制；②也可通过影响血凝素而干扰病毒组装。此两药仅对亚洲甲型流感病毒有效，金刚烷胺抗病毒浓度为 $0.03 \sim 1.0 \ \mu g/mL$，金刚乙胺的抗病毒作用比金刚烷胺强 $4 \sim 10$ 倍。

（二）体内过程

此两药口服均易吸收，体内分布广泛。金刚烷胺和金刚乙胺常规口服量血药浓度在 $0.3 \sim 0.8 \ \mu g/mL$。金刚烷胺绝大部分以原药从尿中排出，血浆 $t_{1/2}$ 为 $12 \sim 18$ 小时，老年人和肾功能低下者血浆 $t_{1/2}$ 延长。金刚乙胺代谢物 $60\% \sim 90\%$ 从尿中排出，血浆 $t_{1/2}$ 为 $24 \sim 36$ 小时。

（三）临床应用

此两药仅用于亚洲甲型流感病毒感染的预防和治疗。预防有效率为 $70\% \sim 90\%$；发病 48 小时内治疗用药可改善症状，缩短病程 $1 \sim 2$ 天，并可加速患者功能恢复。另外，金刚烷胺还用于帕金森病。

（四）不良反应

两药的不良反应一般有轻微胃肠症状（食欲下降、恶心）和中枢神经症状（如神经过敏、注意力不集中、头昏）。金刚乙胺不良反应较轻。大剂量或金刚烷胺血药浓度为 $1.0 \sim 5.0 \ \mu g/mL$ 时可引起严重的神经毒性作用，可出现精神错乱、幻觉、癫痫发作甚至昏迷和心律失常。在老年人，抗组胺药或抗胆碱药可增强金刚烷胺引起神经毒性的可能性。有研究表明，金刚烷胺对大鼠有胎毒作用和致畸作用，孕妇和哺乳期妇女慎用。

（五）用法用量

金刚烷胺：①抗震颤麻痹，成人每次口服 100 mg，每日 $1 \sim 2$ 次，每日最大量为 400 mg，肾功能障碍者应减量；②抗病毒：成人每日口服用药 1 次，每次 200 mg，肾功能障碍者，应减少剂量。

金刚乙胺：成人及 10 岁以上儿童每日口服 200 mg，可 1 次或分 2 次给药。

二、扎那米韦

（一）抗病毒作用

为治疗流感病毒 A 和流感病毒 B 感染的新药，体外实验表明，扎那米韦对金刚烷胺和金刚乙胺耐药病毒仍有抑制作用。其抗病毒机制为抑制病毒神经酰胺酶，该酶裂解末端唾液酸残基，破坏病毒血凝素可识别的受体。神经酰胺酶所引发的这种酶反应是病毒从感染细胞释放关键过程。因而扎那米韦抑制病毒从感染细胞的释放，从而阻止病毒在呼吸道扩散。本药对流感病毒 A 和流感病毒 B 的神经酰胺酶有很强的选择性抑制作用，在 $0.2 \sim 3ng/mL$ 即可竞争性抑制该酶，但在高于此浓度的 10^6 倍时才可影响其他病原体和哺乳类细胞的该酶。

（二）体内过程

口服吸收率低（约 5%），故口服无效。临床一般采用鼻内用药或干粉吸入用药。干粉吸入滞留在口咽部和下呼吸道的量分别为 80% 和 15%。吸入用药的吸收率 < 20%，吸入 10 mg 后血浆药物浓度为 35 ~ 100ng/mL。约 90% 的代谢物从尿中排出体外。口服和静脉注射的 $t_{1/2}$ 分别为 2.5 ~ 5 小时和 1.7 小时。

（三）临床应用

用于流感的治疗和预防。越早使用疗效越好。早期治疗可降低疾病的严重性，可使流感感染病程缩短 1 ~ 3 天；可使下呼吸道并发症发生危险性降低 40%。

（四）不良反应

局部使用一般患者耐受良好。曾有报道，扎那米韦可引起喘鸣、支气管痉挛，患有哮喘或气道慢性阻塞性疾病的患者可出现肺功能状态恶化。临床前研究未发现本药有致突变、致畸和致癌作用。

（五）用法用量

本品可用于成年患者和 12 岁以上的青少年患者，每日两次，间隔约 12 小时。每次 10 mg，分两次吸入，连用 5 天。

三、奥塞米韦

与扎那米韦的作用、作用机制和临床应用相似。

（赵　爽）

第三节　抗疱疹病毒药

一、阿昔洛韦

（一）药理作用

又名无环鸟苷，是人工合成的无环鸟苷类似物，抗病毒谱较窄，为抗 DNA 病毒药，对 RNA 病毒无效。对 I 型和 II 型单纯疱疹病毒作用最强；对带状疱疹病毒作用较弱。体外实验表明，0.02 ~ 2.2 μg/mL 对单纯疱疹病毒有效；0.8 ~ 4.4 μg/mL 对带状疱疹病毒有效；50 μg/mL 对无感染哺乳类细胞的生长一般无影响。

阿昔洛韦经过三步磷酸化形成三磷酸无环鸟苷。阿昔洛韦首先在疱疹病毒专有的胸苷激酶作用下被摄入被感染细胞内，并转化为一磷酸型；然后分别由宿主细胞的一磷酸鸟苷激酶和磷酸酶转化为二磷酸型和三磷酸型。三磷酸无环鸟苷从以下两个方面干扰 DNA 合成：①三磷酸无环鸟苷与三磷酸脱氧鸟苷（dGTP）竞争病毒 DNA 多聚酶，抑制病毒 DNA 复制；②三磷酸无环鸟苷掺入病毒 DNA 链中，使 DNA 延长终止，生成无功能 DNA。由于阿昔洛韦的初始活化需要疱疹病毒专有的胸苷激酶；疱疹病毒胸苷激酶与阿昔洛韦的亲和力比哺乳类细胞胸苷激酶的亲和力大 200 倍；因此，三磷酸阿昔洛韦仅在疱疹病毒感染的宿主细胞内浓集（感染细胞内比正常细胞高 40~100 倍），表现出对感染细胞有选择性。

单纯疱疹病毒和带状疱疹病毒对阿昔洛韦易产生耐药性，其机制可能与疱疹病毒胸苷激酶和（或）DNA 多聚酶发生变化有关。一旦发现耐药性应及时更换药物。

（二）体内过程

阿昔洛韦口服吸收少，生物利用度为 10%~30%。口服 200 mg 后血浆峰值浓度平均为 0.4~0.8 μg/mL。60%~90% 以原药从尿液排出。血浆 $t_{1/2}$ 一般为 1.5~6 小时，平均 2.5 小时；无尿患者的血浆 $t_{1/2}$ 可达 20 小时。全身体液分布广泛，大多组织和体液可达相当于血浆浓度的 50%~100%。

（三）临床应用

主要用于单纯疱疹病毒引起的生殖器感染、皮肤黏膜感染、角膜炎及疱疹病毒脑炎和带状疱疹。

（四）不良反应

较少。局部使用可引起黏膜刺激和短暂的灼痛感。口服偶见胃肠反应、药疹、头痛等。肾功能不全和神经毒性极少见。临床研究未发现本药有致畸作用。

（五）用法用量

①生殖器疱疹初治和免疫缺陷者皮肤黏膜单纯疱疹，成人一次口服 0.2 g，每天 5 次，共 10 天；或一次 0.4 g，每天 3 次，共 5 天。②带状疱疹，成人常用量一次 0.8 g，每天 5 次，共 7~10 天。③水痘，2 岁以上儿童每次 20 mg/kg，每天 4 次，共 5 天。40 kg 以上儿童和成人常用量为一次 0.8 g，每天 4 次，共 5 天。肾功能不全患者应调整剂量。

二、伐昔洛韦

为阿昔洛韦的前体药物，在体内水解成阿昔洛韦而发挥作用，因此二者作用及适应证均相同。更昔洛韦与阿昔洛韦活性相似，用于治疗巨细胞病毒性视网膜炎。与阿昔洛韦相类似的药物还有泛昔洛韦和喷昔洛韦。

三、泛昔洛韦和喷昔洛韦

泛昔洛韦和喷昔洛韦是人工合成的无环鸟苷类似物，前者是后者的前体药物。它们主要用于治疗疱疹病毒感染。研究表明，泛昔洛韦可降低慢性乙型肝炎患者的乙型肝炎病毒 DNA 和转氨酶水平，其疗效不如拉米夫定，且对拉米夫定耐药者无效。

四、西多福韦

为胞嘧啶核苷酸类似物，它被细胞内酶代谢为二磷酸型而竞争性抑制三磷酸脱氧胞苷（dCTP）；并可作为病毒 DNA 多聚酶的底物，而抑制病毒 DNA 合成。人细胞 DNA 多聚酶对本药的敏感性远低于巨细胞病毒和单纯疱疹病毒 DNA 多聚酶。二磷酸西多福韦在细胞内的 $t_{1/2}$ 较长，其磷酸胆碱代谢物（可转化为二磷酸西多福韦）的 $t_{1/2}$ 更长，可达 87 小时。因此，用药间隔可很长，甚至单次用药即对单纯疱疹病毒、水痘等痘病毒感染有效。局部应用可引起局部疼痛、烧灼感、瘙痒甚至溃疡。静脉用药可引起肾毒性。临床前研究表明，本药具有致突变、生殖腺毒性、胎毒性和致畸作用；大鼠实验表明本药可引起癌症。

五、膦甲酸

本药为无机焦磷酸盐类似物，对疱疹病毒有抑制作用。80～300 μmol/L 对巨细胞病毒和其他疱疹病毒（包括耐更昔洛韦的巨细胞病毒和耐阿昔洛韦的单纯疱疹病毒和带状疱疹病毒）有效；500～1000 μmol/L时可抑制未感染人细胞的 DNA 合成和细胞增殖。本药可逆性、非竞争性阻断病毒 DNA 多聚酶的焦磷酸结合点，抑制焦磷酸从三磷酸脱氧核苷上裂解出来，而抑制病毒的核酸合成。本药口服生物利用度低，体内药物 80% 从尿液中以原药排出体外，血液透析可有效消除本药。临床采用静脉给药用于治疗巨细胞病毒引起的视网膜炎等感染；也可用于耐阿昔洛韦的单纯疱疹病毒和带状疱疹病毒感染。

主要不良反应如下。①肾毒性，一半用药者可出现血清肌酐增加，但停药后大多数可恢复。应用时避免大剂量、给药速度过快、脱水、肾功不良等危险因素；足量的盐水可降低发生肾毒性的危险性。②低钙血症，可出现感觉异常、心律失常、手足抽搐等。③中枢系统症状，头痛（发生率约1/4）、震颤、幻觉、易激动等。此外，局部使用可引起局部刺激症状、溃疡；口服可引起胃肠道症状。

六、碘苷

本药又名疱疹净，是一种脱氧碘化尿嘧啶核苷。本药抑制 DNA 复制，因此，选择抑制 DNA 病毒增殖，而对 RNA 病毒无效。临床用于单纯疱疹病毒引起的急性疱疹性角膜炎，对浅层上皮角膜炎效果好，对更深层的基质感染无效。全身应用毒性大，限于短期局部使用。长期用药可影响角膜正常代谢。点眼可致局部痛痒、眼睑过敏、睫毛脱落和角膜损伤等。

七、阿糖腺苷

本药为人工合成的嘌呤核苷类衍生物，在细胞内转变为具有活性的三磷酸阿糖腺苷，抑制病毒的 DNA 多聚酶而干扰 DNA 合成。临床静脉滴注用于治疗单纯疱疹病毒性脑炎，局部外用治疗疱疹病毒性角膜炎。其静脉滴注用途现大多已被静脉滴注阿昔洛韦所取代。阿糖腺苷的不良反应有眩晕、恶心、呕吐、腹泻、腹痛，偶见骨髓抑制、白细胞和血小板较少等。有致畸作用，孕妇忌用。

（赵尚尚）

第四节　抗乙型肝炎病毒药

肝炎病毒有很多种类，较常见有甲、乙、丙型肝炎病毒。其中乙型肝炎病毒（HBV）对人类健康危害最大，在我国 HBV 感染者和携带者高达 1.2 亿人，其中慢性乙型肝炎患者约有 3000 万。临床用于抗乙型肝炎病毒药物有拉米夫定、阿德福韦、IFNα、胸腺肽 α_1、利巴韦林，此外还有鸟苷类似物恩替卡韦、胞嘧啶类似物恩曲他滨和腺苷类似物替诺福韦等。

一、拉米夫定

（一）药理作用

为胞嘧啶类似物，经过被动扩散进入细胞内，在细胞内酶（脱氧胞嘧激酶、脱氧胞嘧一磷酸激酶、二磷酸核苷激酶）的作用下转化为三磷酸拉米夫定，进而竞争性抑制 HBV-DNA 多聚酶，并引起 DNA 链延长反应终止。三磷酸拉米夫定在感染细胞内 $t_{1/2}$ 为 17～19 小时，提示一次用药细胞内有效浓度可维持近 1 天。HBV 对本药可产生耐药性，耐拉米夫定者仍可对阿德福韦敏感。与阿德福韦和喷昔洛韦联合用药时拉米夫定对 HBV 的作用增强。此外，拉米夫定还可抑制 HIV 逆转录酶。本药对人类 α 和 δDNA 多聚酶亲和力很低，对 β 型中等，对 γ 型较高。

（二）体内过程

口服吸收快，在成人口服吸收率为80%，用药后 0.5～1.5 小时达血浆峰值浓度，口服 100 mg 的血浆 C_{max} 约为 1.5 $\mu g/mL$。体内分布广泛，约 70% 的药物以原药经尿排出，血浆 $t_{1/2}$ 约为 9 小时。

（三）临床应用和疗效

临床主要用于乙型肝炎和 AIDS。有研究表明服用本药治疗乙型肝炎（100～300 mg/d，3～12 个月）可降低 HBV-DNA 水平，患者生化指标趋于正常，肝脏病变有所好转，有效率可达 60% 左右，而安慰剂对照组有效率约为 30%。

（四）不良反应

拉米夫定不良反应轻而少，据报道大于推荐剂量可引起头痛、恶心、失眠、疲劳和胃肠反应。

（五）药物相互作用

甲氧苄啶抑制拉米夫定经肾小管分泌排出。拉米夫定可与大多数核苷类似物产生协同抗病毒作用，但抑制胞嘧啶类似物扎西他滨在细胞内的磷酸化，而对抗其作用。

（六）用法用量

成人口服 0.1 g/d，每日 1 次。12 岁以下儿童 3 mg/kg，每日 1 次。

二、阿德福韦

为一磷酸腺苷类似物，其市场上的阿德福韦二匹伏酯为其二酯型前体药物。细胞培养实验表明，阿德福韦 0.2～1.2 $\mu mol/L$ 即可抑制 HBV，且对耐拉米夫定者仍有效；与拉米夫定等抗 HBV 药物有协同抗病毒作用。阿德福韦二匹伏酯进入细胞内并去酯化为阿德福韦，在细胞内进一步转化为其二磷酸型，而竞争性抑制病毒 DNA 多聚酶和逆转录酶。其二磷酸型在细胞内的 $t_{1/2}$ 为 5～18 小时，因此，可每日用药 1 次。连续用药 3 年治疗 HBV 患者时，其耐药发生率约为 4%。阿德福韦主要通过肾小球滤过和肾小管分泌排出体外，口服本药后 24 小时内 30%～45% 从尿中以原药排出体外，其血浆消除 $t_{1/2}$ 为 5～7.5 小时。临床研究表明，阿德福韦治疗 48 周，HBV-DNA 水平可下降一百多倍，且有一半患者表现出肝脏组织学改善和转氨酶恢复正常。对拉米夫定用药者继续采用阿德福韦治疗，其 HBV-DNA 水平可进一步下降。阿德福韦较大剂量时具有肾毒性，用药后可出现肾小管功能异常、氮质血症、低磷血症、酸中毒、蛋白尿、糖尿等；临床治疗 HBV 所用剂量为10 mg/kg，采用此剂量时肾毒性很轻，可出现头痛、腹部不适、腹泻、无力等。

（房景望）

第四章

呼吸系统常用药物

第一节　祛痰药

一、溴己新

【别名】溴己铵、必消痰、必嗽平、溴苄环己铵。

【药理作用】为半合成的鸭嘴花碱衍生物，有溶解黏痰作用，可使痰中的黏多糖纤维素或黏蛋白裂解，降低痰液黏度；还作用于气管、支气管腺体细胞，分泌黏滞性较低的小分子黏蛋白，改善分泌的流变学特性和抑制黏多糖合成，使黏痰减少，从而稀释痰液，易于咳出。还可促进呼吸道黏膜的纤毛运动，并刺激胃黏膜，引起反射性的恶心咳痰。

【适应证】适用于慢性支气管炎、哮喘、支气管扩张、矽肺等痰液黏稠不易咳出的患者。

有祛痰作用，使痰液易于咳出。口服后 1 小时见效，3~5 小时作用最强，可维持 6~8 小时。

【体内过程】口服后吸收快而完全，1 小时可达血药峰值。与血浆蛋白的结合力强，能通过血—脑屏障，也有少量通过胎盘。绝大部分的代谢产物随尿排出，随粪便排出极小部分。

【用法用量】①口服，每次 8~16 mg，每人 3 次。6 岁以上儿童，每次 4~8 mg，每天 3 次。②肌内注射，每次 4~8 mg，每天 2 次。

【不良反应】偶有恶心、胃部不适，减量或停药后可消失。

【相互作用】能增加四环素类抗生素在支气管的分布浓度，两者合用时，能增强此类抗生素的抗菌疗效。

【注意事项】胃炎患者或胃溃疡患者慎用。妊娠及哺乳期妇女禁用。

【规格】①片剂：4 mg，8 mg。②注射剂：1 mL：2 mg，2 mL：4 mg。

【贮藏】遮光保存。

二、氨溴索

【别名】溴环己铵醇、氨溴醇、沐舒坦、百沫舒、奥勃抒、兰勃素、美舒咳、舒痰、痰之保克、安普索、考夫克、平坦、润津、全福乐舒凡（乐舒痰、乐舒凡）、双倡、贝莱、瑞田、开顺、伊诺舒、森安、Muticoso Lvan。

【药理作用】为黏痰溶解剂，能促进肺表面活性物质分泌、气管腺体的分泌及纤毛运动，降低痰黏稠度，使之易于咳出。

【适应证】适用于伴有咳痰和过多黏液分泌物的各种急、慢性呼吸道疾病及手术后的咳痰困难。

【体内过程】从血液至组织的分布快且显著，肺为主要靶器官。血浆半衰期为 7～12 小时，没有蓄积效应。主要在肝脏代谢，大约 90% 由肾清除。

【用法用量】①口服，30 mg，每天 3 次，长期服用改为每天 2 次，餐后服。小儿：5～11 岁，10～20 mg，每天 3 次。12 岁以上，30 mg，每天 2～3 次。②皮下或肌内注射、静脉注射，15～30 mg，每天 2 次。

【不良反应】个别有轻微胃肠不适及过敏反应。

【相互作用】能增加抗生素在肺的分布浓度。

【注意事项】①禁止与其他药物在同一容器内混合，注意配伍用药，应特别注意避免与头孢类抗生素、中药注射剂等配伍应用。②禁止本品（pH = 5.0）与 pH > 6.3 的其他偏碱性溶液混合，因为 pH 增加会导致产生本品游离碱沉淀。③若静脉用药时注射速度过快，极少数患者可能会出现头痛、疲劳、精疲力竭、下肢沉重等。

【规格】①片剂：15 mg，30 mg。②溶液剂：30 mg。③注射剂（粉）：15 mg，30 mg。④大容量注射剂：100 mL 含盐酸氨溴索 15 mg 与葡萄糖 5 g，100 mL 含 30 mg 盐酸氨溴索与 5 g 葡萄糖，50 mL 含盐酸氨溴索 30 mg 与葡萄糖 2.5 g，50 mL 含盐酸氨溴索 15 mg 与葡萄糖 2.5 g。⑤注射剂：2 mL：15 mg，4 mL：30 mg。⑥口服液：5 mL：15 mg，10 mL：30 mg，100 mL：60 mg，60 mL：180 mg，100 mL：0.3 g。⑦糖浆剂：100 mL：0.6 g。⑧缓释片、胶囊剂：75 mg。⑨颗粒剂：15 mg，30 mg。⑩口腔崩解片：15 mg，30 mg。⑪胶囊剂：30 mg。⑫泡腾片：30 mg。⑬咀嚼片：15 mg。

【贮藏】遮光，贮于 30 ℃ 以下。

三、羧甲司坦

【别名】强利痰灵、强利灵、羟甲半胱氨酸、霸灵、金立爽、Carbocysteine、Mucodyne。

【药理作用】为黏痰调节剂，可影响支气管腺体的分泌，使低黏度的唾液黏蛋白的分泌增加，高黏度的岩藻黏蛋白的产生减少，因而使痰液黏滞性降低，易于咳出。

【适应证】用于慢性支气管炎、慢性阻塞性肺疾病（COPD）、支气管哮喘等疾病引起的痰黏稠、咳痰困难等患者。也可用于小儿非化脓性中耳炎，有一定预防耳聋的效果。

【体内过程】口服 1.0 g 后，达峰时间为（1.5 ± 0.34）小时，血药峰值为（11.91 ± 2.63）µg/mL，生物利用度为（98.05 ± 8.51）%，半衰期约为 3 小时。

【用法用量】口服：成人每次 0.5 g，每天 3 次；儿童每天 30 mg/kg。

【不良反应】偶有轻度头晕、恶心、胃部不适、腹泻、胃肠道出血、皮疹等不良反应。

【相互作用】与青霉素合用时，能促进其扩散、渗透，提高疗效。

【注意事项】避免与中枢性镇咳药同时使用，以免稀化的痰液堵塞气道。

【规格】①片剂：0.25 g。②口服液：10 mL：0.5 g。③颗粒剂：0.2 g。

【贮藏】置阴凉干燥处，密封保存。

四、乙酰半胱氨酸

【别名】N-乙酰半胱氨酸、易咳净、痰易净、寓露施、Mucomyst、Airbron、Mucofilin。

【药理作用】为黏痰溶解剂，具有较强的黏痰溶解作用。其分子中所含巯基（—SH）能使痰中糖蛋白多肽链中的二硫键（—SS—）断裂，降低痰的黏滞性，并使之液化。还能使脓性痰中的 DNA 纤维断裂，故不仅能溶解白色黏痰，也能溶解脓性痰。

【适应证】适用于慢性支气管炎等咳嗽有黏痰而不易咳出的患者。

【体内过程】喷雾吸入 1 分钟内起效，最大作用时间为 5 ~ 10 分钟。吸收后在肝内去乙酰化代谢成半胱氨酸。静脉注射后分布迅速、广泛，约有 83% 的药物与血浆蛋白共价结合，平均消除终末半衰期为 5.6 小时；在体内以肝、肌肉、肾、肺分布最高。静脉给药后约 30% 从尿中排出，血浆清除率 0.84 L／（kg·h），体内主要代谢为双硫氧化物，大部分随尿排泄。

【用法用量】①用于黏痰溶解，雾化吸入，每次 3 mL，每天 1 ~ 2 次，持续 5 ~ 10 天。口服：成人，每次 0.2 g，每天 3 次；儿童，每次 0.1 g，每天 2 ~ 4 次。泡腾片，每次 0.6 g，每天 1 ~ 2 次，以温开水（≤40 ℃）溶解后服用。②用于解救对乙酰氨基酚中毒，本品应在摄入中毒剂量的对乙酰氨基酚的 8 小时内给药。体重 ＞40 kg 者，300 mg/kg，经 21 小时静脉输注。负荷剂量为 150 mg/kg 加入 5% 葡萄糖注射液 200 mL 注射或注射用水中，经 1 小时输完；第 2 剂 50 mg/kg，加入上述稀释液中 4 小时输完；第 3 剂 100 mg/kg 加入 1000 mL 稀释液中，经 16 小时输完；体重 ＜20 kg 者，300 mg/kg，经 21 小时静脉输注。负荷剂量 150 mg/kg 加入 3 mL/kg 的稀释液中，经 1 小时输完；第 2 剂 50 mg/kg，加入 7 mL/kg 的稀释液中 4 小时输完；第 3 剂 100 mg/kg 加入 7 mL/kg 的稀释液中，经 16 小时输完。③用于保护肝脏，静脉输注，8 g 用 10% 葡萄糖注射液 250 mL 稀释后行静脉输注，每天 1 次，疗程 45 天。

【不良反应】可引起呛咳、支气管痉挛、恶心、呕吐、胃炎等不良反应，一般减量即可缓解。

【相互作用】①能增加金属制剂的排泄。②减弱青霉素、四环素、头孢菌素类的抗菌活性，故不宜与这些药物并用。必要时可间断 4 小时交替使用。

【注意事项】①本品直接滴入呼吸道可产生大量痰液，须用吸痰器吸引排痰。②可引起呛咳、支气管痉挛、恶心、呕吐、胃炎等不良反应，一般减量即可缓解。③与异丙肾上腺素合用或交替使用，可提高药效，减少不良反应。④不宜与金属、橡皮、氧化剂、氧气接触。⑤用前配制，用剩的溶液应严封贮于冰箱中，48 小时内用完。

【规格】①片剂：0.1 g。②胶囊剂：0.2 g。③颗粒剂：0.1 g，0.2 g。④吸入用溶液：3 mL：0.3 g。⑤注射剂：20 mL：4 g，30 mL：6 g。⑥注射剂（粉）：4 g，8 g。

【贮藏】密封，凉暗处保存。

五、氯化铵

【别名】氯化钮、卤砂、盐化铵。

【药理作用】口服后刺激胃黏膜的迷走神经末梢，引起轻度的恶心，反射性地引起气管、支气管腺体分泌增加。部分氯化铵吸收入血后，经呼吸道排出，由于盐类的渗透压作用而带出水分，使痰液稀释，易于咳出。能增加肾小管氯离子浓度，因而增加钠和水的排出，具利尿作用。可酸化体液和尿液。

【适应证】常用于祛痰，也用于酸化尿液和碱血症。

【体内过程】口服后可完全被吸收，在体内几乎全部转化降解，极少量随粪便排出。

【用法用量】口服。①祛痰，成人每次 0.3 ~ 0.6 g，每天 3 次。②碱化尿液，每次 0.6 ~ 2 g，每天 3 次。

【不良反应】剂量过大可引起恶心，偶尔出现呕吐。

【相互作用】与磺胺嘧啶、呋喃妥因等呈配伍禁忌。

【注意事项】镰状细胞贫血患者使用本品，可出现缺氧和（或）酸中毒。

【规格】片剂：0.3 g。

【贮藏】密封，干燥处保存。

六、厄多司坦

【别名】坦通、阿多停、Dostein、Edirel。

【药理作用】属黏液溶解剂，为前体药物，其分了结构中含有被封闭的巯基（—SH），通过肝脏生物转化成含有游离巯基的活性代谢产物而发挥黏痰溶解作用。作用机制可能主要是通过含游离巯基的代谢产物使支气管分泌物黏蛋白的二硫键断裂，改变其组成成分和流变学性质（降低痰液黏度），从而有利于痰液排出。另外，本品还具有增强黏膜纤毛转运功能等作用。

【适应证】用于急性和慢性支气管炎痰液黏稠所致的呼吸道阻塞。

【体内过程】口服后很快自胃肠道吸收，在肝内首过代谢为 3 个具有活性的产物 N-硫代二苷醇高半胱氨酸、N-乙酰高半胱氨酸和高半胱氨酸。代谢产物的蛋白结合率约为 64.5%。主要经肾小球滤过排出，其中原药占 30%，代谢物占 50%，半衰期为 0.58 ~ 4.99 小时。

【用法用量】口服，成人每次 0.3 g，每天 2 次。

【不良反应】有消化不良、恶心、呕吐、胃痛等胃肠道反应。

【相互作用】尚不清楚。

【注意事项】①避免合用可待因、复方桔梗片等强效镇咳药。②大剂量给药应审慎，避免过量。

【规格】①片剂：0.15 g。②胶囊剂：0.15 g，0.3 g。

【贮藏】遮光、密封，贮于干燥处。

（李　明）

第二节　镇咳药

一、苯丙哌林

【别名】苯哌丙烷、咳快好、咳哌宁、二苯哌丙烷、苯丙哌啶、咳福乐、法思特。

【药理作用】为非麻醉性镇咳药，适用于各种原因引起的干咳。具有双重镇咳作用，既可阻断肺胸膜的牵张感受器产生的肺迷走神经反射，也可直接对咳嗽中枢产生抑制。

【适应证】用于各种原因引起的咳嗽。

【体内过程】口服易吸收，服后 15～20 分钟生效，作用持续 4～7 小时。本药缓释片吸收进入血液的速度与体内代谢速度相当，且释放速度与吸收同步。

【用法用量】①口服，每次 20～40 mg，每天 3 次。②缓释片每次 40 mg，每天 2 次。③儿童用量酌减。

【不良反应】偶有口干、口渴、乏力、头晕、嗜睡、食欲缺乏、胃部不适、药疹等反应。

【相互作用】尚不清楚。

【注意事项】本品的粉末对口腔可引起麻木感，故服用片剂时勿咀嚼，应整片吞服。

【规格】①片剂、胶囊、颗粒剂：20 mg。②缓释片剂：40 mg。③口服液：10 mL : 10 mg，10 mL : 20 mg。④颗粒剂：每袋 20 mg。

【贮藏】密封保存。

二、复方甘草

【药理作用】甘草流浸膏为保护性镇咳祛痰剂；阿片粉有较强镇咳作用；樟脑及八角茴香油能刺激支气管黏膜，反射性地增加腺体分泌，稀释痰液，使痰易于咳出；苯甲酸钠为防腐剂。上述成分组成复方制剂，有镇咳祛痰的协同作用。

【适应证】用于镇咳祛痰。

【体内过程】尚无参考资料。

【用法用量】①片剂，口服或含化。成人每次 3～4 片，每天 3 次。②合剂，每天 3 次，每次 10 mL。

【不良反应】有轻微的恶心、呕吐反应。

【相互作用】服用时注意避免同时服用强力镇咳药。

【注意事项】不宜长期服用，如服用 3～7 天症状未缓解，请及时咨询医师。

【规格】①片剂：每片含甘草浸膏粉 112.5 mg、阿片粉 4 mg、樟脑 2 mg、八角茴香油 2 mg、苯甲酸钠 2 mg。②溶液剂：每 10 mL 中含甘草流浸膏 1.2 mL、复方樟脑酊 1.8 mL、甘油 1.2 mL、愈创甘油醚 0.05 g、浓氨溶液适量。

【贮藏】密封保存。

三、复方磷酸可待因

【别名】联邦止咳露、可非、奥亭止咳露、斯力帮、联邦新泰洛其、佩夫人止咳露、咳必灵化痰止咳露、可愈糖浆。

【药理作用】具有明显的镇咳作用，并有一定的祛痰平喘效应。

【适应证】用于治疗干咳及剧烈、频繁的咳嗽。

【体内过程】磷酸可待因口服后较易被胃肠吸收，主要分布于肺、肝、肾和胰。本品易于透过血—脑屏障，又能透过胎盘。血浆蛋白结合率一般在 25% 左右。半衰期为 2.5～4 小时。镇痛起效时间为 30～45 分钟，在 60～120 分钟作用最强。镇痛持续 4 小时，镇咳持续 4～6 小时。经肾排泄，主要为葡糖醛酸结合物。

【用法用量】①片剂，口服，成人每次 3 ~ 4 片，每天 3 次。②糖浆剂，口服，每次 10 ~ 15 mL，每天 3 次。③儿童用量酌减。

【不良反应】可有口干、便秘、头晕、心悸等。

【相互作用】禁与单胺氧化酶抑制剂（如帕吉林等）合用。

【注意事项】用药期间不宜驾驶车辆、操作机器及进行高空作业。

【规格】①溶液剂：每 1 mL 含磷酸可待因 1 mg、盐酸麻黄碱 0.8 mg、马来酸氯苯那敏 0.2 mg、氯化铵 22 mg。②片剂：每片含对乙酰氨基酚 400 mg、咖啡因 50 mg、磷酸可待因 10 mg、盐酸苯海拉明 5 mg。

【贮藏】密封保存。

四、阿桔片

【别名】复方桔梗片。

【药理作用】主要含阿片粉及桔梗粉，阿片具有中枢镇咳及镇痛作用，长期使用有成瘾性；桔梗为恶心性祛痰药，口服后可刺激胃黏膜引起轻度恶心，反射性地引起呼吸道腺体分泌增加，使痰液变稀，易咳出。

【适应证】有镇咳、祛痰作用。用于急性支气管炎及慢性支气管炎等咳嗽、咳痰。

【体内过程】尚无参考资料。

【用法用量】每次 1 ~ 2 片，每天 3 次。

【不良反应】口干、便秘。

【相互作用】尚不清楚

【注意事项】有成瘾性，不应长期使用。运动员慎用。

【规格】片剂：复方制剂，每片含阿片粉 30 mg、桔梗粉 90 mg、硫酸钾 180 mg。

【贮藏】密封保存。

五、二氢丙嗪

【别名】双氧丙嗪、双氧异丙嗪、克咳敏。

【药理作用】具有较强的镇咳作用，并具有抗组胺、解除平滑肌痉挛、抗炎和局部麻醉作用。

【适应证】适用于镇咳、平喘。也适用于治疗荨麻疹及皮肤瘙痒症等。

【体内过程】镇咳作用于给药后 30 ~ 60 分钟起效，作用持续 4 ~ 6 小时或更长。

【用法用量】①成人常用量，口服每次 5 mg，每天 3 次。②极量，每次 10 mg，每天 30 mg。③儿童用量酌减。

【不良反应】常见困倦、乏力等。

【相互作用】尚不清楚。

【注意事项】治疗量与中毒量接近，不得超过极量。

【规格】片剂：5 mg。

【贮藏】密封保存。

六、喷托维林

【别名】维静宁、咳必清、托可拉斯。

【药理作用】对咳嗽中枢有选择性抑制作用，尚有轻度的阿托品样作用和局部麻醉作用，大剂量对支气管平滑肌有解痉作用，故兼有中枢性和末梢性镇咳作用。其镇咳作用的强度约为可待因的1/3，但无成瘾性。一次给药作用可持续4～6小时。

【适应证】用于上呼吸道感染引起的无痰干咳和百日咳等，对小儿疗效优于成人。

【体内过程】尚无参考资料。

【用法用量】口服。①成人，每次25 mg，每天3～4次。②5岁以上儿童每次6.25～12.5 mg，每天2～3次。③滴丸剂，成人每次1丸，每天3～4次。④糖浆剂，成人每次10 mL，每天3～4次；小儿5岁以上每次2.5～5 mL，每天2～3次。

【不良反应】偶有轻度头晕、口干、恶心、腹胀、便秘等不良反应，乃其阿托品样作用所致。

【相互作用】尚不清楚。

【注意事项】①青光眼及心功能不全患者慎用。②痰多者宜与祛痰药合用。

【规格】①片剂：25 mg。②滴丸：每丸25 mg。③糖浆剂：0.145%，0.2%，0.25%。

【贮藏】密封，贮于干燥处。

七、氯哌斯汀

【别名】氯哌啶、氯苯息定、咳平。

【药理作用】为非成瘾性中枢性镇咳药，主要抑制咳嗽中枢而镇咳，也有微弱的抗组胺作用，无耐受性及成瘾性。服药后20～30分钟生效，作用可维持3～4小时。

【适应证】用于急性上呼吸道炎症、慢性支气管炎、肺结核及肺癌所致的频繁咳嗽。

【体内过程】口服后吸收迅速，20～30分钟起镇咳作用，作用可维持3～4小时。60～90分钟达血药峰浓度。在肝脏被迅速代谢，代谢物可经肾及胆道排泄。

【用法用量】口服：成人每次10～30 mg，每天3次。儿童每次0.5～1.0 mg/kg，每天3次。

【不良反应】偶见口干、嗜睡等症状。

【相互作用】合用中枢镇静药可增强嗜睡作用。

【注意事项】无祛痰作用，如咳痰症状明显，不宜使用。服药期间不得驾驶机、车、船，不得从事高空作业、机械作业及操作精密仪器。

【规格】片剂：5 mg，10 mg。

【贮藏】密封，贮于干燥处。

八、可待因桔梗

【别名】西可奇。

【药理作用】有祛痰、镇咳作用。

【适应证】用于感冒（包括流行性感冒）引起的急慢性支气管炎、咽喉炎所致的咳痰或干咳。

【体内过程】参见可待因。

【用法用量】口服：成人每次 2 片，每天 3 次，24 小时内不超过 7 片。

【不良反应】血压降低、呼吸抑制、头晕困倦、恶心呕吐等。

【相互作用】参见可待因。

【注意事项】①与单胺氧化酶抑制剂合用，本药应减量。②服药期间不得驾驶机、车、船，不得从事高空作业、机械作业及操作精密仪器。

【规格】片剂：每片含磷酸可待因 12 mg、桔梗流浸膏 50 mg。

【贮藏】密封，室温（10～30 ℃）保存。

九、左羟丙哌嗪

【别名】Danka、Levotuss。

【药理作用】能抑制机械、化学或电刺激等引起的咳嗽，还兼有一定的抗过敏和抗支气管收缩活性，效果与外消旋羟苯哌嗪相同，但不良反应明显降低，几乎没有羟苯哌嗪及其类似物的中枢镇静作用，对心血管系统和呼吸系统也无明显不良反应。

【适应证】用于减轻各种原因引起的咳嗽。

【体内过程】经对鼠、犬和人的试验，三者对本品的吸收、分布和代谢基本相同。口服的绝对生物利用度 >75%。本品与人体血浆蛋白结合较鼠和犬低（11%～16%）。口服左羟丙哌嗪吸收迅速，主要分布在支气管肺部。

【用法用量】成人一般口服 60 mg，每天 3 次。4～12 岁儿童每次 30 mg。

【不良反应】一般耐受性良好，仅 3% 患者产生轻微、短暂的不良反应，无须停药。

【相互作用】对胰岛素的降血糖作用及消化系统药物也有影响。

【注意事项】偶尔会引起瞌睡，患者在驾驶或操作机器时应谨慎。

【规格】①片剂：30 mg，60 mg。②胶囊剂：60 mg。③颗粒剂：2 g ：60 mg。④口服液：10 mL ：60 mg。

【贮藏】密封保存。

十、那可丁

【别名】乐咳平、诺司咳平。

【药理作用】通过解除支气管平滑肌痉挛而产生镇咳作用。其镇咳效力与可待因相当，但无镇痛、镇静作用，也无成瘾性和耐受性，对呼吸和肠蠕动无抑制作用；相反，有一定的呼吸中枢兴奋作用。临床使用比较安全。服用后药效可持续 4 小时。

【适应证】用于控制各种疾病引起的刺激性干咳。

【体内过程】口服易吸收，口服 250～500 mg 后，1 小时达血药峰值，作用可维持 4 小时。在血中代谢迅速，开始时全部为游离态，6 小时后排泄物几乎全部为结合态。

【用法用量】①一般口服 15～30 mg，每天 3～4 次。②剧咳时可加至每次 60 mg。

【不良反应】①常见恶心、头痛、眩晕、嗜睡、变应性鼻炎、结膜炎和皮疹。②大剂量可引起支气管痉挛。

【相互作用】不宜与其他中枢兴奋药合用。

【注意事项】过敏者、孕妇、多痰患者禁用。

【规格】片剂：10 mg，15 mg，30 mg。

【贮藏】密封保存。

十一、右美沙芬

【别名】右甲吗喃、美沙芬。

【药理作用】镇咳作用与可待因相近，但无镇痛作用。治疗剂量不抑制呼吸，长期服用无耐药性，毒性较低。口服后 15 ~ 30 分钟起效，作用可持续 3 ~ 6 小时。

【适应证】用于上呼吸道感染、急性和慢性支气管炎、肺结核等疾病引起的咳嗽。

【体内过程】口服后吸收迅速，主要在肝内代谢成去甲代谢物右啡烷，此代谢物也具有镇咳作用。原药及代谢物均随尿排出。

【用法用量】①成人常口服 15 ~ 30 mg，每天 3 次。②2 ~ 6 岁儿童口服 2.5 ~ 5 mg，每天 3 ~ 4 次；6 ~ 12 岁儿童口服 5 ~ 10 mg，每人 3 ~ 4 次。

【不良反应】①偶有嗜睡、头晕、兴奋、精神错乱及胃肠功能紊乱。②大剂量可引起呼吸抑制。

【相互作用】不可合用单胺氧化酶抑制剂，曾有发生高热和致死的报道。

【注意事项】有报道，儿童用量过大引起中毒，可用纳洛酮解救。

【规格】片剂：15 mg。

【贮藏】密封保存。

十二、福尔可定

【别名】吗啉吗啡、福可定、吗啉乙基吗啡、Morpholinylethylmorphine、MEM。

【药理作用】作用类似右美沙芬，也有与可待因相似的镇咳、镇痛作用。口服效果比可待因好，尤其对干咳更为有效。毒性及成瘾性比可待因小，呼吸抑制较吗啡弱，新生儿和儿童对本品耐受性较好，不致引起便秘或消化功能紊乱。

【适应证】临床用于剧烈干咳和中等程度的疼痛。

【体内过程】口服吸收良好，口服生物利用度约为 40%，仅 10% 与血浆蛋白结合；代谢及消除缓慢，消除半衰期约为 37 小时。

【用法用量】①口服，成人每次 5 ~ 15 mg，每天 3 次。②>5 岁儿童，每次 2.5 ~ 5 mg，每天 3 ~ 4 次。③1 ~ 5 岁儿童，2 ~ 2.5 mg，每天 3 次。

【不良反应】①偶有恶心、嗜睡。②大剂量可引起烦躁不安及运动失调。③有成瘾性。

【相互作用】参见可待因。

【注意事项】①尚无孕妇的安全用法。②参见可待因。

【规格】片剂：5 mg。

【贮藏】遮光、密封保存。

（段　鑫）

第三节 平喘药

一、氨茶碱

【别名】茶碱乙烯双胺、茶碱乙二胺、安释定、阿咪康、Diaphylline、Euphyllin。

【药理作用】为茶碱和乙二胺的复合物，含茶碱77%～83%。乙二胺可增加茶碱的水溶性，并增强其作用。主要作用如下：①松弛支气管平滑肌，抑制过敏介质释放，在解痉的同时还可减轻支气管黏膜的充血和水肿；②增强呼吸肌的收缩力，减少呼吸肌疲劳；③增强心肌收缩力，增加心排血量，低剂量一般不加快心率；④舒张冠状动脉、外周血管和胆管；⑤增加肾血流量，提高肾小球滤过率，减少肾小管对钠和水的重吸收，有利尿作用。

【适应证】①支气管哮喘和哮喘型慢性支气管炎，与β受体激动剂合用可提高疗效。在哮喘持续状态，常选用本品与肾上腺皮质激素配伍进行治疗。②治疗急性心功能不全和心源性哮喘。③胆绞痛。

【体内过程】本品口服、经直肠或肠外给药均能迅速被吸收，在体内释放出茶碱。茶碱的蛋白结合率为40%。正常人的半衰期为6～12小时，儿童为1～6小时，吸烟者4～5小时，新生儿和早产儿为10～45小时，老年人、心力衰竭和肝病患者可见延长。空腹状态下口服本品，在2小时血药浓度达峰值，最佳的治疗血浆浓度为10～20 $\mu g/mL$（55～110 $\mu mol/L$）。大部分以代谢产物随尿排出，10%以原药排出。

【用法用量】①口服，成人每次0.1～0.2 g，每天3次。小儿每次3～5 mg/kg，每天3次。②静脉滴注，每次0.25～0.5 g，每天0.5～1 g，以5%～10%葡萄糖注射液稀释后缓慢滴注。③注射给药，极量每次0.5 g，每天1 g。④小儿常用量，静脉注射，每次2～4 mg/kg，以5%～25%葡萄糖注射液稀释后缓慢注射。

【不良反应】①常见食欲缺乏，恶心、呕吐，消化道出血。也可见头痛、烦躁、易激动。肌内注射会引起局部红肿疼痛，与2%盐酸普鲁卡因合用可减轻。②如静脉注射或输注量过大、浓度过高或速度过快，可引起头晕、心悸、心律失常甚至血压骤降、谵妄、肌肉颤动或惊厥等严重反应。

【相互作用】①与肾上腺糖皮质激素合用控制哮喘持续状态，有协同作用。②普萘洛尔可抑制本品的支气管扩张作用。③克林霉素、红霉素、林可霉素、环丙沙星均可降低本品在肝内的清除率，使血药浓度升高，甚至出现毒性反应，应在给药前后调整本品的用量。④可加速肾脏对锂的排出。⑤静脉注射时不可与维生素C、去甲肾上腺素、四环素族盐酸盐、促皮质激素及氢化可的松等药物配伍。⑥严重哮喘时，可同时静脉滴注异丙嗪25～50 mg，但不可与氨茶碱混合以免产生沉淀。

【注意事项】①茶碱的治疗浓度范围较窄，体内清除率的个体差异较大，确定剂量时最好能参照临床效应和治疗浓度监测结果进行调整。②静脉给药时必须稀释后注射并注意掌握速度和剂量。③引起失眠、不安等反应，可合用镇静催眠药以预防。

【规格】①片剂：0.1 g，0.2 g。②注射剂：2 mL∶0.25 mg，10 mL∶0.25 mg。

【贮藏】密封贮存。

二、茶碱

【别名】埃斯玛隆、葆乐辉优喘平、舒弗美、时尔平、希而文、大亚茶定、息莫忧、迪帕米、确乐苏、安通、Lasma、Accurbron、Theostat。

【药理作用】可直接松弛支气管平滑肌，对处于收缩痉挛状态的支气管作用尤为明显，并可抑制肥大细胞和嗜碱性粒细胞释放组胺，具有抗炎作用。能加强膈肌收缩力，降低易疲劳性，从而改善 COPD 患者的膈肌收缩力。本品还有增强心肌收缩和轻微的利尿作用。

【适应证】用于支气管哮喘及伴有慢性支气管炎和肺气肿的可逆性支气管痉挛，对夜间发作的哮喘患者更适宜。

【体内过程】缓释片口服后易吸收，4~7 小时达血药峰值。每日口服 1 次，血药浓度相对较平稳，可维持在治疗范围内（5~20 μg/mL）达 12 小时。蛋白结合率约为 60%。主要在肝脏代谢。随尿液排出，其中约 10% 为原药。成人（不吸烟且无哮喘）半衰期为（8.7±2.2）小时，6 个月以内婴儿为 24 小时以上，6 个月以上儿童为（3.7±1.1）小时。

【用法用量】①成人一般剂量为每天 200 mg，晚上 8~9 时服用或早、晚各服用 100 mg，根据病情可增加剂量至最大用量每天 600 mg。②3 岁以上儿童每天 10 mg/kg。

【不良反应】①头痛、恶心、失眠，少见消化不良、震颤和眩晕。②可出现心律失常、心动过速、发热、惊厥。

【相互作用】①与别嘌醇、西咪替丁、环丙沙星、红霉素及口服避孕药合用，可使茶碱血药浓度增加。②与利福平合用时，可使血药浓度降低。与苯妥英钠合用时，两者血药浓度均降低。③勿与非选择性 β 受体阻滞剂同时使用（参见氨茶碱）。

【注意事项】见氨茶碱。

【规格】①胶囊剂：50 mg，100 mg，125 mg，200 mg，250 mg。②缓释片：0.1 g，0.4 g。③胶丸剂：0.15 g。

【贮藏】密封贮存。

三、多索茶碱

【别名】新茜平、达复啉、枢维新、凯宝川宁、舒志、安赛玛、Ansimar。

【药理作用】是甲基黄嘌呤的衍生物，是一种支气管扩张剂，通过抑制平滑肌细胞内的磷酸二酯酶等起作用，松弛平滑肌，从而达到抑制哮喘的作用。

【适应证】用于支气管哮喘、喘息性慢性支气管炎及其他支气管痉挛引起的呼吸困难。

【体内过程】口服后吸收迅速。健康成人单次口服本品片剂 400 mg 后，1~2 小时达血药峰值（1.9 μg/mL）。慢性支气管炎患者静脉注射本品 100 mg（注射时间 >10 分钟）后，约 6 分钟达血药峰值（2.5 μg/mL）。广泛分布于各脏器，其中肺组织中含量最高。主要代谢产物为 β-羟乙基茶碱。以原药及代谢产物随尿液排出。口服给药的消除半衰期为 7.42 小时；静脉给药的总清除率为（683.6±197.8）mL/min，消除半衰期约为 1.83 小时。

【用法用量】①口服，通常成人每次 0.2~0.4 g，每天 2 次，餐前或餐后 3 小时服用。②静脉注射与静脉滴注：成人每次 200 mg，12 小时一次，以 25% 葡萄糖注射液稀释至 40 mL 缓慢静脉注射，时间应在 20 分钟以上，5~10 日为 1 个疗程。也可将本品 300 mg 加入 5% 葡萄糖注射液或 0.9% 氯化钠注射液 100 mL 中，缓慢静脉滴注，每天 1 次。

【不良反应】少数患者服药后有心悸、窦性心动过速、上腹不适、食欲缺乏、恶心、呕吐、呼吸急促、高血糖、蛋白尿、兴奋、失眠等症状。

【相互作用】①巴比妥类药物对本品代谢影响不明显。②与喹诺酮类药物如依诺沙星、环丙沙星合用，宜减量。③不得与其他黄嘌呤类药物同时使用。

【注意事项】①茶碱类药物个体差异较大，本品的剂量也要视个体病情变化选择最佳剂量和用药方法。必要时监测血药浓度。②患有甲状腺功能亢进、窦性心动过速、心律失常者，请遵医嘱用药。③不得与其他黄嘌呤类药物同时服用，建议不要同时食用含咖啡因的饮料或食品。

【规格】①片剂、胶囊剂：0.2 g，0.3 g。②注射剂：0.3 g。

【贮藏】片剂、胶囊剂均应密封，贮于干燥处；注射剂应遮光贮存。

四、二羟丙茶碱

【别名】喘定、甘油茶碱、Dyphylline、Glyphylline、NeothyllinC。

【药理作用】平喘作用比茶碱稍弱，心脏兴奋作用仅为氨茶碱的 1/20～1/10，对心脏和神经系统的影响较少，尤适用于伴心动过速的哮喘患者。对呼吸道平滑肌有直接松弛作用，作用机制与茶碱相同。

【适应证】用于支气管哮喘、喘息性支气管炎、阻塞性肺气肿等缓解喘息症状。也用于心源性肺水肿引起的哮喘。尤适用于不能耐受茶碱的哮喘病例。

【体内过程】口服耐受性和吸收均较好，口服生物利用度为 77%。口服后 1 小时可达血峰值（24.4 μg/mL）。平均半衰期约为 1.8 小时。24 小时内 83% 用量以原药随尿排出。

【用法用量】①口服，成人常用量，每次 0.1～0.2 g，每天 3 次，极量每次 0.5 g。②肌内注射或静脉注射，每次 0.25～0.75 g，以 5% 或 10% 葡萄糖注射液稀释。③直肠给药，每次 0.25 g，每天 2～3 次。

【不良反应】①类似茶碱，剂量过大时可出现恶心、呕吐、易激动、失眠、心动过速、心律失常。②可发生发热、脱水、惊厥等症状，严重的甚至发生呼吸、心搏骤停。

【相互作用】①与拟交感胺类支气管扩张剂合用有协同作用。②与苯妥英钠、卡马西平、西咪替丁、咖啡因及其他黄嘌呤类合用可增强本品的作用和毒性。③克林霉素、林可霉素、大环内酯类及喹诺酮类抗菌药可降低本品的肝脏清除率，使血药浓度升高，甚至出现毒性反应。④碳酸锂可加速本品清除，降低本品疗效。⑤与普萘洛尔合用可降低本品的疗效。

【注意事项】①哮喘急性严重发作的患者不首选本品。②茶碱类药物可致心律失常和（或）使原有的心律失常恶化，患者心率和（或）心律的任何改变均应密切注意。③高血压或者消化道溃疡病史的患者慎用本品。④大剂量可致中枢兴奋，可预服镇静药。

【规格】①片剂：0.2 g。②注射剂：0.25 g。③栓剂：0.25 g。

【贮藏】遮光、密封贮存。

五、麻黄碱

【别名】麻黄素、Saliedrine。

【药理作用】可直接激动肾上腺素受体，也可通过促使肾上腺素能神经末梢释放去甲肾上腺素而间接激动肾上腺素受体，对 α 受体和 β 受体均有激动作用。可舒张支气管并收缩局部血管，其作用时间较长；加强心肌收缩力，增加心排血量，使静脉回心血量充分；有较肾上腺素更强的兴奋中枢神经作用。

【适应证】①治疗慢性支气管哮喘和预防哮喘发作。②预防椎管麻醉或硬膜外麻醉引起的低血压。③治疗鼻黏膜充血肿胀引起的鼻塞。④缓解荨麻疹和血管神经性水肿等过敏反应。

【体内过程】口服、肌内注射或皮下注射均很快被吸收，可进入脑脊液中。口服后 15 ~ 60 分钟起效，肌内注射后 10 ~ 20 分钟起效，作用持续时间口服为 3 ~ 5 小时，肌内注射或皮下注射 25 ~ 50 mg 后为 0.5 ~ 1 小时。当尿 pH 为 5 时，半衰期 β 相约为 3 小时，尿 pH 为 6.3 时则约为 6 小时。仅有少量经脱胺氧化，大部分以原药随尿排出。

【用法用量】①慢性低血压，每次口服 25 ~ 50 mg，每天 2 ~ 3 次。②支气管哮喘，常用量：成人口服每次 15 ~ 30 mg，每天 3 次。滴鼻：每次 1 ~ 2 滴，每天 3 ~ 4 次。皮下注射或肌内注射：每次 15 ~ 30 mg，每天 3 次。极量：皮下注射或肌内注射每次 60 mg，每天 150 mg。

【不良反应】①对前列腺肥大者可引起排尿困难。②大剂量或长期使用可引起精神兴奋、震颤、焦虑、失眠、心痛、心悸、心动过速等。

【相互作用】①与肾上腺皮质激素合用，可增加其代谢清除率，须调整皮质激素的剂量。②尿碱化剂，如抗酸药、钙或镁的碳酸盐、枸橼酸盐、碳酸氢钠等，影响本品在尿中的排泄，延长本品的半衰期，延长作用时间。③与 α 受体阻滞剂如酚妥拉明、哌唑嗪、妥拉唑林及吩噻嗪类药合用时，可对抗本品的升压作用。④与全身麻醉药如氯仿、氟烷、异氟烷等同用，可使心肌对拟交感胺类药反应更敏感，有发生室性心律失常的危险。⑤与三环类抗抑郁药如马普替林同用时，可降低本品的升压作用。⑥与洋地黄苷类合用，可致心律失常。⑦与麦角新碱、麦角胺或缩宫素同用，可加剧血管收缩，导致严重高血压或外周组织缺血。⑧与多沙普仑同用，两者的升压作用均可增强。

【注意事项】①如有头痛、焦虑不安、心动过速、眩晕、多汗等症状出现时，应注意停药或调整剂量。②久用易产生耐受性。

【规格】①片剂：15 mg，25 mg，30 mg。②滴鼻剂：10 mL ： 100 mg。③注射剂：30 mg。

【贮藏】遮光、密封保存。

六、异丙肾上腺素

【别名】喘息定、治喘灵、异丙肾、异丙基去甲肾上腺素、Isoproterenol、Isuprel。

【药理作用】为 β 受体激动剂，对 β_1 受体和 β_2 受体均有强大的激动作用，对 α 受体几乎无作用。主要作用：①作用于心脏 β_1 受体，使心收缩力增强，心率加快，传导加速，心排血量和心肌耗氧量增加；②作用于血管平滑肌 β_2 受体，使骨骼肌血管明显舒张，肾、肠系膜血管及冠脉也有不同程度的舒张，血管总外周阻力降低，其心血管作用导致收缩压升高，舒张压降低，脉压变大；③作用于支气管平滑肌 β_2 受体，使支气管平滑肌松弛；④促进糖原和脂肪分解，增加组织耗氧量。

【适应证】①暂时阻止或控制（心搏骤停晕厥综合征，阿—斯综合征）发作。②对阿托品无效心的严重心动过缓可能有效。③作为各种休克（心源性休克和尖端扭转型室性心动过速除外）的辅助治疗。④支气管哮喘。⑤还用于诊断先天性心脏缺损。

【体内过程】口服作用极弱。舌下含服可经口腔黏膜吸收，但不规则。吸入给药，部分进入胃肠道，部分被吸收，作用可持续 2 小时。静脉注射后的半衰期仅有 1 分钟或几分钟，24 小时内几乎可完全排出。进入体内后的本品被肝、肺和其他组织中的儿茶酚-O-甲基转移酶代谢而失效，但本品对单胺氧化酶的代谢具有对抗作用。其失活的代谢物随尿排出。

【用法用量】①救治心搏骤停，心腔内注射 0.5～1 mg。②三度房室传导阻滞，心率每分钟不及 40 次时，可以本品 0.5～1 mg 加在 5% 葡萄糖注射液 200～300 mL 内缓慢静脉滴注。③支气管哮喘：成人常用量，以 0.25% 气雾剂每次吸入 1～2 揿，每天 2～4 次，喷吸间隔时间不得少于 2 小时。喷吸时应深吸气，喷毕闭口 8 秒，而后徐缓地呼气。

【不良反应】常见口咽发干、心悸不安；少见头晕、目眩、面潮红、恶心、心率增速、震颤、多汗、乏力等。

【相互作用】与其他拟肾上腺素药物合用可增效，但不良反应也增多。合用普萘洛尔时本品的作用受到拮抗。

【注意事项】遇有胸痛及心律失常应及早重视。患者对其他肾上腺素能激动剂过敏者，对本品也可能过敏。

【规格】①注射剂：1 mg。②气雾剂：每瓶总量 14 g，内含盐酸异丙肾上腺素 35 mg；每揿含盐酸异丙肾上腺素 0.175 mg。

【贮藏】密封、避光，贮于室温下。

七、沙丁胺醇

【别名】舒喘灵、羟甲叔丁肾上腺素、阿布叔醇、柳丁氨醇、嗽必妥、索布氨、爱纳灵、全特宁、萨姆、沙博特、万托林（喘乐宁）、万托林（全乐宁）、津克。

【药理作用】为选择性 β_2 受体激动剂。能选择性激动支气管平滑肌的 β_2 受体，有较强的支气管扩张作用。在治疗哮喘剂量下，对心脏的激动作用较弱。

【适应证】用于防治支气管哮喘、喘息性支气管炎及肺气肿患者的支气管痉挛。

【体内过程】吸入 5～15 分钟即开始生效，最大作用时间为 60～90 分钟，持续 3～6 小时。半衰期约为 3.8 小时，72% 随尿排出，其中 28% 为原药，44% 为代谢物。口服 30 分钟后开始生效，最大作用时间为 2～3 小时，持效 6 小时；口服后 2.5 小时可达血药峰值，半衰期为 2.7～5 小时。24 小时内约 76% 随尿排出，其中 60% 为代谢物。约 4% 随粪便排出。

【用法用量】①口服，成人 2～4 mg，每天 3 次；儿童 1～3 mg/d，分 3～4 次服；缓释制剂，每天 2 次，每次 4～8 mg，整片吞服。②喷雾吸入，每次 0.1～0.2 mg（即喷 1～2 次），必要时可每天 6 次（24 小时不宜超过 8 次）。③静脉注射，每次 0.4 mg，用 5% 葡萄糖注射液 20 mL 或 0.9% 氯化钠注射液 20 mL 稀释后缓慢注射。④静脉输注，每次 0.4 mg，用 5% 葡萄糖注射液 100 mL 稀释后输注。⑤肌内注射，每次 0.4 mg，必要时 4 小时可重复注射。⑥经雾化吸入，每次 2.5～5 mg，每天 4 次，应从低剂量 2.5 mg 开始用药。

【不良反应】偶有恶心、神经系统兴奋性增高、震颤、心率增快或心悸、头晕、口咽发干。

【相互作用】①与肾上腺素及异丙肾上腺素等儿茶酚胺合用时，可能引起心律失常，甚至可能导致心搏停止。②可增加洋地黄类药物导致心律失常的易感性。③皮质激素类药和本品均可引起血钾浓度降低，如果两者合用，可加重血钾浓度的降低程度，并可能引起高糖血症。④与利尿剂合用，可增加发生低钾血症的危险性。⑤可增强泮库溴铵、维库溴铵的神经肌肉阻滞作用。⑥与单胺氧化酶抑制剂合用，可出现不良反应。⑦与茶碱合用，可增加发生低钾血症的危险性。

【注意事项】久用易产生耐受性，使用应从小剂量开始。

【规格】①气雾剂：每撤 100 μg，200 μg。②片剂：2 mg。③雾化溶液：5 mg/mL。④缓释片：4 mg，8 mg。⑤缓释胶囊剂：4 mg，8 mg。⑥注射剂：2 mL∶0.4 mg。

【贮藏】密封、遮光保存。

八、班布特罗

【别名】帮备、奥多利、立可菲、洛希、汇杰。

【药理作用】为特布他林的前体药物，吸收后在体内经肝脏代谢成为有活性的特布他林，是一种长效的选择性肾上腺素 β_2 受体激动剂，具有支气管扩张作用。

【适应证】用于支气管哮喘、慢性支气管炎、肺气肿及其他伴有支气管痉挛的肺部疾病。

【体内过程】口服后可被吸收 20% 的用药量，其吸收并不受食物的影响。生物利用度约为 10%，2~6 小时可达血药峰值，作用可持续 24 小时，给药 4~5 天后可达稳态血药浓度。约有 1/3 在肠壁和肝脏中代谢成为中间代谢物。血浆半衰期约为 13 小时，特布他林的血浆半衰期约为 17 小时。本品、特布他林及其代谢物均主要随尿液排出。

【用法用量】①成人起始口服 10 mg，每晚睡前服用；1~2 周可加量至 20 mg。②肾小球滤过率≤50 mL/min 的患者，起始剂量为 5 mg。③老年患者的用量也应适当减少。

【不良反应】可见震颤、头痛、心悸、心动过速、心律失常、皮疹，大部分在治疗 1~2 周后可产生耐受性。

【相互作用】可延长琥珀酰胆碱肌肉松弛作用。勿与 β 受体阻滞剂同时使用。

【注意事项】①同时患有糖尿病者，服用本品时建议调整降血糖药物。②严重肝肾功能不全的患者，剂量必须个体化。

【规格】片剂：10 mg。

【贮藏】密闭，置于 30 ℃以下保存。

九、特布他林

【别名】间羟叔丁肾上腺素、间羟舒喘灵、间羟舒喘宁、间羟嗽必妥、叔丁喘宁、博利康尼、喘康速、伊坦宁、布瑞平、慧邦（氯化钠）、苏顺、菲科坦（氯化钠）、川婷（氯化钠）。

【药理作用】为选择性 β_2 受体激动剂，舒张支气管平滑肌，抑制内源性致痉挛物质的释放及内源性介质引起的水肿，提高支气管黏膜纤毛上皮廓清能力，也可舒张子宫平滑肌。支气管扩张作用与沙丁胺醇相近。

【适应证】支气管哮喘；喘息性支气管炎；COPD。

【体内过程】口服后吸收不稳定，约有 60% 用量被吸收后存肝内和肠壁与硫酸结合（有些和葡糖醛酸结合）进行首过代谢。根据给药的途径，以不同的比例，部分以原药、部分以失活代谢物随尿排出。半衰期为 3 ~ 4 小时。可透过胎盘，痕量进入乳汁。

【用法用量】①口服，成人 2.5 ~ 5 mg，每天 2 ~ 3 次。儿童 3 ~ 6 mg/d。②皮下注射，成人每次 0.25 mg，每天最大量为 1 mg。儿童：每天 0.05 ~ 0.1 mg。③气雾吸入，每次 0.375 ~ 0.5 mg，每天 4 次。

【不良反应】少数患者有手指震颤、头痛、心悸及胃肠功能障碍，偶见转氨酶升高。

【相互作用】①与其他肾上腺素受体激动剂合用可使疗效增加，但不良反应也增多。②β受体阻滞剂如普萘洛尔、阿替洛尔、美托洛尔等可拮抗本品的作用，使疗效降低，并可致严重的支气管痉挛。③与茶碱类药合用，可增加松弛支气管平滑肌作用，但心悸等不良反应也增加。④单胺氧化酶抑制剂、三环抗抑郁药、抗组胺药等可增加本品的不良反应。

【注意事项】高血压病、冠心病、甲状腺功能亢进、糖尿病患者、孕妇慎用，心肌功能严重损伤者禁用。

【规格】①片剂：2.5 mg。②注射剂：1 mL : 0.25 mg。③吸入剂：0.25 mg，0.5 mg。

【贮藏】密封、遮光保存。

十、异丙托溴铵

【别名】异丙阿托品、溴化异丙阿托品、爱喘乐、爱全乐。

【药理作用】是一种对支气管平滑肌有较高选择性的强效抗胆碱药，松弛支气管平滑肌作用较强，对呼吸道腺体和心血管系统的作用不明显。

【适应证】用于 COPD，如慢性支气管炎、肺气肿等引起的支气管痉挛、喘息的缓解和维持治疗。

【体内过程】吸入后，仅有少量进入体循环。不易从胃肠道吸收。原药及代谢物随尿排出。

【用法用量】①喷雾剂（成年人和 14 岁以上儿童），每次 2 喷（40 μg），每天 3 ~ 4 次或每 4 小时 1 次，严重者可每次 2 ~ 3 喷，每 2 小时重复应用 1 次。②雾化吸入液（成年人和 14 岁以上儿童），每次 0.4 ~ 2 mL（100 ~ 500 μg），置雾化器中吸入至症状缓解。③14 岁以下儿童每次用 0.2 ~ 1 mL（50 ~ 250 μg）依上法应用。

【不良反应】①常见口干、头痛、鼻黏膜干燥、咳嗽、震颤。②偶见心悸、支气管痉挛、眼干、眼调节障碍、尿潴留。极少见过敏反应。

【相互作用】与β受体激动剂或黄嘌呤类药物合用可加强本品的支气管扩张作用。

【注意事项】气雾剂误喷眼睛时，可发生眼调节失调。气雾剂含有乙醇。

【规格】①吸入剂：20 微克/喷。②气雾剂：20 微克/揿、40 微克/揿。③雾化溶液：2 mL : 500 μg。

【贮藏】遮光保存。

十一、丙卡特罗

【别名】普鲁卡地鲁、曼普特、可朋、美普清（美喘清）、佰达图。

【药理作用】为选择性 β_2 受体激动剂，对支气管的 β_2 受体具有较高选择性，其支气管扩张作用强而持久。尚具有较强抗过敏作用，不仅可抑制速发型的气道阻力增加，而且可抑制迟发型的气道反应性增高。尚可促进呼吸道纤毛运动。

【适应证】用于防治支气管哮喘、喘息性支气管炎和 COPD 所致的喘息症状。

【体内过程】口服后 5 分钟内开始起效，约 1.5 小时后作用最强，作用持续 6~8 小时。尿中总排泄量为（10.3±2.4）%。半衰期 α 相为 3.0 小时，半衰期 β 相为 8.4 小时。

【用法用量】相当于口服溶液 10 mL。①口服，成人每晚睡前 1 次服 50 μg 或每次 50 μg，早、晚（睡前）各服 1 次。6 岁以上儿童每晚睡前 1 次服 25 μg 或每次 25 μg（相当于口服溶液 5 mL），早、晚（睡前）各服 1 次。6 岁以下儿童可按每次 1.25 μg/kg（相当于口服液 0.25 mL/kg），每天 2 次服用。②气雾吸入，每次 1~2 喷，每天 2 次，小儿每次 1 喷。

【不良反应】偶见心悸、心律失常、面部潮红、头痛、眩晕、耳鸣、恶心或胃不适、口渴、鼻塞、疲倦和皮疹。

【相互作用】①与其他肾上腺素受体激动剂及茶碱类合用，可引起心律失常甚至心搏骤停。②与茶碱类及抗胆碱能支气管扩张剂合用，其支气管扩张作用增强，但可能产生降低血钾作用，并因此影响心率。③避免与单胺氧化酶抑制剂及三环类抗抑郁药合用。

【注意事项】本品有抗过敏作用，故评估其他药皮试反应时，应考虑本品对皮试的影响。

【规格】①片剂：25 μg。②口服液：30 mL : 0.15 mg。③气雾剂：10 μg。

【贮藏】30 ℃以下保存。

十二、倍氯米松

【别名】倍氯松、必可酮、双丙酸脂。

【药理作用】是局部应用的强效肾上腺糖皮质激素。因其亲脂性强，气雾吸入后，可迅速透过呼吸道和肺组织而发挥平喘作用。

【适应证】①吸入给药可用于慢性哮喘患者。②鼻喷用于过敏性鼻炎。③外用治疗过敏所致炎症性皮肤病如湿疹、神经性或接触性皮炎、瘙痒症等。

【体内过程】气雾剂吸入后可迅速自肺吸收，生物利用度为 10%~25%。吸入后可有部分药物残留于口腔内，此部分的 75% 被吞咽后经胃肠道吸收。吸收后迅速分布于支气管、肺泡中，发挥强效的抗炎、抗过敏等作用；分布于鼻腔内起抗过敏性鼻炎的作用；也可分布于肝脏、胎盘等内脏组织中，以肝脏为主。经口腔吞咽的药物在肝脏灭活，部分被组织酯酶水解。其代谢产物 70% 随胆汁、10%~15% 随尿排泄。半衰期为 15 小时，伴有肝病时可延长。

【用法用量】①气雾吸入，成人开始剂量为每次 50~200 μg，每天 2~3 次，每天最大剂量为 1 mg。儿童用量依年龄酌减，每天最大剂量为 0.8 mg。长期吸入的维持量成个体化，以减至最低剂量又能控制症状为准。②粉雾吸入，成人每次 200 μg，每天 3~4 次。儿童每次 100 μg，每天 2 次或遵医嘱。③鼻喷雾剂，每侧一次 100 μg，每天 2 次，也可每侧一次 50 μg，每天 3~4 次，最多 400 μg。④外用，乳膏涂抹于患处，每天 2~3 次。用于治疗顽固、斑块状银屑病时，若用药面积仅占体表面积的 5%~10%，可连续用药 4 周，每周用量不得超过 12.5 mg。

【不良反应】①少数患者发生声音嘶哑和口腔咽喉部念珠菌感染，每次用药后漱口，可减少发病率。②偶见轻度红斑、皮疹、皮肤瘙痒。

【相互作用】忌与其他外用药同时使用。

【注意事项】①活动性肺结核患者慎用。②哮喘持续状态患者，因不能吸入足够的药物，疗效常不佳，不宜用。③长期大量吸入时（每天超过 1000 μg），仍可抑制下丘脑—垂体—肾上腺皮质轴，导致继发性肾上腺皮质功能不全等不良反应。

【规格】①气雾剂：每瓶 200 喷（每喷 50 μg、80 μg、100 μg、200 μg、250 μg），每瓶 80 喷（每喷 250 μg）。②粉雾剂胶囊：50 μg，100 μg，200 μg。③喷鼻剂：10 mg（每喷 50 μg）。④软膏剂：2.5 mg/10 g。

【贮藏】30 ℃以下保存。

十三、胆茶碱

【别名】茶碱胆酸盐、Theophylline Cholinate. Oxtriphylline、Choledvl。

【药理作用】作用与氨茶碱相同，有松弛支气管及血管平滑肌、强心、利尿等作用。其特点是溶解度比氨茶碱大 5 倍，口服吸收迅速，经 3 小时达最大作用，对胃黏膜的刺激性较小，耐受性好，作用时间也较长。

【适应证】①用于支气管哮喘、肺气肿。②用于心源性哮喘、冠状动脉功能不全。③用于心性或肾性水肿及胆绞痛。

【体内过程】口服吸收迅速，空腹口服后 2 小时达血药峰值。在体内释放出茶碱，蛋白结合率为 60%。本药大部分以代谢产物形式经肾排泄，10% 以原药排泄。成人半衰期为（8.7±2.2）小时。吸烟者半衰期缩短至 4~5 小时。

【用法用量】成人口服 0.1~0.2 g，每天 2~3 次。极量每次 0.5 g，每天 1.0 g。

【不良反应】可有轻微胃肠道反应，较氨茶碱轻。

【相互作用】参见氨茶碱。

【注意事项】不适用于哮喘持续状态或急性支气管痉挛发作。

【规格】片剂：0.1 g，0.2 g。

【贮藏】密封，贮于干燥处。

十四、克仑特罗

【别名】双氯醇胺、氨哮素、克喘素、氨双氯喘通、Spiropent。

【药理作用】为选择性作用于 β_2 受体的强效激动剂，其支气管扩张作用约为非诺特罗的 25 倍、沙丁胺醇的 100 倍，而对心血管系统的影响则很小。口服吸收优于沙丁胺醇，并能促进支气管纤毛运动；有助于痰液排出和提高平喘效果。

【适应证】适用于治疗支气管哮喘、喘息性支气管炎及 COPD。

【体内过程】口服易于吸收，15~20 分钟开始生效，2~3 小时可达血药峰值，作用可持续 6 小时。气雾剂吸入后 5~10 分钟起效，作用可持续 4 小时。以栓剂直肠给药，作用可持续 24 小时。

【用法用量】①口服或舌下含服，20~40 μg，每天 3 次。②气雾吸入，每次 10~20 μg，每天 3~4 次。③直肠给药，每次 60 μg，每天 1~2 次。④膜剂，每次 1 片（速效膜及长效膜各 1 格），每天 1~2 次。待数分钟哮喘缓解后用温开水吞服或舌下含服。⑤粉雾吸入，每次 20 μg（1 粒），每天 3 次，每次给药间隔不得少于 4 小时。

【不良反应】少数患者可有轻度心悸、手颤、头晕等不良反应，继续服药症状一般能逐渐消失。

【相互作用】参见沙丁胺醇。

【注意事项】①吸入给药后如出现伴喘鸣加重的反常性支气管痉挛，应立即停用本品吸入剂，并立即采用其他给药方法或吸入其他支气管扩张剂，必要时应改变治疗方法。②有因进食含本品的动物肝脏中毒的报道，其中毒症状表现为头痛、肌痛、震颤、心悸、心动过速和易激惹等。③不可超剂量使用，药物滥用可引起心搏骤停甚至死亡。

【规格】①片剂：20 μg，40 μg。②气雾剂：10 μg/喷。③栓剂：60 μg。④粉雾剂：20 μg/喷。⑤膜剂：速效膜 40 μg，长效膜 80 μg。⑥喘立平气雾剂：每瓶含本品 1.5 mg 及洋金花总碱 5 mg，气雾吸入每天 3～4 次，平喘效果较本品单方气雾剂好。

【贮藏】密封、遮光贮存。

十五、氯丙那林

【别名】氯喘通、氯喘、邻氯喘息定、邻氯异丙肾上腺素、Asthone。

【药理作用】能选择性地兴奋 β_2 受体，缓解组胺、乙酰胆碱等递质引起的支气管痉挛，对心脏的兴奋作用为异丙肾上腺素的 1/10～1/3。

【适应证】支气管哮喘；喘息性支气管炎；COPD。

【体内过程】口服吸收良好，经 15～30 分钟生效，1 小时可达最大效应，作用持续 4～6 小时。气雾吸入 5 分钟见效。长期使用耐受性良好。

【用法用量】①口服，5～10 mg，每天 3 次。预防夜间发作，可于临睡前加服 5～10 mg。②气雾吸入，2% 溶液，每次 0.3～0.5 mL。

【不良反应】可见轻微头痛、心悸、手指颤抖及胃肠道功能障碍。

【相互作用】参见沙丁胺醇。

【注意事项】开始使用本药的第 1～3 天，个别患者出现心悸、手指震颤、头痛及胃肠道反应，继续服药多能自行消失。

【规格】①片剂：5 mg，10 mg。②气雾剂：2%。③复方氯喘片：含本品 5 mg、溴环己胺 10 mg、去氯羟嗪 25 mg，具有平喘祛痰、抗过敏作用，疗效比单用本品好。

【贮藏】密封、遮光贮存。

十六、富马酸福莫特罗

【别名】安通克、信必可都保、奥克斯都保、Oxis、Atock、Foradil。

【药理作用】对支气管平滑肌的松弛作用较沙丁胺醇强且较持久，在发挥支气管扩张作用的最小有效剂量时，即具有抗过敏作用和降低肺血管通透性、减轻肺水肿的作用。对豚鼠实验性哮喘有较强的抑制作用。

【适应证】用于缓解：支气管哮喘；慢性喘息性支气管炎；肺气肿、COPD 等。

【体内过程】口服后吸收迅速，30 分钟起效，30～60 分钟后达血药峰值。血浆蛋白结合率为 61%～64%。在肝脏代谢，以原药和代谢物随尿液、粪便排出。吸入后也吸收迅速，1～3 分钟起效，15 分钟后达血药峰值。单次吸入后药效平均持续 12 小时。肺沉积率可达 21%～37%。在较高的肺沉积情况下，全身生物利用度达 46%。血浆蛋白结合率约为 50%。

大部分经代谢后排出，6%~10%以原药随尿液排出。半衰期约为8小时。

【用法用量】①口服成人160 μg/d，分2次服；儿童每天4 μg/kg，分2~3次服。②国外已有本品的口吸入剂，商品名Foradil，专用的口吸入器商品名为Aerlizer。口吸入剂为装入胶囊剂的干粉，每粒胶囊剂装有本品12 μg，即每次吸入量。每12小时吸入1次，全天不可超过24 μg。

【不良反应】①消化系统偶见嗳气、腹痛、胃酸过多等。②偶见瘙痒，罕见皮疹和过敏。③循环系统偶见面红、胸闷。④精神神经系统偶见头痛、兴奋、发热、盗汗等。⑤其他偶见口渴、疲劳、倦怠感。

【相互作用】①可增强由泮库溴铵、维库溴铵产生的神经肌肉阻滞作用。②与儿茶酚胺类药物合用，易致心律失常，甚至可能导致心脏停搏，应减量慎用。

【注意事项】①正确使用本品，1~2天未见疗效应停药。②哮喘急性发作用药或联合用药时建议监测血钾浓度。

【规格】①片剂：20 μg，40 μg。②粉雾剂：4.5 μg/吸，9 μg/吸。

【贮藏】密封、遮光保存。

（秦　静）

第五章

循环系统常用药物

第一节　抗心律失常药

一、奎尼丁

【药理作用】本品为ⅠA类抗心律失常药，对细胞膜有直接作用，主要抑制钠离子的跨膜运动，影响动作电位0相。抑制心肌的自律性，特别是异位兴奋点的自律性，降低传导速度，延长有效不应期，减低兴奋性，对心房不应期的延长较心室明显，缩短房室交界区的不应期，提高心房、心室肌的颤动阈。其次抑制钙离子内流，降低心肌收缩力。通过抗胆碱能作用间接对心脏产生影响。大剂量可阻断 β 受体，产生扩血管作用及低血压。奎尼丁的有效血药浓度是 $3 \sim 6$ mg/L，8 mg/L 以上可发生严重不良反应。肌内注射及静脉注射已不再使用。

【适应证】主要适用于心房颤动或心房扑动经电转复后的维持治疗。

【用法用量】成人应先试服 0.2 g，观察有无过敏及特异质反应。成人常用量：一次 $0.2 \sim$ 0.3 g，每日 $3 \sim 4$ 次。用于转复心房颤动或心房扑动，第一日 0.2 g，每 2 小时 1 次，连续 5 次，如无不良反应，第二日增至每次 0.3 g，第三日每次 0.4 g，每 2 小时 1 次，连续 5 次。每日总量不宜超过 2.4 g。恢复窦性心律后改为维持量，一次 $0.2 \sim 0.3$ g，每日 $3 \sim 4$ 次。成人处方极量：每日 3 g（一般每日不宜超过 2.4 g），应分次给予。

【不良反应】本品治疗指数低，约 1/3 的患者发生不良反应。①心血管系统。本品有促心律失常作用，产生心脏停搏及传导阻滞，较多见于原有心脏病患者，也可发生室性期前收缩、室性心动过速及室颤。心电图可出现 PR 间期延长、QRS 波增宽，一般与剂量有关。可使心电图 QT 间期明显延长，诱发室性心动过速（扭转性室性心动过速）或室颤，可反复自发自停，发作时伴晕厥现象，此作用与剂量无关，可发生于血药浓度尚在治疗范围内或以下时。本品可使血管扩张产生低血压，个别可发生脉管炎。②消化系统。很常见。包括恶心、呕吐、痛性痉挛、腹泻、食欲下降、小叶性肝炎及食管炎。③金鸡纳反应。可产生耳鸣、胃肠道障碍、心悸、惊厥、头痛及面红。视力障碍如视物模糊、畏光、复视、色觉障碍、瞳孔散大、暗点及夜盲。其他如听力障碍、发热、局部水肿、眩晕、震颤、兴奋、昏迷、忧虑甚至死亡。一般与剂量有关。④特异质反应。头晕、恶心、呕吐、冷汗、休克、发绀、呼吸抑制或停止。与剂量无关。⑤过敏反应。各种皮疹，尤以荨麻疹、瘙痒多见，尚可见发热、哮喘、肝炎及虚脱。与剂量无关。⑥肌肉。使重症肌无力加重，使碱性磷酸酶增高。⑦血液系统。血小板减少、急性溶血性贫血、粒细胞减少、白细胞核左移、中性粒细胞减少。

【禁忌】①对该药过敏者或曾应用该药引起血小板减少性紫癜者禁用。②心源性休克、严重肝或肾功能损害、洋地黄中毒者禁用。③没有起搏器保护的Ⅱ度或Ⅲ度房室传导阻滞者禁用。

【相互作用】①与其他抗心律失常药合用时可致作用相加，维拉帕米、胺碘酮可使本品血药浓度上升。②与口服抗凝药合用可使凝血因子进一步减少，也可减少本品与蛋白的结合，故须注意调整合用时及停药后的剂量。③苯巴比妥及苯妥英钠可以增加本品的肝内代谢，使血浆半衰期缩短，应酌情调整剂量。④本品可使地高辛血清浓度增高以致达中毒水平，也可使洋地黄毒苷血清浓度升高，故应监测血药浓度及调整剂量。在洋地黄过量时本品可加重心律失常。⑤与抗胆碱药合用，可增加抗胆碱能效应。⑥可减弱拟胆碱药的效应，应按需调整剂量。⑦本品可使神经肌肉阻滞剂尤其是筒箭毒碱、琥珀胆碱及泮库溴铵的呼吸抑制作用增强及延长。⑧尿液的碱化药如乙酰唑胺、大量柠檬汁、抗酸药或碳酸氢盐等，可增加肾小管对本品的重吸收，以致常用量就出现毒性反应。⑨与降压药、扩血管药及β受体阻滞剂合用，本品可加剧降压及扩血管作用；与β受体阻滞剂合用时还可加重对窦房结及房室结的抑制作用。⑩利福平可增加本品的代谢，使血药浓度降低。⑪异丙肾上腺素可能加重本品过量所致的心律失常，但对 QT 间期延长致的扭转性室速有利。

【注意事项】①对于可能发生完全性房室传导阻滞（如地高辛中毒、Ⅱ度房室传导阻滞、严重室内传导障碍等）而无起搏器保护的患者，要慎用。②饭后 2 小时或饭前 1 小时服药并多次饮水可加快吸收，血药浓度峰值的出现提早、升高。与食物或牛奶同服可减少对胃肠道的刺激，不影响生物利用度。③当每日口服量超过 1.5 g 时，或给有不良反应的高危患者用药，应住院，监测心电图及血药浓度。每天超过 2 g 时应特别注意心脏毒性。④转复心房扑动或心房颤动时，为了防止房室间隐匿性传导减轻而导致 1∶1 下传，应先用洋地黄制剂或β受体阻滞剂，以免心室率过快。⑤长期用药须监测肝肾功能，若出现严重电解质紊乱或肝肾功能异常时须立即停药。⑥加强心电图检测，QRS 间期超过药前 20% 应停药。⑦ FDA 对本药的妊娠安全性分级为 C 级。

【规格】片剂：0.2 g。

二、丙吡胺

【别名】双异丙吡胺、吡二丙胺、异搏停、达舒平、诺佩斯、Norpace。

【药理作用】本品属ⅠA 类抗心律失常药。其电生理及血流动力学类似奎尼丁，具有抑制钠离子快内流作用，延长动作电位及有效不应期，减低心房和附加束的传导速度，降低心肌传导纤维的自律性，抑制心房及心室肌的兴奋性，减低心肌收缩力。此外有较明显的抗胆碱作用，故可能使窦房结频率及房室交界区传导速度加快，但原有病态窦房结综合征或房室传导障碍者病情仍可加重。

【适应证】本品曾用于治疗各种心律失常，但由于其促心律失常作用，现仅推荐用于其他药物无效的危及生命的室性心律失常。

【用法用量】①普通片：口服，成人常用量，首次 0.2 g，以后每次 0.1~0.15 g，每 6 小时 1 次。应根据需要及耐受程度调整用量，每日最大剂量不超过 0.8 g。②缓释片：一次

0.2 g，每日 2 次。③注射液：静脉注射，按体重 1～2 mg/kg，最大量不宜超过 0.15 g。可以氯化钠注射液、5% 葡萄糖注射液或乳酸钠注射液稀释，静脉注射 5 分钟，必要时给药后 20 分钟重复一次，最大总量不应超过 0.3 g，再加上口服药量，每日最大量不应超过 0.8 g。

【不良反应】①心血管系统：a. 过量可致呼吸暂停，神志丧失，心脏停搏，传导阻滞及室性心律失常，心电图出现 PR 间期延长、QRS 波增宽及 QT 延长，扭转性室速及室颤；b. 负性肌力作用是本品最重要的不良反应，可使 50% 患者心力衰竭复发或加重，无心力衰竭史者发生心力衰竭的机会少于 5%，可致低血压，甚至休克；c. 已有报道静脉注射可产生明显的冠状动脉收缩。②抗胆碱作用：是本品最常见的不良反应，有口干、尿潴留、尿频、尿急、便秘、视物模糊、青光眼加重等。③胃肠道：恶心、呕吐、厌食、腹泻。④肝脏：肝脏胆汁淤积或肝功能不正常。⑤血液系统：粒细胞减少。⑥神经系统：失眠、精神抑郁或失常。⑦其他：低血糖、阳痿、水潴留、静脉注射时血压升高、过敏性皮疹、光敏性皮炎、潮红及紫癜也偶有发生。

【禁忌】①Ⅱ度或Ⅲ度房室传导阻滞及双束支传导阻滞者禁用（除非已有起搏器）。②病态窦房结综合征患者禁用。③心源性休克患者禁用。④青光眼患者禁用。⑤尿潴留患者禁用。⑥重症肌无力患者禁用。

【相互作用】①与其他抗心律失常药合用时，可进一步延长传导时间，抑制心功能。②中至大量乙醇与之合用由于协同作用，低血糖及低血压发生机会增多。③与华法林合用时，抗凝作用可更明显。④与药酶诱导剂如苯巴比妥、苯妥英钠及利福平同用，可诱导本品的代谢。在某些患者中本品可诱导自身的代谢。

【注意事项】①首次服 0.3 g 后 0.5～3 小时可达治疗作用，但不良反应也相应增加。②心肌病或可能产生心功能不全者不宜用负荷量，并应严密监测血压及心功能情况。③剂量应根据疗效及耐受性个体化给药，并逐渐增量。肝、肾功能不全者及体重轻者应适当减量。④服用硫酸奎尼丁或盐酸普鲁卡因胺者如需换用本品，应先停服硫酸奎尼丁 6～12 小时或盐酸普鲁卡因胺 3～6 小时。⑤血液透析可清除本品，故透析后可能需加一次药。⑥肾功能受损者应依据肾功能适当减量。⑦对诊断的干扰：血糖减低（原因不明）；心电图 QRS 波增宽，PR 及 QT 间期延长。⑧下列情况应慎用：对本品过敏者；Ⅰ度房室或室内传导阻滞；肾衰竭；未经治疗控制的充血性心力衰竭或有心力衰竭史者；广泛心肌损害，如心肌病等；低血压；肝功能受损者；低钾血症。⑨用药期间应注意随访检查：血压；心电图，QRS 增宽超过 25% 时应停药；心功能监测；肝、肾功能；眼压；血清钾（治疗前及治疗中定期测定）。⑩治疗房颤或房扑时，宜先行洋地黄化，以免心室率增快。⑪避免与负性肌力作用药物 β 受体阻滞剂、钙通道阻滞剂或抑制窦房结功能的药物并用。⑫FDA 对本药的妊娠安全性分级为 C 级。

【规格】①普通片：0.1 g。②缓释片：0.1 g。③注射液：2 mL：50 mg，2 mL：100 mg。

三、阿普林定

【别名】安博律定、茚满丙二胺、茚丙胺、Amidonal。

【药理作用】本品属ⅠB 类抗心律失常药物，其局部麻醉作用约为利多卡因的 24 倍。主要抑制细胞膜对 Na^+ 的通透性，但不促进 K^+ 外流，能减慢心脏传导系统各部分的传导，降低膜反应性，提高兴奋阈值，延长心房、房室结、希—浦系统和心室的有效不应期，阻滞旁路的前向和逆向传导。

【适应证】用于频发的室性和房性期前收缩，阵发性室性、房性心动过速，预激综合征并发室上性心动过速等。

【用法用量】①口服：首次一般为 100 mg，其后 6~8 小时 50~100 mg，当日不超过 300 mg，2~3 日内每日各 100~150 mg，分 2~3 次服，此后逐渐减至维持量，维持量为每日 50~100 mg。②静脉滴注：首次 100~200 mg，用 5%~10% 葡萄糖注射液 100~200 mL 稀释，滴速 2~5 mL/min，30 分钟滴完，每日不超过 300 mg。③静脉推注：每次 25~50 mg。儿童及老弱者用量酌减。

【不良反应】个别患者可有眩晕、共济失调、感觉异常、幻视、复视、记忆障碍、手颤。严重的可发生癫痫样抽搐，也可见恶心、呕吐、腹泻。偶见 ALT 升高、胆汁淤积性黄疸和粒细胞缺乏症等特异质反应。

【禁忌】①中度、重度房室传导阻滞及重度室内传导阻滞患者禁用。②有癫痫样发作史患者禁用。③黄疸或血常规异常患者禁用。④严重心功能不全患者禁用。⑤对本品过敏者禁用。

【相互作用】同时应用普鲁卡因或利多卡因做浸润麻醉时，应停药或减量治疗 2~3 天，不得与其他抗心律失常药并用。

【注意事项】①本品必须在医生的指导下使用。对于有器质性心脏病的患者，特别是有心肌缺血和心功能不全者应慎用。②个别患者如有眩晕、感觉异常、恶心、手颤等不良反应，减量或停药即可消失。③肝肾功能不全、老年患者、帕金森病、有精神病史者慎用。④给药过程中定期进行血常规检查（白细胞）、肝肾功能检查，心电图出现异常应停药。⑤服药期间应同时口服地西泮与维生素 B_6，以防止癫痫样抽搐发作。如有癫痫样抽搐发作，立即肌内注射地西泮，同时减量服用。

【规格】①片剂：25 mg，50 mg。②注射液：10 mL ： 100 mg。

四、美西律

【别名】慢心律、脉律定、脉舒律、Mexitil。

【药理作用】本品属 I B 类抗心律失常药，可以抑制心肌细胞钠内流，降低动作电位 0 相除极速度，缩短浦肯野纤维的有效不应期。在心脏传导系统正常的患者中，本品对心脏冲动的产生和传导作用不大，临床试验中未发现本品引起 II 度或 III 度房室传导阻滞。本品不延长心室除极和复极时程，因此可用于 QT 间期延长的室性心律失常。该药具有抗心律失常、抗惊厥及局部麻醉作用。对心肌的抑制作用较小。美西律的有效血药浓度为 0.5~2 μg/mL，中毒血药浓度与有效血药浓度相近，少数患者在有效血药浓度时即可出现严重不良反应。

【适应证】主要用于慢性室性心律失常，如室性期前收缩、室性心动过速。

【用法用量】①口服：首次 200~300 mg，必要时 2 小时后再服 100~200 mg。一般维持量每日 400~800 mg，分 2~3 次服。成人极量为每日 1200 mg，分次口服。②注射：静脉注射，开始量 100 mg，加入 5% 葡萄糖注射液 20 mL 中，缓慢静脉注射 3~5 分钟。如无效，可在 5~10 分钟后再给 50~100 mg。然后以 1.5~2 mg/min 的速度静脉滴注 3~4 小时后滴速减至 0.75~1 mg/min。并维持 24~48 小时。

【不良反应】20%～30%患者口服发生不良反应。①消化系统反应：最常见。包括恶心、呕吐等，有肝功能异常的报道，包括 AST 增高。②神经系统反应：为第二位常见不良反应。包括头晕、震颤（最先出现手颤）、共济失调、眼球震颤、嗜睡、昏迷及惊厥、复视、视物模糊、精神失常、失眠。③心血管系统反应：窦性心动过缓及窦性停搏一般较少发生。偶见胸痛、室性心动过速、低血压及心力衰竭加剧。治疗包括停药、用阿托品、升压药、起搏器等。④过敏反应：皮疹。⑤其他：极个别有白细胞及血小板减少。

【禁忌】心源性休克、Ⅱ度或Ⅲ度房室传导阻滞、病态窦房结综合征者禁用。

【相互作用】①本品与常用的抗心绞痛、抗高血压和抗纤溶药物合用未见相互影响。②本品与奎尼丁、普萘洛尔或胺碘酮合用治疗效果更好，可用于单用一种药物无效的顽固室性心律失常，但不宜与ⅠB类药物合用。③如果苯妥英钠或其他肝酶诱导剂如利福平和苯巴比妥等与美西律合用，可以降低本品的血药浓度。④苯二氮䓬类药物不影响本品的血药浓度。⑤本品与地高辛、利尿剂、普萘洛尔合用不影响心电图 PR、QRS 和 QT 间期。⑥在急性心肌梗死早期，吗啡使本品吸收延迟并减少，可能与胃排空延迟有关。⑦制酸药可减低口服本品时的血药浓度，但也可因尿 pH 增高，血药浓度升高。

【注意事项】①本品在危及生命的心律失常患者中有使心律失常恶化的可能。在程序刺激试验中，此种情况见于10%的患者，但不比其他抗心律失常药高。②本品可用于已安装起搏器的Ⅱ度和Ⅲ度房室传导阻滞患者，有临床试验表明在Ⅰ度房室传导阻滞的患者中应用较安全，但要慎用。③本品可引起严重心律失常，多发生于恶性心律失常患者。④在低血压和严重充血性心力衰竭患者中慎用。⑤肝功能异常者慎用。⑥室内传导阻滞或严重窦性心动过缓者慎用。⑦用药期间注意随访检查血压、心电图、血药浓度。⑧ FDA 对本药的妊娠安全性分级为 C 级。

【规格】①片剂：50 mg，100 mg，250 mg。②胶囊剂：50 mg，100 mg，400 mg。③注射剂：2 mL：100 mg。

五、莫雷西嗪

【别名】吗拉西嗪、乙吗噻嗪、安脉静、Aetmozine、Ethmozine。

【药理作用】本品属Ⅰ类抗心律失常药，具体分类尚有不同意见。它可抑制 Na^+ 快内流，具有膜稳定作用，缩短2相和3相复极及动作电位时间，缩短有效不应期。对窦房结自律性影响很小，但可延长房室及希—浦系统的传导。本品血流动力学作用轻微，在严重器质性心脏病患者可使心力衰竭加重。

【适应证】适用于室性心律失常，包括室性期前收缩及室性心动过速。对冠心病、心绞痛、高血压等患者的心律失常具有显著疗效。

【用法用量】①口服：剂量应个体化，在应用本品前，停用其他抗心律失常药物1～2个半衰期。成人常用量150～300 mg，每8小时1次，极量为每日900 mg。②注射：肌内注射或静脉注射。以 2.5% 溶液 2 mL，加于 1～2 mL 0.5% 普鲁卡因中肌内注射，或加于10 mL 0.9% 氯化钠注射液或 5% 葡萄糖注射液中于 2～5 mL 分钟内缓慢静脉注射，每日2次。对阵发性心动过速，可缓慢静脉注射 2.5% 溶液 4 mL。

【不良反应】有头晕、恶心、头痛、乏力、嗜睡、腹痛、消化不良、呕吐、出汗、感觉异常、口干、复视等。致心律失常作用的发生率约为3.7%。

【禁忌】①Ⅱ度或Ⅲ度房室传导阻滞及双束支传导阻滞且无起搏器者应禁用。②心源性休克与过敏者禁用。

【相互作用】①西咪替丁可使本品血药浓度增加 1.4 倍，同时应用时本品应减少剂量。②本品可使茶碱类药物清除增加，半衰期缩短。③本品与华法林共用时可改变后者对凝血因子时间的作用。在华法林抗凝的患者开始用本品或停用本品时应进行监测。

【注意事项】①试验证实，本品在心肌梗死后无症状的非致命性室性心律失常患者中可增加两周内的病死率，长期应用也未见到对改善生存有益，故应慎用于此类患者。②注意促心律失常作用与原有心律失常加重的鉴别，用药早期最好能进行监测。③下列情况应慎用：Ⅰ度房室传导阻滞和室内传导阻滞；肝或肾功能不全；严重心衰。④用药期间应注意随访检查血压、心电图及肝功能。

【规格】①片剂：50 mg。②注射液：2 mL：50 mg。

六、普罗帕酮

【别名】丙胺苯丙酮、心律平、利他月疗、Fenopraine、Rytmonorm。

【药理作用】①本品属于ⅠC 类抗心律失常药。离体动物心肌的实验结果表明，0.5 ~ 1 μg/min 时可降低收缩期的去极化作用，因而延长传导时间，动作电位的持续时间及有效不应期也稍有延长，并可提高心肌细胞阈电位，明显减少心肌的自发兴奋性。它既作用于心房、心室（主要影响浦肯野纤维，对心肌的影响较小），也作用于兴奋的形成及传导。临床资料表明，治疗剂量（口服 300 mg 及静脉注射 30 mg）时可降低心肌的应激性，作用持久，PQ 间期及 QRS 时间均增加，延长心房及房室结的有效不应期，它对各种类型的实验性心律失常均有对抗作用。抗心律失常作用与其膜稳定作用及竞争性 β 受体阻断作用有关。它有微弱的钙离子通道阻滞作用（比维拉帕米弱 100 倍），尚有轻度的抑制心肌作用，增加末期舒张压，减少搏出量，其作用均与用药的剂量成正比。它还有轻度的降压和减慢心率作用。②离体实验表明普罗帕酮能松弛冠状动脉及支气管平滑肌。③它具有与普鲁卡因相似的局部麻醉作用。

【适应证】用于阵发性室性心动过速及室上性心动过速（包括伴预激综合征者）。

【用法用量】①口服：每次 100 ~ 200 mg，每日 3 ~ 4 次。由于其局部麻醉作用，宜在饭后与饮料或食物同时吞服，不得嚼碎。②静脉注射：成人常用量，1 ~ 1.5 mg/kg，或以 70 mg 加 5% 葡萄糖注射液稀释，于 10 分钟内缓慢注射，必要时 10 ~ 20 分钟重复一次，总量不超过 210 mg。静脉注射起效后改为静脉滴注，滴速 0.5 ~ 1 mg/min，或口服维持。

【不良反应】不良反应较少，主要为口干、舌唇麻木，可能是由于其局部麻醉作用所致。此外，早期的不良反应还有头痛、头晕，其后可出现胃肠道障碍，如恶心、呕吐、便秘等。也可出现房室传导阻断症状。有 2 例在连续服用两周后出现胆汁淤积性肝损伤的报道，停药后 2 ~ 4 周各酶的活性均恢复正常。有学者认为这一病理变化属于过敏反应及个体因素性。

【禁忌】无起搏器保护的窦房结功能障碍、严重房室传导阻滞、双束支传导阻滞患者，严重充血性心力衰竭、心源性休克、严重低血压及对该药过敏者禁用。

【相互作用】①与奎尼丁合用可以减慢代谢过程。②与局部麻醉药合用可增加中枢神经系统不良反应的发生。③本品可以增加血清地高辛浓度，并呈剂量依赖型。④与普萘洛尔、美托洛尔合用可以显著增加其血浆浓度和清除半衰期，而对普罗帕酮没有影响。⑤与华法林合用时可增加华法林血药浓度和凝血因子时间。⑥与西咪替丁合用可使普罗帕酮血药稳态水平提高，但对其电生理参数没有影响。

【注意事项】①心肌严重损害者慎用。②严重的心动过缓、肝肾功能不全、明显低血压患者慎用。③如出现窦房性或房室性传导高度阻滞时，可静脉注射乳酸钠、阿托品、异丙肾上腺素或间羟肾上腺素等解救。④ FDA 对本药的妊娠安全性分级为 C 级。

【规格】①片剂：50 mg，100 mg，150 mg。②注射液：5 mL ： 17.5 mg，10 mL ： 35 mg。

七、胺碘酮

【别名】乙胺碘呋酮、安律酮、可达龙、Atlansil、Cordarone。

【药理作用】本品属Ⅲ类抗心律失常药。主要电生理效应是延长各部心肌组织的动作电位及有效不应期，有利于消除折返激动。同时具有轻度非竞争性的肾上腺素 α 及 β 受体阻滞和轻度Ⅰ类及Ⅳ类抗心律失常药性质。减低窦房结自律性。对静息膜电位及动作电位高度无影响。对房室旁路前向传导的抑制大于逆向。由于复极过度延长，口服后心电图有 QT 间期延长及 T 波改变，可以减慢心率15% ~20%，使 PR 和 QT 间期延长 10% 左右。对冠状动脉及周围血管有直接扩张作用。可影响甲状腺素代谢。本品特点为半衰期长，故服药次数少，治疗指数大，抗心律失常谱广。

【适应证】口服适用于危及生命的阵发性室性心动过速及室颤的预防，也可用于其他药物无效的阵发性室上性心动过速、阵发性心房扑动、心房颤动，包括合并预激综合征者及持续心房颤动、心房扑动电转复后的维持治疗。可用于持续房颤、房扑时室率的控制。除有明确指征外，一般不宜用于治疗房性、室性期前收缩。

注射适用于利多卡因无效的室性心动过速和急诊控制房颤、房扑的心室率。

【用法用量】①口服：治疗室上性心律失常，每日 0.4 ~0.6 g，分 2 ~3 次服，1 ~2 周后根据需要改为每日0.2 ~0.4 g维持，部分患者可减至 0.2 g，每周 5 天或更小剂量维持。治疗严重室性心律失常，每日0.6 ~1.2 g，分 3 次服，1 ~2 周后根据需要逐渐改为每日0.2 ~0.4 g维持。②静脉滴注：负荷量按体重 3 mg/kg，然后以 1 ~1.5 mg/min 维持，6 小时后减至 0.5 ~1 mg/min，每日总量 1200 mg，以后逐渐减量。静脉滴注胺碘酮最好不超过 3 天。

【不良反应】①心血管系统：较其他抗心律失常药不良反应要少。a. 窦性心动过缓、窦性停搏或窦房传导阻滞，阿托品不能对抗此反应；b. 房室传导阻滞；c. 偶有 QT 间期延长伴扭转性室性心动过速，主要见于低钾血症和并用其他延长 QT 间期的药物时。以上不良反应主要见于长期大剂量应用和伴有低钾血症时。以上情况均应停药，可用升压药、异丙肾上腺素、碳酸氢钠（或乳酸钠）或起搏器治疗；注意纠正电解质紊乱；扭转性室性心动过速发展成室颤时可用直流电转复。由于本品半衰期长，故治疗不良反应须持续 5 ~10 天。②甲状腺：a. 甲状腺功能亢进，可发生在用药期间或停药后，除突眼征以外可出现典型的甲状腺功能亢进征象，也可出现新的心律失常，检测 T_3、T_4 均增高，TSH 下降。发病率约 20%。停药数周至数月可完全消失，少数须用抗甲状腺药、普萘洛尔或肾上腺皮质激素治疗；b. 甲状腺机能低下，发生率为 1% ~4%，老年人较多见，可出现典型的甲状腺机能低下征象，检测 TSH 增高，停药后数月可消退，但黏液性水肿可遗留不消，必要时可用甲状腺素治疗。③胃肠道：便秘，少数人有恶心、呕吐、食欲下降，负荷量时明显。④眼部：服药 3 个月以上者在角膜基底层下 1/3 有黄棕色色素沉着，与疗程及剂量有关，儿童发生较少。这种沉着物偶可影响视力，但无永久性损害。少数人可有光晕，极少因眼部不良反应停药。⑤神经系统：不多见，与剂量及疗程有关，可出现震颤、共济失调、近端肌无力、锥体外体征，服药 1 年以上者可有周围神经病，减药或停药后可逐渐消退。⑥皮肤：光敏感与疗程及剂量有关，皮肤石板蓝样色素沉着，停药后经较长时间（1~2 年）才渐退。其他过敏性皮疹，停药后消退较快。⑦肝脏：肝炎或脂肪浸润，转氨酶升高，与疗程及剂量有关。⑧肺脏：肺部不良反应多发生在长期大量服药者（每日 0.8~1.2 g）。主要产生过敏性肺炎，肺间质或肺泡纤维性肺炎，肺泡及间质有泡沫样巨噬细胞及 2 型肺细胞增生，并有纤维化，小支气管腔闭塞。⑨静脉炎：偶可发生低钙血症及血清肌酐升高。静脉用药时局部刺激产生静脉炎，宜用氯化钠注射液或注射用水稀释，或采用中心静脉给药。⑩其他：FDA 对本药的妊娠安全性分级为 D 级。

【禁忌】①严重窦房结功能异常者禁用。②Ⅱ度或Ⅲ度房室传导阻滞者禁用。③心动过缓引起晕厥者禁用。④对本品过敏者禁用。

【相互作用】①本药可增加华法林的抗凝作用，该作用可自加用本品后 4~6 天持续至停药后数周或数月。合用时应密切监测凝血因子时间，调整抗凝药的剂量。②增强其他抗心律失常药对心脏的作用。本品可增高血浆中奎尼丁、普鲁卡因胺、氟卡尼及苯妥英的浓度。与ⅠA 类药合用可加重 QT 间期延长，极少数可致扭转型室速，故应特别小心。从加用本品起，原抗心律失常药应减少 30%~50% 剂量，并逐渐停药，如必须合用则通常推荐剂量减少一半。③与 β 受体阻滞剂或钙通道阻滞剂合用可加重窦性心动过缓、窦性停搏及房室传导阻滞。如果发生则本品或前两类药应减量。④增加血清地高辛浓度，也可能增高其他洋地黄制剂的浓度达中毒水平，当开始用本品时洋地黄类药应停药或减少 50%，如合用应仔细监测其血清中药物浓度。本品有加强洋地黄类药对窦房结及房室结的抑制作用。⑤与排钾利尿剂合用，可增加低钾血症所致的心律失常。⑥增加日光敏感性药物作用。⑦可抑制甲状腺摄取^{131}I 及^{99m}Tc。

【注意事项】①过敏反应：对碘过敏者对本品可能过敏。②对诊断的干扰：a. 心电图变化，例如 PR 及 QT 间期延长，服药后多数患者有 T 波减低伴增宽及双向，出现 U 波，此并非停药指征；b. 极少数有 AST、ALT 及碱性磷酸酶升高；c. 甲状腺功能变化，本品抑制周围 T_4 转化为 T_3，导致 T_4 及 rT_3 增高和血清 T_3 轻度下降，甲状腺功能检查通常不正常，但临床并无甲状腺功能障碍。甲状腺功能检查不正常可持续至停药后数周或数月。③下列情况应慎用：窦性心动过缓；QT 延长综合征；低血压；肝功能不全；肺功能不全；严重充血性心力衰竭。④多数不良反应与剂量有关，故需长期服药者尽可能用最小有效维持量，并应定期随诊，用药期间应注意随访检查：血压；心电图，口服时应特别注意 QT 间期；肝功能；甲状腺功能，包括 T_3、T_4 及促甲状腺激素，每 3~6 个月 1 次；肺功能、肺部 X 线片，每 6~12 个月 1 次；眼科检查。⑤本品口服作用的发生及消除均缓慢，临床应用根据病情而异。对危及生命的心律失常宜用短期较大负荷量，必要时静脉负荷。而对于非致命性心律失常，应用小量缓慢负荷。⑥本品半衰期长，故停药后换用其他抗心律失常药时应注意相互作用。

【规格】①片剂：0.2 g。②胶囊剂：0.1 g，0.2 g。③注射液：2 mL∶150 mg。

八、安他唑啉

【别名】安他心、Antistine。

【药理作用】本品具有抗心律失常作用，其作用机制是干扰心肌细胞膜对钠、钾离子的渗透，减慢心肌的传导，同时有轻度的交感神经阻滞作用，从而增加周围血管的阻力及降低心排血量，对血压和心率无影响，作用时间可维持 4~6 小时。

【适应证】临床主用于房性和室性期前收缩、室性心动过速、房颤等心律失常及过敏性疾病。

【用法用量】口服。每次 100~200 mg，每日 3~4 次，饭后服用。

【不良反应】恶心、呕吐、嗜睡、白细胞减少。长期服用可致免疫性血小板减少性紫癜。

【注意事项】器质性心脏病及心输出量不足的患者慎用。

【规格】片剂：100 mg，200 mg。

九、门冬氨酸钾镁

【别名】脉安定、潘南金、Aspara、Panangin。

【药理作用】本品是门冬氨酸钾盐和镁盐的混合物，为电解质补充剂。镁和钾是细胞内的重要阳离子，在多种酶反应和肌肉收缩过程中扮演着重要角色，细胞内外钾离子、钙离子、钠离子、镁离子浓度的比例影响心肌收缩性。门冬氨酸是体内草酰乙酸的前体，在三羧酸循环中起重要作用。同时，门冬氨酸也参加鸟氨酸循环，促进氨和二氧化碳的代谢，使之生成尿素，降低血中氨和二氧化碳的含量。门冬氨酸与细胞有很强的亲和力，可作为钾、镁离子进入细胞的载体，使钾离子重返细胞内，促进细胞除极化和细胞代谢，维持其正常功能；镁离子是生成糖原及高能磷酸酯不可缺少的物质，可增强门冬氨酸钾盐的治疗作用。

【适应证】电解质补充药。可用于低钾血症、洋地黄中毒引起的心律失常（主要是室性心律失常）以及心肌炎后遗症、充血性心力衰竭、心肌梗死、病毒性肝炎、肝硬化和肝性脑病的治疗。

【用法用量】①口服：餐后服用，每次 0.14~0.28 g，每日 3 次，根据具体情况剂量可增加至每次 0.42 g，每日 3 次。儿童及老弱者用量酌减。②注射：仅供静脉使用。将 10~20 mL 注射液溶于 5% 葡萄糖注射液 500 mL 中缓慢滴注。如有需要可在 4~6 小时后重复此剂量。

【不良反应】①口服大剂量可能引致腹泻。②滴注太快时可能引起高钾血症和高镁血症，还可出现恶心、呕吐、血管疼痛、面色潮红、血压下降，偶见血管刺激性疼痛。

【禁忌】高钾血症、急性和慢性肾衰竭、艾迪生病、Ⅲ度房室传导阻滞、心源性休克（血压低于 90 mmHg）患者禁用。

【相互作用】①本品能够抑制四环素、铁盐、氟化钠的吸收。②本品与保钾利尿剂和（或）血管紧张素转化酶抑制剂（ACEI）合用时，可能会发生高钾血症。

【注意事项】①肾功能损害、房室传导阻滞患者慎用。②有电解质紊乱的患者应常规性检测血钾、血镁浓度。③由于胃酸能够影响其疗效，因此本品应餐后服用。④因本品能够抑制四环素、铁盐和氟化钠的吸收，故服用本品与上述药物时应间隔 3 小时以上。

【规格】①片剂：每片含有无水门冬氨酸镁 0.140 g（相当于 11.8 mg 镁离子）和无水门冬氨酸钾 0.158 g（相当于 36.2 mg 钾离子）。②注射液：10 mL（每支含 L-门冬氨酸 0.85 g、钾 0.114 g、镁 0.042 g）。

（秦　静）

第二节　抗心绞痛药

一、硝酸甘油

【别名】三硝酸甘油酯、疗保心灵、疗通脉、Nitroglycerol、Glyceryl Trinitrate。

【药理作用】本品的主要药理作用是松弛血管平滑肌。硝酸甘油释放氧化亚氮（NO），激活鸟苷酸环化酶，使平滑肌和其他组织内的环鸟苷酸（cGMP）增多，导致肌球蛋白轻链去磷酸化，调节平滑肌收缩状态，引起血管扩张。

本品扩张动静脉血管床，以扩张静脉为主，其作用强度呈剂量相关性。外周静脉扩张，使血液潴留在外周，回心血量减少，左室舒张末压（前负荷）降低。扩张动脉使外周阻力（后负荷）降低。动静脉扩张使心肌耗氧量减少，缓解心绞痛。对心外膜冠状动脉分支也有扩张作用。

治疗剂量可降低收缩压、舒张压和平均动脉压，有效冠状动脉灌注压常能维持，但血压过度降低或心率增快使舒张期充盈时间缩短时，有效冠状动脉灌注压则降低。

本品使增高的中心静脉压与肺毛细血管楔压、肺血管阻力与体循环血管阻力降低。心率通常稍增快，估计是血压下降的反射性作用。心脏指数可增加、降低或不变。左室充盈压和外周阻力增高伴心脏指数低的患者，心脏指数可能会有增高。相反，左室充盈压和心脏指数正常者，静脉注射用药可使心脏指数稍有降低。

【适应证】用于冠心病心绞痛的治疗及预防，也可用于降低血压或治疗充血性心力衰竭。

【用法用量】①片剂：成人一次用 0.25~0.5 mg，舌下含服。每 5 分钟可重复 1 片，直至疼痛缓解。在活动或大便之前 5~10 分钟预防性使用，可避免诱发心绞痛。②缓释片：成人每次 2.5 mg，每 12 小时 1 片，作用可延续 8~10 小时。③气雾剂：心绞痛发作时，向口腔舌下黏膜喷射 1~2 次，相当于硝酸甘油 0.5~1 mg。使用时先将喷雾帽取下，将罩壳套在喷雾头上，瓶身倒置，把罩壳对准口腔舌下黏膜揿压阀门，药液即呈雾状喷入口腔内。④甘油膜：每次 1 格，舌下含服。⑤注射液：用 5% 葡萄糖注射液或 0.9% 氯化钠注射液稀释后静脉滴注，开始剂量为 5 μg/min，最好用输液泵恒速输入。用于降低血压或治疗心力衰竭，可每 3~5 分钟增加 5 μg/min，如在 20 μg/min 时无效可以 10 μg/min 递增，以后可 20 μg/min。患者对本药的个体差异很大，静脉滴注无固定适合剂量，应根据个体的血压、心率和其他血流动力学参数调整用量。

【不良反应】①头痛：可于用药后立即发生，可为剧痛和呈持续性。②偶可发生眩晕、虚弱、心悸，也可有直立性低血压的表现，尤其在直立、制动的患者。③治疗剂量可发生明显的低血压反应，表现为恶心、呕吐、虚弱、出汗、苍白和虚脱。④晕厥、面红、药疹和剥脱性皮炎均有报道。

【禁忌】急性循环衰竭、严重低血压（收缩压＜90 mmHg）、急性心肌梗死伴低充盈压、肥厚性梗阻型心肌病、缩窄性心包炎、心脏压塞、严重贫血、青光眼、颅内压增高、硝基化合物过敏、脑出血或头颅外伤、严重肝肾功能损害患者禁用。

【相互作用】①中度或过量饮酒时，使用本药可致低血压。②与降压药或血管扩张药合用可增强本品的致体位性低血压作用。③阿司匹林可减少舌下含服硝酸甘油的清除，并增强其血流动力学效应。④使用戊四硝酯可降低舌下用药的治疗作用。⑤枸橼酸西地那非可加强本品的降压作用。⑥与乙酰胆碱、组胺及拟交感胺类药合用时，疗效可能减弱。

【注意事项】①应使用能有效缓解急性心绞痛的最小剂量，过量可能导致耐受现象。②小剂量可能发生严重低血压，尤其在直立位时。③应慎用于血容量不足或收缩压低的患者。④发生低血压时可并发心动过缓，加重心绞痛。⑤可重肥厚性梗阻型心肌病引起的心绞痛。⑥易出现药物耐受性。⑦如果出现视物模糊或口干，应停药。⑧剂量过大可引起剧烈头痛。⑨静脉滴注本品时，由于许多塑料输液器可吸附硝酸甘油，因此应采用不吸附本品的输液装置，如玻璃输液瓶等。⑩静脉使用本品时须采用避光措施。⑪FDA对本药的妊娠安全性分级为C级。

【规格】①片剂：0.3 mg，0.5 mg，0.6 mg。②缓释片：2.5 mg。③气雾剂：15 g（含硝酸甘油0.1 g）。④甘油膜剂：每格含硝酸甘油0.5 mg。⑤注射液：1 mL：1 mg，1 mL：2 mg，1 mL：5 mg，1 mL：10 mg。

二、硝酸异山梨酯

【别名】畅欣达、硝异梨醇、硝酸脱水山梨醇酯、异舒吉、消心痛。

【药理作用】本品主要药理作用是松弛血管平滑肌。它在体内代谢生成单硝酸异山梨酯，后者释放氧化氮（NO），NO与内皮舒张因子相同，激活鸟苷酸环化酶，使平滑肌细胞内的环鸟苷酸（cGMP）增多，从而松弛血管平滑肌，使外周动脉和静脉扩张，对静脉的扩张作用更强。静脉扩张使血液潴留在外周，回心血量减少，左室舒张末压和肺毛细血管楔压（前负荷）减低。动脉扩张使外周血管阻力、收缩期动脉压和平均动脉压（后负荷）减低。冠状动脉扩张，使冠脉灌注量增加。总的效应是使心肌耗氧量减少，供氧量增多，心绞痛得以缓解。

【适应证】冠心病的长期治疗；心绞痛的预防；心肌梗死后持续心绞痛的治疗；与洋地黄和（或）利尿剂联合应用，治疗慢性充血性心力衰竭；肺动脉高压的治疗。

【用法用量】①普通片：预防心绞痛，口服，每次5～10 mg，每日2～3次，每日总量10～30 mg。由于个体反应不同，须个体化调整剂量。舌下给药，每次5 mg。②缓释片：每次20～40 mg，每日2次。由于个体反应不同，须个体化调整剂量。③气雾剂：使用时，先揭开药瓶盖帽，使喷射阀门处于上方，药瓶垂直，按压喷射阀门数次至喷雾均匀后则可使用。但若停用时间较长，则须再按压阀门至喷雾均匀后方可使用。使用时将喷雾嘴对准口腔，按压4揿，可达到有效剂量2.5 mg。④乳膏剂：宜自小剂量开始，逐渐增量。将乳膏按刻度挤出所需长度，均匀涂布于所给印有刻度的纸上，每格相当于硝酸异山梨酯0.2 g，将纸面涂药区全部涂满，即5 cm×5 cm面积，贴在左胸前区（可用胶布固定），每日1次（必要时8小时一次），可睡前贴用。⑤注射液：静脉滴注，以0.9%氯化钠注射液或5%葡萄糖注射液稀释至50～100 μg/mL的浓度。药物剂量可根据患者的反应调整，静脉滴注开始剂量 30 μg/min，观察 0.5 ~ 1 小时，如无不良反应可加倍。每日 1 次。

【不良反应】用药初期可能会出现硝酸酯引起的血管扩张性头痛，还可能出现面部潮红、眩晕、直立性低血压和反射性心动过速。偶见血压明显降低、心动过缓和心绞痛加重，罕见虚脱及晕厥。

【禁忌】急性循环衰竭（休克、循环性虚脱）、严重低血压（收缩压 < 90 mmHg）、急性心肌梗死伴低充盈压（除非在有持续血流动力学监测的条件下）、肥厚性梗阻型心肌病、缩窄性心包炎或心脏压塞、严重贫血、青光眼、颅内压增高、原发性肺动脉高压、对硝基化合物过敏者禁用。

【相互作用】①与其他血管扩张剂、钙通道阻滞剂、β 受体阻滞剂、降压药、三环类抗抑郁药及酒精合用，可增强本类药物的降血压效应。②可加强双氢麦角碱的升压作用。③同时使用类固醇抗炎药可降低本药的疗效。

【注意事项】①低充盈压的急性心肌梗死、主动脉和（或）二尖瓣狭窄、直立性低血压、颅内压增高者慎用。②不应突然停止用药，以避免反跳现象。③ FDA 对本药的妊娠安全性分级为 C 级。

【规格】①普通片：2.5 mg，5 mg，10 mg。②缓释片：20 mg。③气雾剂：每瓶药液重量 9.1 g，含硝酸异山梨酯 0.125 g，每瓶喷量 200 揿。④乳膏剂：10 g：1.5 g。⑤注射剂 0.5 mL：5 mg，10 mL：10 mg，100 mL：10 mg，200 mL：20 mg。

三、单硝酸异山梨酯

【别名】异乐定、安心迈、长效心痛治-20、欣康、可利新。

【药理作用】参见硝酸异山梨酯。

【适应证】冠心病的长期治疗；心绞痛的预防；心肌梗死后持续心绞痛的治疗；与洋地黄和（或）利尿剂联合应用，治疗慢性充血性心力衰竭。

【用法用量】①片剂：口服，每次 10 ~ 20 mg，每日 2 ~ 3 次，严重病例可用 40 mg，每日 2 ~ 3 次。②缓释片：每日清晨服 1 片，病情严重者，可服 2 片，若出现头痛，最初剂量可减至每日半片。整片或半片服用前应保持完整，用半杯水吞服，不可咀嚼或碾碎服用。③缓释胶囊：每次 50 mg，每日早饭后服 1 次。④胶丸：口服，每次 10 ~ 20 mg，每日 2 次。⑤注射液：用 5% 葡萄糖注射液稀释后从 1 ~ 2 mg/h 开始静脉滴注，根据患者的反应调整剂量，最大剂量为 8 ~ 10 mg，用药期间须密切观察患者的心率及血压。由于个体反应不同，须个体化调整剂量。

【不良反应】同硝酸异山梨酯。

【禁忌】同硝酸异山梨酯。

【相互作用】与其他血管扩张剂、钙通道阻滞剂、β 受体阻滞剂、抗高血压药、三环类抗抑郁药及酒精合用，可强化本类药物的降血压效应。

【注意事项】①低充盈压的急性心肌梗死患者，应避免收缩压低于 90 mmHg。②主动脉和（或）二尖瓣狭窄、直立性低血压及肾功能不全者慎用。③ FDA 对本药的妊娠安全性分级为 C 级。

【规格】①普通片剂：10 mg，20 mg，40 mg。②缓释片剂：40 mg，50 mg，60 mg。③缓释胶囊剂：50 mg。④胶丸剂：10 mg，20 mg。⑤注射剂：2 mL：25 mg。

四、曲美他嗪

【别名】冠脉舒、心康宁、万爽力、三甲氧苄嗪。

【药理作用】本品为作用较强的抗心绞痛药，其起效较硝酸甘油慢，但作用持续时间较长。具有对抗肾上腺素、去甲肾上腺素及升压素的作用，能降低血管阻力，增加冠脉血流量及周围循环血流量，促进心肌代谢及心肌能量的产生。同时能减低心脏工作负荷，降低心肌耗氧量及心肌能量的消耗，从而改善心肌氧的供需平衡。尚能增加对强心苷的耐受性。

【适应证】冠脉功能不全、心绞痛、陈旧性心肌梗死等。对伴有严重心功能不全者可与洋地黄并用。

【用法用量】①口服：每次 20～60 mg，每日 3 次，饭后服，总剂量每日不超过 180 mg。常用维持量为每次10 mg，每日 3 次。②静脉注射：8～20 mg，加于 25% 葡萄糖注射液 20 mL 中。③静脉滴注：8～20 mg，加于 5% 葡萄糖注射液 500 mL 中。

【不良反应】罕见胃肠道不适（恶心、呕吐）。由于辅料日落黄 FCFS（E110）及胭脂红 A（E124）的存在，有产生过敏反应的危险。

【禁忌】新近心肌梗死患者禁用。

【注意事项】①动物实验没有提示致畸作用，但是由于缺乏临床资料，致畸的危险不能排除。因此，从安全的角度考虑，最好避免在妊娠期间服用该药物。②由于缺乏通过乳汁分泌的资料，建议治疗期间不要哺乳。

【规格】①片剂：20 mg，30 mg。②注射剂：2 mL ：4 mg。

五、双嘧达莫

【别名】潘生丁、双嘧哌胺醇、哌醇定。

【药理作用】本品具有抗血栓形成作用。本品抑制血小板聚集，高浓度（50 μg/mL）可抑制血小板释放。作用机制可能为：①抑制血小板、上皮细胞和红细胞摄取腺苷，治疗浓度（0.5～1.9 μg/dL）时该抑制作用呈剂量依赖性。局部腺苷浓度增高，作用于血小板的 A_2 受体，刺激腺苷酸环化酶，使血小板内环磷酸腺苷（cAMP）增多；通过这一途径，血小板活化因子（PAF）、胶原和二磷酸腺苷（ADP）等刺激引起的血小板聚集受到抑制；②抑制各种组织中的磷酸二酯酶（PDE），治疗浓度抑制环磷酸鸟苷磷酸二酯酶（cGMP-PDE），对 cAMP-PDE 的抑制作用弱，因而强化内皮舒张因子（EDRF）引起的 cGMP 浓度增高；③抑制血栓烷素 A_2（TXA_2）形成。TXA_2 是血小板活性的强力激动剂；④增强内源性前列腺素 I_2（PGI_2）的作用。

本品对血管有扩张作用。经十二指肠给予双嘧达莫 0.5～4 mg/kg 产生剂量相关性体循环和冠状血管阻力降低，体循环血压降低和冠脉血流增加。给药后 24 分钟起效，作用持续约 3 小时。

在人观察到相同的血流动力学效应。但急性静脉给药可使狭窄冠脉远端局部心肌灌注减少。

【适应证】片剂适用于血栓栓塞性疾病预防和治疗，单用或与阿司匹林合用。注射液用于诊断心肌缺血的药物试验。

【用法用量】①口服：每次 25～50 mg，每日 3 次，饭前服。②注射液：深部肌内注射或静脉注射，每次 10 ~ 20 mg，每日 1 ~ 3 次；静脉滴注，每日 30 mg。

【不良反应】治疗剂量时不良反应轻而短暂，长期服用最初的不良反应多消失。常见的不良反应有头晕、头痛、呕吐、腹泻、脸红、皮疹和瘙痒，罕见心绞痛和肝功能不全。不良反应持续或不能耐受者少见，停药后可消除。

【禁忌】对本品过敏者禁用。

【相互作用】①与阿司匹林有协同作用，可与阿司匹林组成复方制剂。②与肝素合用可引起出血倾向。③与香豆素类抗凝药同用时出血并不增多或增剧。

【注意事项】①严重冠脉病变患者使用本品后缺血可能加重。②可引起外周血管扩张，故低血压患者应慎用。③有出血倾向患者慎用。④有报道本品可能引起肝酶升高。⑤不宜与葡萄糖以外的其他药物混合注射。⑥ FDA 对本药的妊娠安全性分级为 B 级。

【规格】①片剂：25 mg。②注射剂：2 mL：10 mg。

六、丹参酮ⅡA磺酸钠

【药理作用】本品能增加冠脉流量，改善缺血区心肌的侧支循环及局部供血，改善缺氧心肌的代谢紊乱，提高心肌耐缺氧能力，抑制血小板聚集，抗血栓形成，缩小实验动物缺血心肌梗死面积。在一定剂量下也能增强心肌收缩力。

【适应证】用于冠心病、心绞痛、心肌梗死，也可用于室性期前收缩。

【用法用量】①肌内注射：每次 40 ~ 80 mg，每日 1 次。②静脉注射：每次 40 ~ 80 mg，以 25% 葡萄糖注射液 20 mL 稀释。③静脉滴注：40 ~ 80 mg，以 5% 葡萄糖注射液 250 ~ 500 mL稀释，每日 1 次。

【禁忌】对本品过敏者禁用。

【注意事项】①部分患者肌内注射后有疼痛。个别有皮疹反应，停药后即可消失。②当药品性状发生改变时禁止使用。

【规格】注射剂：2 mL：10 mg。

七、川芎嗪

【别名】四甲基吡嗪、Tetramethylpyrazine。

【药理作用】本品有抗血小板聚集、扩张小动脉、改善微循环、活血化瘀作用，并对已聚集的血小板有解聚作用。

【适应证】用于闭塞性脑血管疾病如脑供血不全、脑血栓形成、脑栓塞及其他缺血性血管疾病如冠心病、脉管炎等。

【用法用量】①口服：每次 100 mg，每日 3 次，1 个月为一个疗程。②肌内注射：盐酸盐注射液每次 2 mL，每日 1 ~ 2 次。磷酸盐注射液每次 2 ~ 4 mL，每日 1 ~ 2 次，15 天为一个疗程。③静脉滴注：缺血性脑血管病急性期及其他缺血性血管疾病，一般静脉滴注。盐酸盐每日 40 ~ 80 mg，或磷酸盐每日 100 ~ 150 mg，稀释于 5% 葡萄糖注射液或 0.9% 氯化钠注射液 250 ~ 500 mL 中静脉滴注。速度不宜过快。10 ~ 15 日为一个疗程，一般使用 1 ~ 2 个疗程。④穴位注射：缺血性脑血管疾病恢复期及后遗症一般穴位注射。每次选三四个穴位，每穴注射盐酸盐 10 ~ 20 mg，隔日 1 次，15 次为一个疗程，一般使用 1 ~ 2 个疗程，在给药间隔日可配合头皮针治疗。

【不良反应】①口服偶有胃部不适、口干、嗜睡等，饭后服用可避免或减少不良反应。②注射液酸性较强，穴位注射刺激性较强。③极少数妇女经期提前，经量增多。

【禁忌】脑出血及有出血倾向的患者禁用。

【相互作用】不宜与碱性注射剂一起配伍。

【注意事项】①不适于肌内大量注射。②静脉滴注速度不宜过快。③儿童及老年患者用药应按儿童及老年剂量使用。

【规格】①片剂：50 mg（磷酸盐）。②注射剂：2 mL：40 mg（盐酸盐），2 mL：50 mg（磷酸盐）。

八、辅酶 A

【药理作用】本品为体内乙酰化反应的辅酶。参与体内乙酰化反应，对糖、脂肪和蛋白质的代谢起着重要的作用，如三羧酸循环、肝糖原积存、乙酰胆碱合成等，均与本品有密切关系。

【适应证】辅酶类。用于白细胞减少症、原发性血小板减少性紫癜、功能性低热、心肌梗死、脂肪肝、糖尿病、酸中毒的辅助治疗。

【用法用量】①静脉滴注：每次 50～200 U，每日 50～400 U，临用前用 5% 葡萄糖注射液 500 mL 溶解后静脉滴注。②肌内注射：每次 50～200 U，每日 50～400 U，临用前用 0.9% 氯化钠注射液 2 mL 溶解后注射，一般 7～14 日为一个疗程。

【禁忌】①急性心肌梗死患者禁用。②对本品过敏者禁用。

【相互作用】与三磷腺苷、细胞色素 C 等合用，效果更好。

【规格】注射剂：50 U，100 U，200 U。

九、辅酶 Q10

【别名】泛癸利酮、癸烯醌。

【药理作用】本品是生物体内广泛存在的脂溶性醌类化合物，在人体呼吸链中质子移位及电子传递中起重要作用，可作为细胞代谢和细胞呼吸激活剂，还是重要的抗氧化剂和非特异性免疫增强剂，可促进氧化磷酸化反应，保护生物膜结构完整性，具有下列作用。①抗心肌缺血作用：可减轻急性缺血时的心肌收缩力减弱及磷酸肌酸与三磷腺苷的含量减少，有助于保持缺血心肌细胞线粒体的形态结构，同时使实验性心肌梗死范围缩小，对缺血心肌有一定保护作用。②增加心输出量，降低外周阻力，有助于抗心力衰竭作用。对醛固酮的合成与分泌有抑制作用并干扰其对肾小管的效应。③抗心律失常作用：在缺氧条件下灌流离体动物心室肌时，可使动作电位持续时间缩短，电刺激测定其产生室性心律失常阈值较对照组小，冠状动脉开放后，阈值恢复也较快。④使外周血管阻力下降。⑤有抗阿霉素的心脏毒性作用及保肝等作用。

【适应证】用于下列疾病的辅助治疗。①心血管疾病：如病毒性心肌炎、慢性心功能不全。②肝炎：如病毒性肝炎、亚急性重型肝炎、慢性活动性肝炎。③癌症：能减轻放疗、化疗等引起的某些不良反应。

【用法用量】①口服：每次 5～15 mg，每日 3 次，饭后服用。②肌内或静脉注射：每日 5～10 mg，2～4 周为一个疗程。

【不良反应】可出现恶心、胃部不适、食欲减退，但不必停药。偶见皮疹。

【禁忌】对本品过敏者禁用。

【注意事项】静脉注射宜缓慢，以免引起头晕、头胀、胸闷及低血压等。

【规格】①片剂：5 mg。②胶囊剂：5 mg，10 mg，15 mg。③注射液：2 mL∶5 mg。

十、银杏达莫

【药理作用】本品中银杏总黄酮具有扩张冠脉血管、脑血管的作用，能够改善脑缺血产生的症状和记忆功能。双嘧达莫抑制血小板聚集，高浓度（50 μg/mL）可抑制血小板释放。

【适应证】适用于预防和治疗冠心病、血栓栓塞性疾病。

【用法用量】静脉滴注。成人每次 10~25 mL，加入 0.9% 氯化钠注射液或 5%~10% 葡萄糖注射液 500 mL 中，每日 2 次。

【不良反应】①偶有恶心、呕吐、头晕、皮肤过敏反应发生。②罕见心绞痛加重，一旦停药，症状立即消失。

【相互作用】与肝素、香豆素等抗凝药同用时，易引起出血倾向。

【注意事项】有出血倾向者慎用。

【规格】注射剂：5 mL，10 mL。

十一、环磷腺苷

【别名】环化腺苷酸、cAMP。

【药理作用】本品为蛋白激酶致活剂，为核苷酸的衍生物。它是在人体内广泛存在的一种具有生理活性的重要物质，由三磷腺苷在腺苷环化酶催化下生成，能调节细胞的多种功能活动。作为激素的第二信使，在细胞内发挥激素调节生理功能和物质代谢作用，能改变细胞膜的功能，促使网织肌浆质内的钙离子进入肌纤维，从而增强心肌收缩，并可促进呼吸链氧化酶的活性，改善心肌缺氧，缓解冠心病症状及改善心电图。此外，对糖、脂肪代谢及核酸、蛋白质的合成等起着重要的调节作用。

【适应证】①用于心绞痛、心肌梗死、心肌炎及心源性休克。②对改善风湿性心脏病的心悸、气急、胸闷等症状有一定的作用。③对急性白血病结合化疗可提高疗效，也可用于急性白血病的诱导缓解。④对老年慢性支气管炎、各种肝炎和银屑病也有一定疗效。

【用法用量】①肌内注射：每次 20 mg，溶于 2 mL 0.9% 氯化钠注射液中，每日 2 次。②静脉注射：每次 20 mg，溶于 20 mL 0.9% 氯化钠注射液中推注，每日 2 次。③静脉滴注：本品 40 mg 溶于 250~500 mL 5% 葡萄糖注射液中，每日 1 次。冠心病以 15 日为一个疗程，可连续应用 2~3 个疗程；白血病以一个月为一个疗程；银屑病以 2~3 周为一个疗程，可延长使用到 4~7 周，每日用量可增加至 60~80 mg。

【不良反应】①偶见发热和皮疹。②大剂量静脉注射（按体重每分钟达 0.5 mg/kg）时，可引起腹痛、头痛、肌痛、睾丸痛、背痛、四肢无力、恶心、手脚麻木、高热等。

【规格】注射剂：20 mg。

（曾　昆）

第三节 抗高血压药

常用降压药物包括钙通道阻滞剂（CCB）、血管紧张素转换酶抑制剂（ACEI）、血管紧张素Ⅱ受体阻滞剂（ARB）、利尿剂和β受体阻滞剂五类，以及由上述药物组成的固定配比复方制剂。中国指南推荐五大类降压药物均可作为初始和维持用药。此外，α受体阻滞剂或其他种类降压药有时也可应用于某些高血压人群。

（一）利尿剂

利尿剂是一类作用于肾脏，促进体内 Na^+、Cl^- 等电解质和水分的排泄而增加尿量的药物。它通过影响肾小球滤过，肾小管和集合管的重吸收和分泌与交换过程而发挥其利尿作用，但主要是影响肾小管的重吸收。

利尿剂早期用于心、肝、肾等疾病引起的水肿，直到20世纪50年代后期，临床医生在治疗心衰时发现利尿剂有降压作用。1957年美国首先用氯噻嗪口服治疗高血压。氯噻嗪由于口服吸收差，需要大剂量才能达到作用部位，以后瑞士科学家在研究氯噻嗪的化学结构经简单修饰制备了氢氯噻嗪，其作用强度提高了十倍，剂量大大减小，随后陆续开发了噻嗪类药物（如氢氟氯噻嗪、环戊噻嗪、苄氟噻嗪等）和噻嗪样药物如氯噻酮、美托拉唑、吲达帕胺等两类。这些药物长期以来成为高血压的主要治疗药物。其单药给药在降低血压、增强其他抗高血压的疗效和对心血管的益处已经获得循证医学的充分证据。

1. 利尿剂的分类

不同化学结构的利尿剂因作用部位不同，作用机制也不同。目前临床用于高血压治疗的利尿剂可分为四类：①袢利尿剂，呋塞米、托拉塞米等；②噻嗪和噻嗪样利尿剂，氢氯噻嗪、环戊噻嗪、苄氟噻嗪、氯噻酮、吲达帕胺等；③保钾利尿剂，螺内酯、氢苯蝶啶、阿米洛利；④碳酸酐酶抑制剂，乙酰唑胺。而高血压长期治疗的最常用利尿剂为噻嗪类（氢氯噻嗪）和噻嗪样药物（氯噻酮、吲达帕胺）。噻嗪样利尿剂的消除半衰期和作用时间均长于噻嗪型利尿剂。

2. 各类利尿剂的作用机制

各类利尿剂的作用机制见表5-1。

表5-1 各类利尿剂的作用机制

利尿剂类别	药名	作用机制
碳酸酐酶抑制剂	乙酰唑胺	抑制近曲管 $NaHCO_3$ 的重吸收
袢利尿剂	呋塞米	抑制髓袢升支粗段 $Na^+ - K^+ - 2Cl^-$ 的共同转运
	托拉塞米	—
	布美他尼	—
噻嗪类利尿剂	氢氯噻嗪	抑制远曲小管 Na^+、Cl^- 共同转运
	氯噻酮	抑制钠和氯化物在袢升支皮质稀释段的重吸收
保钾利尿剂	氨苯蝶啶	通过干扰醛固酮抑制集合管和远端肾单位内皮细胞的钠通道（ENaC）

续表

利尿剂类别	药名	作用机制
醛固酮受体阻滞剂	阿米洛利	—
	螺内酯	在远端肾单位和集合管抑制醛固酮受体，减少钠通道和钠—钾—ATP 酶
	伊普利酮	—

3. 噻嗪类利尿剂

（1）噻嗪类利尿剂的作用机制：噻嗪类利尿剂是在早期发现了磺胺类药物通过抑制近端肾小管的碳酸酐酶发挥轻度利尿作用，从而在寻找比乙酰唑胺（一种碳酸酐酶抑制剂）更强效的碳酸酐酶抑制剂时被合成发现的。噻嗪类利尿剂的基本化学结构为苯骈噻二嗪和磺酰胺基。虽然磺酰胺基与抑制碳酸酐酶有关，但噻嗪类的利尿剂机制与抑制碳酸酐酶无关，因为在近端排出的 Na^+，在肾小管升支厚壁段被重吸收。噻嗪类的利尿作用主要在远端肾小管，通过增加氯化物的排泄，在肾远曲小管部位，通过抑制电中性的氯化物共输送体，干扰钠的重吸收，即与其作用于氯化钠转运系统有关。噻嗪类对近球小管的作用是其次要部位。

Shah 等归纳噻嗪类利尿剂通过以下机制发挥利尿降压作用：①抑制远曲小管前段和近曲小管对氯化物的重吸收，增加远曲小管和集合管的 $Na^+ - K^+$ 交换，促进 K^+ 的分泌；②抑制磷酸二酯酶活性，减少肾小管对脂肪酸的摄取和线粒体氧耗，抑制肾小管对 Na^+、Cl^- 的主动重吸收；③因肾小管对水、Na^+ 的重吸收减少，肾小管内压力升高，流经远曲小管的水、Na^+ 增加，促使致密斑通过管—球反射，引起近球细胞释放肾素—血管紧张素，使肾小管收缩，肾血流下降，肾小球入球和出球小动脉收缩，肾小球滤过率也随之下降，从而对利尿剂产生耐受性，这时增加利尿剂的剂量可能改善血压控制；④通过增加肾血压—尿钠排泄关系曲线的斜率而降低高血压患者的血压。

许多临床医师认为利尿剂的降压机制就是利尿，这是认识上的误区。从血流动力学效应观点，利尿剂产生的生理效应可分为早期（短期相）和长期（长期相）（表5-2）。一般认为，早期血压的下降是通过利尿使细胞外液量和血浆容量的减少，导致心脏前负荷和心排血量降低。交感神经和肾素—血管紧张素—醛固酮系统的反向调节活化，使外周血管阻力暂时性增高，后者作用通常不足以抵消血压的下降。在长期服用噻嗪类药物（长期相），其降压机制不是通过最初的血浆容量下降，而是由于小动脉平滑肌中钠离子浓度降低，使小动脉对去甲肾上腺素反应性降低，体循环阻力总体下降而发挥作用（表5-2）。但也有研究认为有直接扩血管的作用。还有学者认为噻嗪类可引起膜的结构改变或离子梯度改变。由于噻嗪类有较持久的降低血管阻力机制，体内 Na^+ 降低，组织间隙液也减少；平滑肌细胞内 Na^+ 减少并通过 $Na^+ - Ca^{2+}$ 交换机制，使细胞内 Ca^{2+} 减少，从而降低血管平滑肌对血管收缩物质的反应性，以及增强对舒张血管物质的敏感性。也有学者认为通过抑制血管平滑肌内（RHO 激酶）的活性，使血管平滑肌细胞钙减敏进而血管阻力持续下降。大多数噻嗪类药口服 2～3 小时就产生利尿作用，而 6 小时后就几乎没有促尿钠排泄作用了，但血管阻力持续下降，这就说明了噻嗪类长期降压作用不是通过利尿。

表 5-2 开始和停止噻嗪类利尿剂治疗后的血流动力学和生理效应

变量	短期相（最初 2 ~ 4 周）	长期相（月）	治疗后期间
心排血量	降低	增加（恢复到治疗前水平）	无变化
血浆容量	降低	接近（恢复到治疗前水平）	增加（可能超过治疗前水平）
血浆肾素活性	增加	增加	降低（恢复到治疗前水平）
外周阻力	暂时性增加	逐渐下降	增加（逐渐恢复到治疗前水平）
血压	下降	下降	逐渐增加

Turner 等研究认为氢氯噻嗪通过增加 NO 释放改善血管内皮功能，从而起到长期平稳降压和保护靶器官的作用。

最近吕迁洲等研究氢氯噻嗪单用或联用对原发性高血压患者测定血浆 NO 浓度以及超声测定肱动脉血管内皮功能的影响，证明氢氯噻嗪的降压作用与其升高血浆 NO 浓度，改善血管内皮功能有关。

（2）噻嗪类利尿剂药代动力学特征的不同：噻嗪类利尿剂过去认为有"类效应概念"，近年来研究噻嗪类不同的药物其药代动力学活性不一致，其降压疗效之间的差异引起关注。

从以上药代动力学特征可以看出氯噻嗪为水溶性，相对不溶于脂，口服生物利用度较低，需大剂量才能达到作用部位，其相对效力比氢氯噻嗪低 10 倍，而氢氯噻嗪为脂溶性，生物利用度较高，且食物增加其吸收。氯噻酮与氢氯噻嗪相比，在同等剂量下，由于氯噻酮的分布容积较大，与血浆蛋白结合较高，所以消除缓慢，消除半衰期达 50 ~ 60 小时；而氢氯噻嗪的消除半衰期仅 9 ~ 10 小时，且氢氯噻嗪对收缩压和舒张压的谷峰比值（T/P）%，分别为 39.76% 和 30.79%，因此氢氯噻嗪的降压作用持续时间难以维持 24 小时。而氯噻酮的疗效要优于氢氯噻嗪。

（3）噻嗪类利尿剂临床应用：氢氯噻嗪是噻嗪类最常用的利尿剂，它是在早期开发出氯噻嗪结构基础上加以修饰，使氯噻嗪结构上的双氢变成单氢，其作用效果比氯噻嗪强 10 倍。20 世纪 80 年代以前的临床报道使用氢氯噻嗪的剂量较大（每日 50 ~ 200 mg），因为认为噻嗪利尿剂降压效果与肾钠排泄量和血浆容量减少有关。剂量越大，血压下降幅度越大，氢氯噻嗪剂量在 25 mg 时，约有 50% 患者呈现疗效反应，若剂量达到每日 50 mg 时，则 80% ~ 90% 患者呈现血压下降。但使用较大剂量时电解质丢失、代谢等不良反应增加。随着对氢氯噻嗪利尿剂的长期降压机制的认识，目前都推荐小剂量噻嗪为氢氯噻嗪每日 12.5 ~ 25 mg（或另一种噻嗪类的等效剂量）。服用小剂量氢氯噻嗪可有效降低高血压患者的血压，同时可大大降低其影响电解质、糖代谢等不良反应。

国内吴寿岭等研究对原发性高血压患者长期小剂量氢氯噻嗪的降压疗效观察。232 例轻度、中度高血压患者服用氢氯噻嗪 12.5 mg，每日 1 次，观察 1 年。比较服药 6 周及 1 年的降压疗效及生化指标的变化。结果：治疗 6 周的收缩压、舒张压、平均动脉压下降值分别为（6.01 ± 16.05）mmHg、（2.90 ± 10.33）mmHg、（3.94 ± 10.68）mmHg；治疗 1 年的收缩压、舒张压、平均动脉压下降值分别为（10.45 ± 17.28）mmHg、（8.45 ± 11.06）mmHg、（9.12 ± 10.88）mmHg。1 年时血压下降值高于 6 周时血压下降值（$P < 0.05$）。治疗 6 周时降压达标率为 20.3%，1 年时降压达标率为 35.1%（$P < 0.05$）。观察结束时未发现低钾血症，但血尿酸较基线有明显增加。

蔡伟等研究不同剂量氢氯噻嗪治疗原发性高血压的疗效观察。106 例患者，随机分为两组，分别给予氢氯噻嗪 12.5 mg 和 25 mg。每日 1 次，观察 8 周。结果：12.5 mg 和 25 mg 组治疗前后的收缩压和舒张压都有明显下降，差异有显著性（$P < 0.05$）。但降压幅度、总有效率两组无显著性差异、两组治疗 8 周后均出现血清钾下降及血尿酸增加，但 25 mg 组的患者影响更明显，且有血糖升高。

从 Meta 分析纳入 42 项 RCT 的临床研究 192 478 例高血压患者，比较了 7 种降压方案，观察分析显示小剂量噻嗪类利尿剂在预防心血管事件、充血性心力衰竭、脑卒中、心血管死亡等方面显著优于安慰剂组，而与 ACEI、ARB、CCB 等无明显差异。另外，从药物经济学考虑，氢氯噻嗪价格非常低，因此，常推荐作为降压治疗药物，然而我国临床医生很少将氢氯噻嗪单药作为首选降压药，因为其半衰期较短，需多次给药，而美国、欧洲等国用氯噻酮替代。然而氢氯噻嗪利尿剂与其他降压药组成的复方制剂（SPC）则广泛用于高血压的治疗，已获得学界的公认。在 2013 年 ESH/ESC 指南和美国 JNC-7 都强调了 CCB、ACEI、ARB 和噻嗪类利尿剂成为优化联合治疗的基本元素。2013 年 JNC-8 也提示了高血压起始治疗时可以联用多种降压药或单片复方制剂，单片复方制剂不仅使达标患者比例升高，药物不良反应也少于自由联合治疗方法，而且给患者带来更好的依从性。美国 2002～2012 年调查资料显示，与单药治疗相比，应用 SPC 的血压控制率升高 55%，而自由联合方案升高为 26%，法国对 2002～2012 年调查也显示随着 SPC 使用比例的增加，其控制血压的达标率增加 32%。我国高血压患者人数巨大，但 75% 患者血压控制没有达标，因此，SPC 是适合大多数中国高血压患者的降压策略，有利于提高广大患者的降压达标率。

4. 噻嗪类样利尿剂

（1）氯噻酮。

1）降压机制：氯噻酮是国外最广泛应用的噻嗪类样口服利尿剂和降压药，其作用机制是通过抑制钠和氯化物在肾小管髓袢升支皮质稀释段的重吸收而发挥降压作用。氯噻酮可以增加尿量，从而减少细胞外液和血浆容量，血浆容量降低可减少静脉血回流和心排血量，降低血压。氯噻酮的降压作用比氢氯噻嗪强 1.5～2 倍，且作用可持续 12 小时以上，用氯噻酮治疗高血压患者不仅 24 小时动态血压得以有效控制，而且夜间血压下降更为明显。Hermida 等一项前瞻性研究，在 3344 例平均年龄 52.6～14.5 岁高血压患者中评估 24 小时中各时间段的血压水平对患者预后心血管事件的影响，中间随访五六年后发现，夜间平均收缩压与高血压患者心血管事件（包括心血管死亡、心肌梗死和卒中）的发生率显著相关。夜间收缩压降低可显著改善患者的无事件生存，夜间收缩压每降低 5 mmHg，心血管事件危险降低 17%。

2）药代动力学参数：氯噻酮单次给药半衰期个体差异较大，平均半衰期为 45～60 小时，药物主要经肾脏代谢，肾病患者服用氯噻酮易引起氮质血症，对于严重肾功能损害患者应慎用。

3）临床应用：循证医学的证据证实噻嗪类利尿剂与钙通道阻滞剂，血管紧张素转化酶抑制剂在降低卒中等心血管事件发生率没有明显差异，而且利尿剂所致的血糖异常风险较低。高血压是老年人群中心血管病危险的重要因素，而单纯收缩期高血压（ISH），约占老年高血压患者 50%。老年患者由于血管内皮功能因年龄和血压升高而改变，血管壁弹性下降、脉压增大；另外，随着年龄的增加，肾脏排钠能力下降，故老年 ISH 患者多存在钠敏感性增高容量负荷，进而使收缩压升高，而噻嗪类利尿剂可使 ISH 患者临床获益。一项大型的 SHEP 研究主要纳入的对象是年龄≥60 岁的老年收缩期高血压患者，共 4736 例，其 SBP 在 160~219 mmHg，DBP < 90 mmHg。随机分为氯噻酮治疗组（$n=2365$）和安慰剂对照组（$n=2371$），在 4736 例患者，其中 3161 例未接受过抗高血压药物治疗，1575 例接受过药物治疗，这些患者平均年龄 72 岁，平均 SBP 为 170 mmHg，DBP 为 77 mmHg。治疗组用氯噻酮作为基础治疗初始时每日服用 12.5 mg 氯噻酮，必要时加用 25 mg/d 阿替洛尔或增加氯噻酮剂量至 25 mg/d，试验从 1985 年 3 月开始。4.5 年后结果显示，治疗组平均 SBP 下降 26 mmHg（与基线比较），安慰剂组 SBP 下降 15 mmHg；治疗组 DBP 下降 9 mmHg，安慰剂组下降 4~5 mmHg，总的 BP 达到目标值，治疗组（BP 平均为 143/68 mmHg）有效率为 65%~72%，安慰剂组（平均 BP 达到 155/72 mmHg）有效率为 32%~40%。5 年来总的卒中发生率治疗组为 5.2%，安慰剂组为 8.2%，风险比为 0.64（$P=0.003$），说明 5 年来经低剂量氯噻酮治疗老年单纯收缩期高血压使卒中发生率降低了 36%，另外，在心肌梗死发生治疗组有 50 例，安慰剂组有 74 例（RR = 0.67；95% CI 0.47~0.96）；在致死和非致死心衰的发生，治疗组有 55 例，安慰剂组有 105 例（RR = 0.51；95% CI 0.37~0.71，$P < 0.001$）；但对心血管死亡率和全因死亡率，两组比较未显示统计学的显著差异（OR 分别为 0.80；95% CI 0.6~1.05 和 0.87；95% CI 0.73~1.05）。

2011 年 Kostis 等发表了对 SHEP 试验进行随访 22 年长期存活的分析研究。在 SHEP 试验开始时患者的平均年龄为 72 岁，22 年后平均年龄已达 92 岁，最终随访分析 4736 例中，其中氯噻酮治疗组有 59.9% 患者已死亡，对照组有 60.5% 患者已死亡，两组患者的死亡率相同。22 年后回顾性采集患者死亡率登记资料，在治疗组中因冠心病死亡 294 例（占 12.4%），卒中死亡 110 例（占 4.6%），而对照组中冠心病死亡 323 例（占 13.6%），卒中死亡 134 例（占 5.6%）。上述 22 年观察结果显示氯噻酮治疗组心血管死亡率显著低于对照组，治疗组 669 例死亡（28.3%）；对照组 735 例死亡（31.0%）$P = 0.02$；该研究经过 22 年长期的随访，从寿命和 70% 存活时间概率显示治疗组比对照组延长，在心血管死亡的病例，寿命平均延长 158 天（$P = 0.009$），全因死亡率延长 105 天。总之，氯噻酮每多治疗一个月，其寿命多延长 1 天，在 70% 存活概率方面，在全因死亡率治疗组比安慰剂对照组长 0.56 年，在心血管死亡的病例中，治疗组的存活要比安慰剂对照组长 1.41 年。从 SHEP 22 年长期随访的结果表明，氯噻酮治疗老年收缩期高血压患者具较好的降压效果，长期用药的分析资料显示氯噻酮治疗能显著减少心血管死亡率，但与安慰剂比较全因死亡率无统计学差异。氯噻酮每多治疗 1 个月，寿命多延长一天。由此，也说明了临床医师越早实施氯噻酮降压治疗，可延长生命。国外临床众多研究资料认为噻嗪类利尿剂中氯噻酮的疗效和证据要优于氢氯噻嗪，所以更多地推荐使用氯噻酮。

（2）吲达帕胺。

1）降压作用机制：吲达帕胺化学结构不属于噻嗪类型，但和噻嗪型相似，含有磺酰胺基，所以保留了抑制碳酸酐酶的性质。同时它带有 1 个 2-甲基-二氢吲哚基团，因此口服易吸收，其脂溶性较高，可以更多地进入组织与血管壁内皮细胞结合，使得吲哚帕胺具有双重的作用机制，不仅有利尿作用，还具有血管扩张作用，期降压机制与降低血管对体内升压物质的反应性和松弛血管平滑肌有关。吲达帕胺可改善动脉顺应性，减少外周总阻力和微动脉阻力，发挥有效的降压作用。与氢氯噻嗪相比吲达帕胺生物利用度高，消除半衰期长 14 小时。一次给药作用可维持 24 小时，有较高的谷峰比值，期降低 SBP 和 DBP 的 T/P 比值分别为 89% 和 85%。临床降压疗效优于氢氯噻嗪。吲达帕胺也可以引起低钾血症，但发生率低于氢氯噻嗪，尤其吲达帕胺的缓释片显著减少低钾血症的发生和相对危险。吲达帕胺缓释片特点是剂量小，血药谷峰浓度低，在维持良好的 24 小时降压疗效基础上，其低钾血症发生率较普通片（2.5 mg）降低 62.5%。

2）临床应用：HYVET 一项前瞻性、多中心、随机双盲安慰剂对照研究，纳入 3845 例 80 岁以上高龄老年高血压患者（其中中国患者 1526 例），一组给予吲达帕胺缓释片（每天 1.5 mg），若血压未达到 <150/80 mmHg，则加用培哚普利 2~4 mg；另一组给予安慰剂。随访 21 年后与安慰剂组对比。结果：吲达帕胺（联合或吲达帕胺单药）组患者的收缩压及舒张压分别降低 15 mmHg 及 6 mmHg；2 年后血压达标率为 48%，安慰剂组仅为 19.9%（$P<0.001$）；全因死亡率降低 21%，卒中、致死性卒中及心力衰竭发生率分别减少 30%、39% 及 64%。由于治疗组主要终点事件发生率及死亡率显著下降，研究被提前终止。安全性分析显示，治疗后血糖、血钾、血尿酸及血肌酐水平的改变与安慰剂组作用相似，且前者严重不良反应事件发生率显著低于安慰剂组。另外，治疗组和安慰剂组在随访期间的痴呆（包括血管性痴呆和阿尔茨海默病）发生率分别为每年 33/1000 和每年 38/1000，两组无显著性差异，同时本研究与其他研究（SHEP、STOP 等）亚组的 Meta 分析进行比较，显示了以吲达帕胺利尿剂为基础的降压治疗有利于改善认知功能。由于 HYET 研究的入选人群非常具有代表性，证实了以利尿剂治疗老年高血压患者的益处和确切的疗效。

2012 年 Bulpitt 发表了对 HYVET 研究 2 年队列分析进一步的研究结果在老年单纯收缩期高血压（舒张压，<90 mmHg）和收缩压在 160~199 mmHg，舒张压 ≥90 mmHg 的患者，观察单独应用吲达帕胺缓释剂 1.5 mg/d；吲达帕胺 + 培哚普利 2~4 mg 组和安慰剂组的比较。2 年分析的结果显示在单纯收缩期高血压的患者（IST）和收缩压/舒张压 >160/90 mmHg 的患者（SDH）给予吲达帕胺单药或吲达帕胺 + 培哚普利 2~4 mg 治疗后其血压下降分别为 19.3/4.8 mmHg 和 16.5/6.9 mmHg 均显著高于安慰剂，吲达帕胺药物治疗组在降低患者收缩压的同时与安慰剂组相比显著减少 ISH 患者的脉压。在 SDH 患者经药物治疗其收缩压达到 <150 mmHg 约 62%，ISH 患者为 71%，相应的 DBP 控制达到 <80 mmHg，SDH 患者为 40%，ISH 患者为 78%，如果增加培哚普利至 4 mg/d，ISH 患者血压的控制的效果更优于 SDH 患者。总之，HYVET 研究证明对于老年高血压患者吲达帕胺以及吲达帕胺 + ACEI 联合使用能改善患者的预后降低卒中 30%，降低总死亡率 21%，降低心衰 64%。

London 报道一项 X-CELLENT 随机、双盲、安慰剂对照组研究，评价吲达帕胺（1.5 mg/d）、坎地沙坦（8 mg/d）、氨氯地平（5 mg/d）和安慰剂对照的比较，疗程 12 周，在降低 ISH 患者血压和脉压的变化。结果显示 3 种药物治疗均能明显降低收缩压，但仅有吲达帕胺缓释剂不影响舒张压，与安慰剂相比吲达帕胺还显著减少 ISH 患者的脉压。动态血压监测显示与安慰剂比较 3 种药物治疗均能明显控制 24 小时血压，但在减少 ISH 患者 24 小时脉压方面吲达帕胺缓释制剂显著优于坎地沙坦和钙通道阻滞剂氨氯地平。

ISH 是老年高血压的最主要表现形式，而 ISH 患者常伴随更高的心血管事件和死亡率风险。老年人脉压大，脉压与心血管死亡率和卒中死亡，全因死亡均呈正相关，而舒张压变化与心血管事件成负相关，即 DBP 越低，心血管事件发生率越高。因此，治疗 ISH 最理想的降压治疗方式是降低 SBP 的同时不影响或尽可能少影响 DBP。而吲达帕胺在 ISH 患者的降压治疗具有针对性，在降低收缩压的同时，对 DBP 影响较少，而且显著减少患者的脉压，有改善血管弹性和利尿的双重作用，进一步优化 ISH 降压治疗，达到显著改善老年高血压患者的预后，降低心血管事件和"全因死亡"的风险。目前临床上对于血压轻中度升高的患者欲单独选用利尿剂时常以吲达帕胺缓释制剂作为首选。2011 年英国高血压指南也推荐，对于选用利尿剂作起始治疗时，相对于传统噻嗪类利尿剂，应优先选择噻嗪样利尿剂，如吲达帕胺或氯噻酮。

2013 年一项 Meta 分析研究，检索 Cochrane 图书馆、PubMed、EMbase，中国生物医学文献数据库等（检索时间至 2011 年 8 月），研究有关吲达帕胺对比氢氯噻嗪治疗高血压的 Meta 分析，符合随机对照试验（RCT）的 11 项研究，共计 1153 例患者。Meta 分析的结果显示，吲达帕胺在降低高血压患者收缩压和舒张压方面显著优于氢氯噻嗪，两组比较有明显的差异（$P = 0.03$ 和 $P = 0.01$）。不良反应的发生率与氢氯噻嗪比较，没有统计学上的差异（$P = 0.3$）。

吲达帕胺具有利尿和钙拮抗双重作用，在产生降压作用的剂量明显小于利尿作用的剂量。上述临床研究显示，其治疗高血压的疗效优于氢氯噻嗪，其安全性与噻嗪类利尿剂相当。主要的不良反应为头疼、头晕、电解质紊乱和过敏反应，但均较轻。

2014 年美国高血压学会/国际高血压指南指出，吲达帕胺在降低卒中和心血管事件方面证据等级强于氢氯噻嗪。因此，噻嗪样利尿剂尤其是吲达帕胺应作为噻嗪类利尿降压药物的首选。

（3）美托拉宗：美托拉宗化学结构不同于噻嗪类，它属于喹唑林结构衍生物，但含有磺酰胺基，对碳酸酐酶的抑制作用很弱，口服吸收迅速，生物利用度约为 65%，药物大部分以原药经肾小管达到其作用部位，再经尿排泄，因此其作用强而持久，一次给药后作用可维持 24 小时。但临床观察，其疗效不比噻嗪类强。本品不同于噻嗪类，不会使肾血流量和肾小球滤过率降低，因此对严重肾功能损害患者尚可应用。

5. 髓袢利尿剂

髓袢利尿剂主要作用于髓袢升支髓质部，通过抑制髓袢升支粗段中 $Na^+ - K^+ - 2Cl^-$ 共同转运的能力，阻止了 Na^+ 和 Cl^- 的重吸收，使 Na^+ 和 Cl^- 的尿排泄量增加，同时使髓袢升支粗段内皮细胞两侧的电位差消除，抑制了 Ca^{2+} 和 Mg^{2+} 的重吸收，从而发挥利尿作用。该类药在利尿的同时，还能扩张全身动脉，降低外周血管阻力，增加肾血流量而不降低肾小球滤过率。临床试验也证明髓袢利尿剂在降低血压方面与噻嗪类同样有效，且较少引起脂质紊乱。但髓袢利尿剂，作为降低血压，长期使用不如噻嗪类有效。

（1）呋塞米：呋塞米的化学结构上也含有磺酰胺基，其 2 位碳原子上呋喃氨基，故属磺胺类衍生物，又名利尿磺胺，商品名速尿。

呋塞米的药理作用如下。①利尿作用，通过抑制髓袢升支髓质部 $Na^+ - K^+ - 2Cl^-$ 的转运，抑制了 Na^+、Cl^-、K^+ 和水的重吸收，对升支的皮质部也有作用，其结果是管腔液 Na^+、Cl^- 浓度升高，髓质间液 Na^+、Cl^- 浓度降低，使渗透压梯度降低，肾小管收缩功能下降，抗利尿激素的作用减弱，从而导致 Na^+、Cl^- 和水的排泄增多。由于 Na^+ 重吸收减少，远端小管 Na^+ 浓度升高，促使了 Na^+、K^+ 和 $Na^+ - H^+$ 交换增加，K^+ 和 H^+ 排出增多。另外，呋塞米还通过抑制髓袢对 Ca^{2+}、Mg^{2+} 的重吸收而增加 Ca^{2+}、Mg^{2+} 的排泄。②扩张血管，呋塞米具有扩张血管降低外周血管阻力的作用。它扩张肾血管，降低肾血管阻力，促进肾皮质部位血流重分布，使肾血流增加，改善肾脏的缺血、缺氧症状。与其他利尿剂不同，呋塞米不影响肾小球滤过率，在肾小球滤过率很低的情况下，其排尿量仍可增加 30% ~ 40%。呋塞米能扩张肺血管，降低肺毛细血管通透性，通过利尿，减少血容量，降低左心室充盈压与前负荷，减轻左心衰竭引起的肺水肿；也能减轻心功能障碍引起的充血性心力衰竭。这些血流动力学变化可发生在尿量增加之前，说明其扩张血管作用与利尿作用无明显关系。呋塞米扩张血管作用机制尚不清楚，认为可能是与增加前列腺素的合成和抑制前列腺素的分解有关。Wiemer 认为呋塞米可能通过促进前列腺素、内皮细胞驱动松弛因子释放，使血管阻力持续下降。

呋塞米口服吸收迅速，但吸收不稳定，个体间差异大，可能不同生产厂家剂型的不同，其生物利用度有相当大的变化范围，为 20% ~ 100%。起效快，口服 20 ~ 30 分钟开始利尿，1 ~ 2 小时血药浓度达高峰，作用持续 6 ~ 8 小时。肌内注射半衰期为 30 分钟，作用维持 4 ~ 6 小时；静脉注射后 2 ~ 5 分钟起效，作用维持 2 小时。呋塞米作用时间短。因此，用于治疗高血压时，每日 2 次，每次 20 mg。通常呋塞米不作为原发性高血压的首选药，只有当伴有肾功能不全或高血压危象时使用。

（2）托拉塞米：托拉塞米是一种新的髓袢利尿剂，其化学结构中也含有磺酰脲基。与呋塞米相似具有利尿、降压作用。

托拉塞米的药理作用如下。①作用于肾小管髓袢升支粗段及远曲小管，抑制 $Na^+ - K^+ - 2Cl^-$ 共同转运对 Na^+、K^+、Cl^- 的重吸收，使尿中 Na^+、Cl^- 和水的排泄量增加而发挥利尿作用。其排钠利尿作用与药物剂量相关。另外，托拉塞米还可抑制远曲小管上皮细胞醛固酮与其受体的结合，进一步增加其利尿、排钠效果，其排钾作用明显弱于其他髓袢利尿剂。这一特点在治疗伴有低钾血症的肝腹水、心衰等疾病具有重要的临床意义。本品利尿作用比呋塞米强。②扩张血管作用，其作用机制为抑制前列腺素分解酶活性，增加血浆中 PGE_2、PGI_2 浓度，竞争性拮抗 TXA_2、TXB 的收缩血管作用。肾血管扩张降低了肾血管阻力，促使肾皮质部位的血流增加，在一定程度上预防急性肾衰竭，保护残余肾功能。

托拉塞米口服迅速吸收，1 小时即达血药峰浓度，作用时间维持 6 ~ 8 小时。生物利用度为 80% ~ 90%，消除半衰期为 2.2 ~ 5 小时。本品主要经肝脏代谢，约 20% 以原药经尿排出。本品在治疗剂量范围内具有良好的量效关系，即使在肾功能不全时也很少产生蓄积，因此，安全性好。由于本品经肝脏细胞色素 P450 酶代谢，因此其作用受肝药酶抑制剂或诱导剂的影响。托拉塞米可用于治疗高血压病，每日 2.5 ~ 5 mg 即有降压作用。与噻嗪类利尿剂的不同之处是本品降压作用起效缓慢，约为 1 周。托拉塞米适用于噻嗪类抵抗或无效患者。

【临床应用】托拉塞米对各种类型的高血压模型有效，利尿阈剂量即可产生抗高血压作用。

临床研究表明，托拉塞米 2.5 ~ 10 mg 可使轻中度高血压平均动脉压降低 24 ~ 29 mmHg。托拉塞米单独使用剂量通常位每次 2.5 ~ 5 mg，每日 1 次，71% ~ 95% 患者的舒张压可控制在 90 mmHg 以下，对于作用不明显的患者加倍剂量，可使 70% ~ 80% 的患者舒张压控制在目标值。

国内一项随机、双盲、平行对照临床研究评价了托拉塞米治疗轻中度原发性高血压的疗效和安全性。118 例轻中度原发性高血压患者，随机分为拖拉塞米组或吲达帕胺缓释片组，分别服用托拉塞米 5 mg，每日 1 次或吲达帕胺缓释片 2.5 mg，每日 1 次；在治疗 4 周末，坐位舒张压大于等于 90 mmHg 者，剂量加倍至托拉塞米 10 mg，每日 1 次或吲达帕胺缓释片剂 5 mg，每日 1 次，继续服用 4 周。结果显示，服药 4 周后，托拉塞米组总有效率为 67.86%（38/56 例），吲达帕胺缓释片组总有效率为 72.58%（45/62 例），组间比较无差异（$P = 1.00$）；治疗 8 周后，加量者总有效率托拉塞米组为 34.62%（9/26 例），吲达帕胺组缓释片组为 61.90%（13/21 例）；两组用药后 2 周、4 周、6 周、8 周坐位舒张压的下降幅度和下降率组间比较亦无统计学差异；血压达标率试验结束时坐位血压降至 140/90 mmHg 以下者，托拉塞米组为 62.5%（35/56 例），吲达帕胺缓释片剂组为 64.52%（40/62 例），组间比较无统计学差异（$P = 0.82$）；治疗两周和试验结束时吲达帕胺缓释片剂组的血钾、血钠、血氯水平较托拉塞米组低（$P < 0.01$ 或 $P < 0.05$）。试验结果说明，托拉塞米 10 mg，每日 1 次，治疗轻中度原发性高血压的疗效与吲达帕胺缓释片剂 2.5~5 mg，每日 1 次的疗效相似，但对血钾、血钠、血氯的影响较吲达帕胺缓释片剂轻。

6. 保钾利尿剂

目前临床常用的有螺内酯、阿米洛利和氨苯蝶啶。这 3 种药物的化学结构和药理性质各不相同，但作用部位相同，主要作用于远曲小管后段和皮质集合管，干扰 Na^+ 再吸收和 K^+ 分泌。增加 Na^+、Cl^- 排泄和留 K^+，从而起到利尿作用。该类药利尿作用都很弱，因此位低效能利尿剂。主要与噻嗪类利尿剂和髓袢利尿剂合用，减少钾排泄和增加利尿效果。

（1）螺内酯：螺内酯为醛固酮受体阻滞剂，作为传统利尿剂，用于伴有醛固酮增多的顽固性水肿。近十年来认识到醛固酮在肾素—血管紧张素系统中起到重要作用，而螺内酯具有阻滞肾素—血管紧张素—醛固酮（RAAS）的作用，因而临床还用螺内酯治疗高血压及心血管疾病。

1）药理作用。①利尿作用：由于螺内酯与醛固酮有类似的化学结构，因此两者在远曲小管和集合管的皮质段部位起竞争作用，从而干扰醛固酮对上述部位钠的重吸收，促进 Na^+、Cl^- 的排出而产生利尿，因 $Na^+ - K^+$ 交换受抑制，钾的排出减少，故称保钾利尿剂。螺内酯的利尿作用强度与体内醛固酮的分泌量有关，分泌多则作用强。②拮抗肾素—血管紧张素—醛固酮系统（RAAS）：目前研究表明醛固酮可由肾上腺以外的多个组织器官分泌，如心脏、血管壁、大脑等。同时其合成不受体液因素影响。醛固酮可与肾小管上皮细胞、心肌细胞、血管平滑肌细胞等胞浆内的相应受体结合，形成醛固酮受体复合物，在细胞核内影响 DNA 和 mRNA 的转录，最终形成多种特异性醛固酮诱导蛋白。这些蛋白质能够促进肾小管，集合管对 Na^+ 重吸收和对 K^+ 的排泄；调节水、电解质及血容量的变化；刺激胶原蛋白的合成，参与组织修复和重构；抑制心肌对 Na^+ 的摄取，诱发冠状动脉痉挛和心律失常等。螺内酯可竞争性结合醛固酮受体，阻断其对心血管、脑、肾等组织的损伤。③降压作用：原发性高血压常伴有 RAAS 激活，而引起继发性高醛固酮血症，醛固酮增多可导致水钠潴留，细胞外液扩张，血容量增加，血管对去甲肾上腺素的反应增强，引起高血压。螺内酯竞争性拮抗醛固酮，动物实验显示能降低高血压大鼠收缩压及舒张压，能使高血压大鼠的肾动脉及肾内动脉收缩期和舒张期阻力指数、血管内膜中膜厚度与管腔内腔的比值及肾动脉内中膜纤维化程度明显下降，改善动脉重塑。高血压患者应用螺内酯治疗，其血清中 NO、过氧化氢浓度升高，血压下降。

本品口服吸收较好，生物利用度约为 70%，其微粒制剂生物利用度可达 90%。因螺内酯本身无明显的药理作用，须经肝脏代谢为有活性的坎利酮化学名烯睾丙内酯，后者可透入靶细胞与血浆中的醛固酮受体结合发挥作用，故螺内酯起效慢，口服后 1 天左右起效，2~3 天才能达到作用高峰。半衰期为 12~18 小时，所以作用维持时间较长，停药后作用仍可维持 2~3 小时。螺内酯不仅可纠正噻嗪类诱发的钾和镁的丢失，而且在使用小剂量（12.5~50 mg/d）时，还为对治疗耐受的患者提供累加的低血压效应。患者肾功能受损时，螺内酯仍然有效，当然仍须严密监测，以避免发生高血钾症。另外，螺内酯对顽固性高血压有效。

2）临床应用。螺内酯可应用于顽固性高血压的治疗。顽固性高血压（RH）是指多种降压药物联用仍不能满意控制的血压。血压难以控制的原因很多，5%~10% 的高血压患者不能满意控制血压。早消除各种影响因素、改善继发性因素、联合应用 ACEI、钙通道阻滞剂、利尿剂等多种降压药仍无法控制血压时，加用小剂量螺内酯即可达到满意的降压效果和起到保护靶器官的作用，尤其是能显著增加依赖醛固酮/肾素水平的顽固性高血压患者的降压效果。李琳等综述了几年来应用螺内酯治疗顽固性高血压的相关临床试验。

Ouzan 对 520 名高血压患者〔其中有 25 条符合顽固性高血压（RH）诊断标准：至少两种降压药物联用其平均动态血压 24 小时监测仍大于 140/90 mmHg〕，在原有降压基础上加用 1 mg/（kg·d）螺内酯，于用药前及给螺内酯 1 个月后测定血钾、血清肌酐水平和血压的变化。结果：螺内酯治疗 1 个月后有 23 例 RH 患者血压降低至小于 140/90 mmHg，平均 24 小时动态血压监测，收缩压由治疗前的（152±2）mmHg，降至（128±2）mmHg，$P<0.01$；舒张压由治疗前的（86±2）mmHg，降至（76±2）mmHg（$P<0.013$）。另外，用药 3 个月后，每一位患者使用降压药物数量也从原有平均（3.2±0.2）种减少到（2.1±0.2）种，25 例患者中未见因使用螺内酯出现肾功能不良事件而停用螺内酯的。结论：螺内酯治疗顽固性高血压是安全和有效的。

Nishizaka 观察 76 例 RH 患者，其中 34 例为原发性醛固酮增多症，在原有多种降压药物（ACEI、ARB 和利尿剂）治疗的基础上，加用螺内酯（12.5~25 mg/d），若血压不能控制则调整螺内酯剂量至 50 mg/d，于治疗后 6 周、3 个月及 6 个月测量血压。结果：在治疗后 6 周、3 个月及 6 个月患者的平均血压分别降低 21/10 mmHg、23/10 mmHg、25/12 mmHg。

Chapman 最近一项研究 1411 例 RH 患者，平均年龄（63±8）岁，77% 为男性，40% 合并糖尿病，患者在应用多种降压药仍无效时，加螺内酯作为第四线降压药，平均剂量为 25 mg/d，疗程 1.3 年。结果：螺内酯治疗后平均血压由用螺内酯开始时 156.9/85.3 mmHg，到治疗结束下降了 21.9/9.5 mmHg（$P<0.001$）。且血压下降不受年龄、性别、吸烟和糖尿病等影响。螺内酯耐受性好，出现不良反应主要是男子女性型乳房或乳房不适及高钾血症，分别占 6% 和 2%，而仅有 6% 的患者因不良反应而停药。虽然该项试验非随机安慰剂对照设计，但大量病例试验结果支持螺内酯治疗顽固性高血压有效，特别是在联合 3 种降血压药物不能满意控制的高血压患者。另外，螺内酯除利尿降压外，尚可减轻高血压并发的心室肥厚。

最近 Souza 等一项前瞻性研究评价螺内酯作为第四线或第五线药物治疗顽固性高血压的疗效及安全性。236 例诊断外围 RH 患者，其中 175 例经几大类降压药联用仍不能满意控制血压的真性顽固性高血压患者，第一阶段给予小剂量螺内酯 25~50 mg/d，治疗 2~4 个月，以后调整剂量至 50~100 mg/d，其中 2 例因不良反应退出，余 173 例，共计平均疗程约 7 个月，平均螺内酯剂量为每日 50 mg（25~100 mg），结果经 24 小时动态血压监测，与用药前相比较其收缩压和舒张压平均降低为 16 mmHg 和 9 mmHg，相应比治疗前各降低 0.2% 和 9.5%。使用螺内酯 100 mg/d（31 例），并未呈现比 25～50 mg/d 的剂量有更显著的降压作用。175 例中不良反应发生有 13 例（占 7.4%），其中 3 例男性呈现男性乳房增大，另 3 例乳腺功能紊乱。结论：螺内酯可被推荐为与其他抗高血压药物联合治疗真性顽固性高血压（尤其适用于腹型肥胖及动脉硬化程度较低的患者）的第四或第五线治疗药物。

2010 年美国心脏学会（AHA）年会上报道，一项社区医疗网络的调查显示，顽固性高血压发病率为 16.2%（12.7% 使用 3 种以上降压药血压未达标，3.4% 使用≥4 种降压药血压被控制）。老年、女性和肥胖者较易发，但医师应注意排除假性顽固性高血压（常因血压测量不准确，患者依从性差和"白大衣效应"等所致），排除并适当治疗继发性高血压。原发性醛固酮增多症是顽固性高血压的重要原因之一。欧美近年调研顽固性高血压中原发性醛固酮增多症患者高达 17%～22%。而醛固酮受体阻滞剂螺内酯对伴或不伴原发性醛固酮症的顽固性高血压同样有效，可使血压进一步降低 25/12 mmHg。

另外，调查显示在顽固性高血压患者中，难治性高血压（指经最佳内科治疗仍不能控制的高血压）约占 15%，螺内酯对难治性高血压也同样有治疗效果。

（2）氨苯蝶啶和阿米洛利：本品为保钾利尿剂，其保钾排钠作用与螺内酯相似，但作用机制与螺内酯不同，并非通过拮抗醛固酮而发挥作用。氨苯蝶啶和阿米洛利主要用于治疗各类型水肿，这类保钾利尿剂，仅有轻微的尿钠排泄，在降低血压方面相对无效，一般不用于降压，常与噻嗪类利尿剂合用以减少低钾血症的发生。另外，它们还可防止尿中镁丢失，恢复镁平衡对于纠正利尿剂所致的低钾血症是必需的。

（3）依普利酮：依普利酮是一种新一代选择性醛固酮受体阻滞剂，具有降低血压、改善心功能、逆转心肌肥厚、抗动脉粥样硬化等作用。2002 年 FDA 批准其上市用于治疗高血压。

1）药理作用：醛固酮除了维持水电解质平衡和内环境稳定之外，还可直接作用于血管系统，与血管炎症、平滑肌细胞肥大、内皮功能异常、蛋白尿和肾血管损伤等有关。肾素—血管紧张素—醛固酮系统（RAAS）过度激活及高醛固酮血症可导致心血管系统损害。动物实验和临床研究都证明阻断醛固酮受体，对血管及心、脑、肾等靶器官有保护作用。螺内酯（非选择性醛固酮受体阻滞剂）对上述靶器官有保护作用，但作用于其他性激素受体会产生相关不良反应（如男性女性化、阳痿、月经紊乱等），而依普利酮对雄激素和黄体酮受体的亲和力比螺内酯低，对睾丸功能、排泄等没有明显作用，同时也很少像螺内酯引起男性乳腺发育等不良反应。药物在体内主要由 CYP4503A4 代谢，半衰期为 4～6 小时。食物的摄入不影响药物吸收，抑制 CYP4503A4 的药物（如酮康唑、维拉帕米、红霉素等）可增加本品在血液中的浓度。依普利酮的降压作用随着剂量的增加而增大，降压作用至少可维持 24 小时。

2）临床应用：近年来，国外已有众多文献评价依普利酮治疗高血压的安全性和有效性，认为其降压效果稳定，不良反应少，耐受性好。一项对 400 名轻中度原发性高血压患者的多中心、平行、双盲、安慰剂对照试验，受试者随机接受 12 周依普利酮（25 mg/d，50 mg/d，100 mg/d，200 mg/d）或安慰剂，动态血压监测显示，依普利酮的各剂量组收缩压和舒张压均比安慰剂组有显著的降低，依普利酮组的 24 小时平均收缩压和舒张压下降了 0.85/0.59 kPa～1.37/0.76 kPa（1 kPa = 7.5 mmHg），而安慰剂组的相应值为 0.17/0.11 kPa。

另一项在不同人种中的随机、双盲试验比较依普利酮和氯沙坦、安慰剂的作用，203 名白种人和 348 名黑种人的轻、中度高血压患者被随机分为依普利酮（50 mg/d）组，氯沙坦（50 mg/d）组和对照组。治疗结果显示，依普利酮组、氯沙坦组和对照组分别降低舒张压（1.37 ± 0.09）kPa、（0.92 ± 0.08）kPa 和（0.70 ± 0.09）kPa，表明依普利酮能较氯沙坦组和安慰剂更有效地降低血压（$P < 0.01$）；研究还显示，在高肾素的高血压患者中，依普利酮降低收缩压和舒张压与氯沙坦一样有效，而在低肾素的高血压患者中，依普利酮比氯沙坦更有效。Williams 等比较了依普利酮与依那普利对轻度、中度高血压患者的疗效和耐受性，499 名受试者随机接受依普利酮（50 ~ 200 mg/d）或依那普利（10 ~ 40 mg/d）治疗，6 个月后发现，依普利酮和依那普利分别降低坐位收缩压 1.93 kPa 和 1.69 kPa，降低舒张压 1.49 kPa 和 1.50 kPa，两者的疗效相似（$P < 0.05$）；6 个月时患者减量服药再持续 6 个月，两者的降压疗效仍然相似。同时发现，依普利酮降压作用不依赖肾素水平，但依那普利组的降压反应与肾素相关，提示依普利酮对低肾素型高血压的靶器官有更好的保护作用。

另一项在老年高血压患者中的对照研究对依普利酮的降压作用与钙通道阻滞剂氨氯地平作比较，169 名 50 岁以上的高血压患者随机给予依普利酮（50 ~ 200 mg/d）或氨氯地平（2.5 ~ 10 mg/d），经 24 周治疗后，依普利酮组平均收缩压降低（2.73 ± 0.15）kPa，舒张压降低（0.6 ± 0.09）kPa；氨氯地平组平均收缩压降低（2.67 ± 0.15）kPa，舒张压降低（0.92 ± 0.09）kPa。显示依普利酮降压作用与氨氯地平基本相似。

总之，有关依普利酮治疗高血压的长期疗效和安全性还有待于更多的临床循证证据。

7. 碳酸酐酶抑制剂

这类利尿剂主要作用于近曲小管，抑制 H^+ 的形成，使 $NaHCO_3$ 排泄增多而利尿。但是近曲小管各段对 Na^+ 重吸收有代偿性增强，因此碳酸酐酶抑制剂的利尿作用比较弱。此外，由于碱基的丢失，易造成代谢性酸中毒，故碳酸酐酶抑制剂在临床中很少使用。

8. 利尿剂在高血压治疗中的地位

利尿剂用于高血压治疗已经超过 50 年，在相当长的一段时间里，噻嗪类利尿剂曾位列高血压的第一阶梯用药，在高血压治疗中曾经发挥了重要作用。由于具有良好的疗效，其降压作用平稳，与其他抗高血压药物相比，其价格低廉，依从性好，并且可降低高血压相关的病死率。因此，被广泛推荐为治疗高血压的一线药物。但是随着新的降血压药物的不断问世（如钙通道阻滞剂、血管紧张素转化酶抑制剂及血管紧张素受体阻滞剂）及许多临床研究发现，噻嗪类利尿剂长期或较大剂量使用和一些新类型降压药比较可能存在一系列的不良反应，如利尿剂对糖、脂、血电解质、尿酸代谢的影响，使这类药物在降压中的地位一度受到冲击，利尿剂的临床应用受到制约，利尿剂是否应该作为一线降压用药引起了广泛争论。

（1）争论的焦点。

1）质疑利尿剂的降压疗效和一线地位：2003 年发表的由澳大利亚国立卫生院研究的由 6083 例患者参与的 ANBP-2 研究显示，在降压相似的情况下，依那普利与氢氯噻嗪相比，主要终点（心脑血管事件及死亡）降低 11%（5.98% 对 5.61%，$P = 0.05$），达到统计学显著性差异。2006 年谭静等研究 41 发现噻嗪类利尿剂在降低收缩压和舒张压的谷峰比分别只有 39.76% 和 30.79%，其作用难以维持 24 小时。2008 年 Messerli 等完成的一项研究，共纳入 18 项具有动态血压监测的临床研究比较了中小剂量氢氯噻嗪（12.5 ~ 25 mg/d）与其他降压药物（ACEI、β 受体阻滞剂、钙通道阻滞剂和 ARB）进行头对头比较。结果显示，氢氯噻嗪降低诊室血压（日间血压）与其他药物相似，但在夜间与清晨时段的降压作用却明显减弱（即其降低 24 小时动态血压显著弱于 ACEI、β 受体阻滞剂、钙通道阻滞剂和 ARB）。而且无任何证据表明其可以有效地降低心血管事件与脑卒中的危险性。因此，提出利尿剂不适于继续作为一线降压药。

2）质疑利尿剂存在不良反应：虽然大多数国家的高血压指南推荐利尿剂用于高血压的治疗剂量以中、低剂量短期使用可能不会引起明显不良反应，但大剂量噻嗪类及噻嗪样药物长期使用可能引起糖、脂质代谢、低钾血症、血钙降低、尿酸升高的不良反应和新发糖尿病的风险、心血管的事件。因此，认为利尿剂作为高血压的基础治疗地位不如 ACEI、ARB、钙通道阻滞剂。例如：Verdecchia 等研究，在平均 6 年的随访发现，在高血压患者中，噻嗪类利尿剂的应用是新发糖尿病的一个独立预测因子，同时还发现新发糖尿病患者心血管事件发生率等同于研究之初已有糖尿病的高血压患者。Messerlin 对 30 842 例高血压患者研究分析后也发现，利尿剂降压治疗可显著增加患者新发糖尿病风险 34%，而其他降压药如钙通道阻滞剂、ACEI、ARB 对新发糖尿病无显著影响。因此，长时间使用噻嗪类利尿剂降压临床获益受到影响。

另外，早期临床研究认为噻嗪类利尿剂能有效降压，但其对脂代谢有不利影响，长期使用较大剂量（>25 mg/d）噻嗪类利尿剂能使血清胆固醇升高，且不能降低冠心病的发生率。

此外，噻嗪类利尿剂长期使用，低钾血症的发生率较其他类型降压药物高，大约有 50% 使用噻嗪类利尿剂的患者可能会发生低钾血症（血钾 ≤3.5 mmol/L），低钾血症的发生机制与肾脏过度排钾有关。在肾远曲小管，噻嗪类抑制 Na^+ 和 Cl^- 的重吸收，但也抑制了 K^+ 的重吸收；此外血容量的减少，导致醛固酮分泌增加，促进了 K^+ 的排泄。血钾的降低程度与患者血钾基线水平和利尿剂的使用剂量成正相关。

利尿剂可引起血尿酸升高，主要是由于噻嗪类利尿剂能干扰尿酸排出，尿酸升高可引发痛风。利尿剂可使血尿酸值呈剂量依赖性升高。INSIGHT 的研究显示，使用氢氯噻嗪 25～50 mg 患者，痛风发生率为 2.1%，较钙通道阻滞剂组（1.3%）高。高尿酸血症是老年单纯心血管事件发生的独立危险因素。

2012 年 Mc Adams 等发表一篇前瞻性队列研究。纳入 4 个美国社区 5789 例高血压患者，其中 37% 使用过利尿剂，随着利尿剂使用时间的推移，观察患者痛风发生的情况和风险。研究随访 9 年。结果：与未使用任何利尿剂、噻嗪类或袢利尿剂患者相比，使用利尿剂、噻嗪类或袢利尿剂患者发生痛风的风险比（HR）分别为 1.48，95% CI 1.11～1.98；噻嗪类 HR 为 1.44，95% CI 1.00～2.10；袢利尿剂 HR 为 2.31，95% CI 1.36～3.91。经校正血清尿酸水平，利尿剂治疗与痛风发生风险相关性不存在。与未接受抗高血压治疗相比，使用非利尿剂抗高血压药物可降低痛风风险（校正后 HR 为 0.64，95% CI 0.49～0.86）。与未接受利尿剂治疗相比，开始接受利尿剂治疗的患者血清尿酸水平增加 0.72 mg/dL（95% CI 0.57～0.87）。结论：利尿剂虽可降低高血压患者卒中和充血性心力衰竭的发病率和病死率，但可增加高血压患者痛风发生风险。因此，痛风应视为利尿剂禁忌证。

上述几点也成为利尿剂使用受限争论的焦点。

3）质疑利尿剂与某些抗高血压药物联用的优越性：降压药物联合应用是高血压治疗达到降压目标值的有效措施。然而近年来一些研究质疑利尿剂在某些联合治疗中的地位。例如：β 受体阻滞剂与利尿剂联合应用，认为是经典的联合组合。由于 β 受体阻滞剂通过降低心排血量，抑制交感神经活性和减少肾素分泌发挥降压作用，且能抵消噻嗪类利尿剂所致的交感神经系统和 RAAS 激活。但是近年来研究发现 β 受体阻滞剂和利尿剂联合应用其降低高血压患者心血管事件发生的风险不如长效钙通道阻滞剂与 ACEI 或 ARB 的联合方案。例如 2005 年 Dahlof 等发表的一项盎格鲁斯堪的纳维亚心脏终点事件（ASCOT）研究，分别对噻嗪类利尿剂联合 β 受体阻滞剂阿替洛尔与 ACEI（培哚普利）联合钙通道阻滞剂（氨络地平）进行疗效对比研究，结果显示 ACEI 联合钙通道阻滞剂组其血压控制显著优于利尿剂联合 B 受体阻滞剂组，在脑卒中以及心血管死亡风险主要终点，ACEI 联合钙通道阻滞剂组也显著优于利尿剂联合 β 受体阻滞剂；此外利尿剂联合 β 受体阻滞剂组其与代谢相关不良反应更多见，新发糖尿病发生率更高。另外，噻嗪类利尿剂与 ACEI/ARB 联合治疗方案也是公认选择的联合降压治疗方案，但是 2008 年 Jamerson 等发表的一项对收缩期高血压患者联合治疗防止心血管时间终点研究。结果显示，对于高危高血压患者，氢氯噻嗪联合 ACEI（贝那普利）与钙通道阻滞剂（氨络地平）联合贝那普利相比，两组降压幅度接近，但氨络地平与贝那普利联合组其心血管终点事件风险率较氢氯噻嗪联合贝那普利组降低 20%。上述结果提示利尿剂联合治疗的方案无论在血压控制还是终点获益改善预后方面差于 ACEI 联合钙通道阻滞剂的治疗方案。

又如利尿剂与钙通道阻滞剂的联合方案也是公认为对高危高血压患者获益。但 2010 年英国医学杂志发表的一项回顾性研究，纳入 535 例（年龄在 30～79 岁）在 1989～2005 年被诊断为首要致命、非致命性心肌梗死或卒中，接受药物治疗的高血压患者，同时选取 952 例接受高血压治疗的成员作对照。比较利尿剂联合钙通道阻滞剂和利尿剂联合 β 受体阻滞剂及利尿剂联合 ACEI 或 ARB。结果显示使用利尿剂 + 钙通道阻滞剂治疗者，心肌梗死的危险显著增加，卒中危险有轻微下降，但无统计学意义。因此，这一研究报道引起了广泛关注。上述这些报道质疑利尿剂与某些降压药物联用的治疗地位。

（2）利尿剂降压治疗的循证医学证据：噻嗪类利尿剂在治疗高血压的 50 年历程中积累了广泛的临床研究证据，无论是单药或联合其他降压药物在治疗高血压及降低心脑血管时间发生率方面的有效性已得到大量临床研究的证明。从早期的 SHEP、CAPPP、NORDIL、STOP-2 研究，到最近的 INSIGHT、ALLHAT、ADVANCE、HYVET、PROGRESS 研究等，这些临床研究均证明了利尿剂治疗高血压和减少心脑血管疾病终点事件的作用，奠定了噻嗪类利尿剂在高血压，尤其是老年高血压患者治疗中难以取代的地位。如 ALLHAT 研究在对31 000 多例高危高血压患者中比较了噻嗪样利尿剂（氯噻酮）、钙通道阻滞剂、血管紧张素转化酶抑制剂和 β 受体阻滞剂四种抗高血压药物在治疗高血压及预防并发症的效果。结果表明氯噻酮的降压疗效优于其他几种降压药物，在降低主要心血管事件、肾脏事件方面，噻嗪类利尿剂与 ACEI 及 CCB 相似；噻嗪类利尿剂预防心力衰竭和卒中效果可能更好。但噻嗪类缺点可增加新发糖尿病风险。

2004 年来自 42 项，超过 19 万例病例分析的数据表明 β 受体阻滞剂、ACEI、ARB、CCB 或 α 受体阻滞剂等一线降压治疗方案均未显著优于小剂量噻嗪类利尿剂（12.5～50 mg/d）。另外，一些临床研究也证明与 CCB、ACEI 类降压药相比，利尿剂可显著减少心脑血管终点事件发生。噻嗪类利尿剂长期随访试验也表明其减少心力衰竭和卒中的优势依然存在。

2006 年 Zillich 等一项回顾性研究显示低剂量（12.5～25 mg/d）氢氯噻嗪与高剂量

（50 mg/d）的降压效果没有明显差别，噻嗪类利尿剂由于剂量—效应曲线平坦，故小剂量即可达到较好降压效果，而代谢性不良反应也是呈剂量依赖性。上述这些大规模临床研究都是采用低剂量噻嗪类和噻嗪样利尿剂，如氢氯噻嗪（12.5 mg）、氯噻酮（12.5 mg）、苄氟噻嗪（12.5 mg）及吲达帕胺（普通片 2.5 mg，缓释片 1.5 mg），证实其有确切的降压作用，能明显降低心血管事件的发生率和病死率。小剂量利尿剂能降低冠心病风险 28%，而大剂量利尿剂升高冠心病风险 1%，同时小剂量利尿剂其低钾血症、高血尿酸、糖脂代谢的不良反应发生率也降低。我国大量的临床研究也证明小剂量氢氯噻嗪的降压疗效。

各国高血压指南都推荐噻嗪类利尿剂是抗高血压药物的首选之一。

总之，噻嗪类利尿剂具有确切的降压疗效和降低心脑血管终点事件丰富的循证医学证据，其在高血压治疗中的地位不可替代。

对于质疑利尿剂所致的代谢不良反应：噻嗪类利尿剂可诱发糖耐量异常使血糖升高甚至糖尿病。噻嗪类利尿剂引起血糖升高的机制尚不明确，可能与低钾血症有关。因为低钾血症可使胰岛素分泌减少，另外，使用利尿剂后激活 RAAS，产生胰岛素抵抗。由于早期研究中使用的利尿剂剂量都偏高（如氢氯噻嗪为 20 ~ 100 mg/d）。较大剂量使用噻嗪类，虽然可能增加一点降压幅度，但易发生低钾血症，而低钾血症又致糖代谢发生不良影响，甚至导致糖尿病的发生。流行病学证据也表明低钾血症参与了噻嗪类诱导血糖异常的发病机制。小剂量噻嗪类利尿剂对血糖的影响有限，其他不良反应发生率也降低。一些大规模临床研究如 SHEP、STOP、MRC（英国医学研究理事会）等都证明了使用小剂量噻嗪类利尿剂如氢氯噻嗪（12.5 mg）、氯噻酮（12.5 ~ 25 mg/d）对糖代谢影响有限。相反能明显降低心血管事件的发生率和病死率，有效控制糖尿病伴高血压患者的血压，减少糖尿病有关的死亡、脑卒中、心肌梗死、外周血管疾病等。使用氢氯噻嗪 12.5 mg/d 和 25 mg/d 相比较，低钾血症发生率分别为 5% 和 10%。也进一步证明了低钾血症的发生与噻嗪类剂量相关。另外，Zillich 等对噻嗪类利尿剂一项 59 个临床试验 58 520 例回顾性分析中，发现血钾浓度的下降与血糖浓度的升高间存在线性关系，血钾每下降 1 mmol/L，血糖浓度就升高 10 mg/dL；同时还发现如果基础血钾水平 >3.8 mmol/L，不会明显影响糖代谢。使用钾补充剂或保钾药物维持血钾正常水平可能预防糖耐量的减低和糖尿病的发生。这些研究提示了避免低钾血症可阻止噻嗪类利尿剂引发糖尿病。

Amery 等报道接受利尿剂治疗的患者每年空腹血糖升高 3 mg/dL；而随后 2 ~ 3 年补钾治疗，患者血糖有明显降低（$P < 0.05$）。STOP 研究也发现，当噻嗪类利尿剂与保钾利尿剂联合使用，患者血糖、血钾浓度与对照组比较无显著性差异。上述这些研究都表明利尿剂导致糖代谢异常生与低钾血症有关。小剂量噻嗪类利尿剂对糖代谢影响有限，通过补充氯化钾或联用保钾利尿剂可预防低钾血症的发生，而保钾药物为首选，因为它们可以纠正基础病因，从而有利于高血压和糖尿病的控制。近年来一些新型噻嗪样利尿剂的出现（如吲达帕胺缓释片）降低了低钾血症发生率，同时能使致死性卒中、心血管事件发生率和病死率明显下降。

（3）噻嗪类利尿剂联合降压的证据：利尿剂与其他抗高血压药物联合使用，一方面通过各自不同的机制互补增强降压效果；另一方面可抵消利尿剂的某些不良反应。大量的循证证据与临床经验证实联合应用降压药，在提高降压达标率，兼顾减少不良反应和提高依从性，使患者获得降压治疗的最大益处。联合降压药已成为高血压治疗模式中最重要的组成部分。75%以上的高血压患者需要联合用药才能使血压达标。

不同的联合用药方案的降压效果、靶器官保护作用和耐受性可能存在差异，因此其临床治疗地位和适用人群也不尽相同，但 ACEI + 利尿剂、ARB + 利尿剂、CCB + 利尿剂、ACEI + CCB 及 ARB + CCB 的联合方案仍被多项随机临床研究所证实。2010 年美国高血压学会（ASH）发表了《联合应用降压药物意见书》，对各类降压药物之间不同组合方式的疗效与安全性进行了重新评估，并将各种联合方案归纳 3 类，即优选方案、二线方案、不推荐常规应用方案。ACEI 或 ARB + 利尿剂，CCB + 利尿剂的方案认为是最佳选择。噻嗪类利尿剂与 ACEI 或 ARB 联合，通过减少水钠潴留，松弛外周血管，抑制 RAAS 等多重机制增强降压效果，另一方面 RAAS 抑制剂还可减少噻嗪类利尿剂所致的 RAAS 激活和低钾血症等不良反应。如 ACCOPPLISH 研究证实小剂量氢氯噻嗪与 ACEI 联合治疗能使血压达标率从基线 37.2% 提高至 72.4%。PROGRESS 一项研究显示，6105 例既往有短暂性脑缺血发作或卒中史的患者联合应用培哚普利与吲达帕胺较单用培哚普利治疗可使再发卒中、心力衰竭、严重冠脉事件及认知功能减退相对风险分别降低 28%、26%、26% 及 19%。LIFE 一项研究使用氯沙坦联合小剂量氢氯噻嗪治疗，具有较好的降压疗效，主要终点（心血管死亡和心肌梗死）的危险性降低 13%，脑卒中的危险进一步下降 25%。

至于噻嗪类利尿剂与钙通道阻滞剂的联合应用，VALUE 试验也证实氨氯地平 5 ~ 10 mg 加用氢氯噻嗪 12.5 ~ 25 mg/d，对于单一药物难以控制的难治性高危高血压患者，两者联合有利于血压达标，同时降低心血管事件发生率。

国内一项大型前瞻性随机、双盲、安慰剂对照多中心试验（FEVER），纳入 9800 例年龄在 50 ~ 79 岁的高血压患者，给予非洛地平缓释片联合小剂量氢氯噻嗪 12.5 mg/d，与氢氯噻嗪单药治疗组相比。随访 60 个月，结果显示，非洛地平联合氢氯噻嗪组，收缩压和舒张压，由 154.2/91.0 mmHg 下降到 137.3/82.5 mmHg；氢氯噻嗪单药加安慰剂组血压由 154.4/91.3 mmHg 下降为 142.5/85 mmHg，SBP/DBP 平均降低 4.2 mmHg 和 2.1 mmHg，主要终点（致死性和非致命性卒中）减少 27%（$P = 0.001$），心血管事件发生率减少 27%（$P < 0.01$）心血管病死率减少 33%（$P = 0.019$）、全因死亡率减少 31%（$P = 0.006$）。

我国临床专家孙宁教授点评 2010 年 BMJ 发表的利尿剂联合钙通道阻滞剂可使心肌梗死风险增加的结果。认为该文采集的样本是来自早期，样本量小，是一项回顾性，非随机的病例对照，缺乏循证证据。而目前多个国家的指南如 ESC/ESH（2007 年）、日本高血压指南（2009 年）、中国高血压指南（2005 年）等都推荐利尿剂联合钙通道阻滞剂的治疗方案，其循证医学的证据是充分的。

至于利尿剂联合 β 受体阻滞剂与利尿剂联合血管紧张素转化酶抑制剂治疗方案相比，虽其降压的疗效相似，但代谢相关不良反应较多，新发糖尿病发生率增加，因此不推荐利尿剂联合 β 受体阻滞剂用于伴代谢综合征、糖耐量异常或糖尿病的高血压患者。对于糖尿病患者，噻嗪类利尿剂联合 ACEI 或 ARBA 的方案是最理想的选择。

近年来，由于认识到高血压发病机制的多重复杂因素，涉及遗传、膳食、电解质、社会心理应激，肾脏和神经内分泌等因素，各因素彼此交互作用，最终导致血压升高，因此采用不同作用机制的药物联用更符合高血压的病理生理特点。大量临床研究显示，单一药物使用降压的幅度（SBP/DBP）通常约为 10/5 mmHg。因此，众多国家指南都推荐对 2 级及 2 级以上的高血压患者为达到降压目标值的血压，通常需联合治疗。Wald 等一项 Meta 分析基于

42 项临床研究，10 968 例高血压患者比较四大类降压药（包括噻嗪类、β 受体阻滞剂、血管紧张素转化酶抑制剂、钙通道阻滞剂）单药剂量加倍时，收缩压降幅仅增加约 20%，联合两类不同作用机制的降压药物与单药剂量加倍相比，可增加 5 倍的降压疗效。这充分表明联合用药具有显著的累加效应，可以更快地使血压达标。因此，2013 年 AHA、ACC、CDC 均明确推荐，对血压≥160/100 mmHg 的患者，起始即可采用小剂量噻嗪类利尿剂 + ACEI/ARB 或 CCB 联合治疗。我国人群日均钠摄入量明显高于西方等国家，我国高血压患者中盐敏感患者高达 58%，同时老年高血压患者超过 60%，这些患者更适合应用利尿剂，因此 2010 年中国高血压防治指南推荐利尿剂 + ACEI/ARB 或 CCB 为优选的联合方案。

9. 各国高血压防治指南及专家共识

几十年来大量临床研究和循证医学的证据证实，噻嗪类利尿剂无论是单用或联用，在防治高血压降低心血管并发症的地位未被动摇。美国高血压预防、诊断、评估与治疗联合委员会第 7 次报告（JNC 7）建议对于初始高血压无并发症的高血压患者推荐首选噻嗪类利尿剂，并强调如果血压高出目标血压水平 20/10 mmHg，应考虑起始即联合应用包括噻嗪类利尿剂在内的 2 种抗高血压药物。2005 年我国高血压防治指南 651 也推荐噻嗪类利尿剂尤适用于充血性心力衰竭、老年高血压、单纯收缩期高血压。而袢利尿剂适用于有肾功能不全及充血性心力衰竭者；保钾利尿剂适用于充血性心力衰竭及心肌梗死后。2006 年英国国立健康与临床优化研究所（NICE）、英国国家慢性病协作中心及英国高血压学会（BHS）联合发布的《成人高血压管理指南》建议：55 岁以上的高血压患者初始治疗首选 CCB 或噻嗪类利尿剂；55 岁以下的高血压患者初始治疗首选 ACEI，不能耐受 ACEI 时选用 ARB。如果初始治疗是 CCB 或噻嗪类利尿剂，需要联合第二种降压药物，则应加用 CCB 或噻嗪类利尿剂。如果需要第四种降压药物则建议加大在噻嗪类药物剂量或加用另一种利尿剂（严密监测），或 β 受体阻滞剂或选择性 α 受体阻滞剂。2009 年欧洲高血压学会（ESH）、欧洲心脏病学会（ESC）高血压指南坚持噻嗪类利尿剂、ACEI、ARB、CCB 和 β 受体阻滞剂均可作为高血压的初始和维持治疗用药，并强调噻嗪类利尿剂的强适应证限于单纯收缩期高血压、心力衰竭及黑人高血压；袢利尿剂仅限于中末期肾病、心力衰竭。2009 年日本高血压学会公布的指南也推荐：①五大类抗高血压药物是治疗高血压的首选药，高血压治疗重要的是降压而不是选择哪一类药；②为了达到目标值血压常使用 2~3 种药物联合应用，而在噻嗪类利尿剂与 ACEI 或 ARB、噻嗪类利尿与钙通道阻滞剂、ACEI 与钙通道阻滞剂、钙通道阻滞剂与 β 受体阻滞剂的联用常规被推荐，其中尤以噻嗪类利尿剂和（RAS）抑制剂的联用，通过 RAS 机制和容量机制的双重阻滞，加强降压效果，有效改善血压控制达标率；同时减少长期使用利尿剂带来的不良反应是最佳的联合治疗方案。2010 年加拿大高血压教育计划及诊治指南推荐：无并发症高血压患者，初始抗高血压单药治疗应采用噻嗪类利尿剂（A 级证据）；对于合并心力衰竭的高血压患者（纽约心功能 Ⅲ~Ⅳ 级），可使用醛固酮受体阻滞剂（B 级证据），如需要可加用噻嗪类利尿剂（B 级证据）及袢利尿剂（B 级证据）；对于合并脑血管疾病的高血压患者，可联用利尿剂及 ACEI；合并左心室肥厚者，可选用在噻嗪类（D 级证据）；合并糖尿病且无蛋白尿时，可选用噻嗪类利尿剂（>55 岁 A 级证据，<55 岁 B 级证据），合并蛋白尿且降压未达标时可加用噻嗪类利尿剂（C 级证据）。

2011 年我国发表了《利尿剂治疗高血压的中国专家共识》。①噻嗪类利尿剂是循证医学证据最丰富的抗高血压药物，可降低高血压相关的病残率和病死率。②该类药物分为噻嗪类和噻嗪样利尿剂，不同的药物由于其药代动力学活性不一致，其降压疗效之间存在差异。③噻嗪类利尿剂适用于大多数无利尿剂禁忌证高血压患者的初始和维持治疗，尤其是适合老年高血压，单纯收缩期高血压、难治性或顽固性高血压以及合并心力衰竭的高血压。我国居民食盐量的摄入远高于世界卫生组织所推荐的 6 g/d 的标准，因此特别适于摄盐量较多/盐敏感性高血压。④利尿剂与多数抗高血压的联用具有优势互补，可增强降压效果，减少利尿剂的某些不良反应。⑤噻嗪类利尿剂与 ACEI 或 ARB 的联合是目前多国指南公认的优先选择的联合降压治疗方案。⑥噻嗪类利尿剂的多数不良反应与其使用剂量及种类相关，规范使用利尿剂是防治不良反应的主要策略。推荐小剂量噻嗪类利尿剂与肾素—血管紧张素—醛固酮系统抑制剂合用，或使用噻嗪样利尿剂缓释剂型。⑦痛风、低钾血症为利尿剂使用的禁忌证。

2011 年英国 NICE 指南指出，基于证据分析，对于有心衰或水肿的高血压患者，则应加用噻嗪类利尿剂，以噻嗪样利尿剂如氯噻酮 12.5 ~ 25 mg/d 或吲哚帕胺 1.5 mg 缓释剂或 2.5 mg/d，有充分证据支持。而非传统的噻嗪类利尿剂如氢氯噻嗪或苄氟噻嗪。

2013 年 ESH/ESC 新版高血压管理指南关于药物治疗的推荐并无很大的更新，仍推荐利尿剂（包括噻嗪类、氯噻酮和吲哚帕胺）、β 受体阻滞剂、钙通道阻滞剂、血管紧张素转化酶抑制剂和血管紧张素受体阻滞剂这五大类降压药物均可作为初始和维持治疗用药。五大类降压药均适用于老年高血压患者，单纯收缩期高血压患者可优先考虑利尿剂和钙通道阻滞剂（Ⅰ类推荐，证据水平为 A 级）。

2013 年美国 AHA/ACC/CDC 高血压管理科学建议，将噻嗪类利尿剂作为一线首选降压药，在 1 级高血压（SBP140 ~ 159 mmHg，DBP 90 ~ 99 mmHg），首选考虑应用噻嗪类利尿剂；在 2 级高血压（SBP > 160 mmHg 或 DBP > 100 mmHg）推荐采用噻嗪类利尿剂联合 ACEI 或 ARB 或利尿剂联合 CCB。美国将利尿剂作为首选降压药是基于下列原因：①大量的 RCT 证据显示利尿剂与钙通道阻滞剂、血管紧张素转化酶抑制剂在降低卒中等心血管事件发生率方面没有显著差异，且利尿剂所致的血糖异常风险较低；②噻嗪类利尿剂价格低廉/疗效好，从成本效益比具有优势；③黑人在美国高血压患者中占一定比例，黑人患者血浆肾素水平相对较低，对肾素—血管紧张素系统抑制剂的敏感性不如白人患者反应较强，而对利尿剂治疗较敏感；④噻嗪类利尿剂对老年收缩期高血压患者能增加获益，可明显降低卒中的发生率和降低心血管病病死率。

2013 年 12 月美国最新公布了 JNC 8 高血压管理指南，在降压药物治疗仅推荐四大类包括噻嗪类利尿剂、钙通道阻滞剂、血管紧张素转化酶抑制剂和血管紧张素受体阻滞剂作为一线降压药，而不再推荐 β 受体阻滞剂作为一线降压药。虽然不能认为 β 受体阻滞剂治疗原发性高血压无效，但其效果显然非最佳。由于多数临床研究显示 β 受体阻滞剂不能显著降低心血管事件发生率及心血管病死率；其预防卒中的效果也劣于 CCB 与 ACEI 或 ARB，预防全部心血管事件的作用也劣于 CCB。同时该指南认为上述四大类降压药均可用于合并糖尿病高血压患者的初始治疗。尽管 ACEI 或 ARB 对高血压合并糖尿病患者的血糖调节具有潜在的有益作用，但尚无证据充分证明这类药比噻嗪类利尿剂或 CCB 有更多的临床获益。说明 JNC 8 新指南进一步肯定了噻嗪类利尿剂的降压疗效和靶器官的保护作用，从而继续稳固了利尿剂降压的一线地位。

（二）血管紧张素转换酶抑制剂

血管紧张素转换酶抑制剂（ACEI）有良好的靶器官保护作用，是各国高血压指南均推荐的一线降压药。ACEI 通过竞争性地抑制血管紧张素转换酶（ACE），阻断血管紧张素 I（Ang I）转换成血管紧张素 II（Ang II），从而降低循环和局部的 Ang II 水平。Ang II 的作用非常广泛，包括收缩血管，刺激去甲肾上腺素、肾上腺素、醛固酮、升压素、内皮素-1 和促肾上腺皮质激素等的释放，增加交感神经活性，刺激血小板黏附和聚集，增加黏附分子（如 P-选择素）、趋化蛋白、细胞因子（如白细胞介素-6）和纤溶酶原激活剂抑制物-1（PAI-1）的表达，抑制内皮细胞的一氧化氮合酶，促进心肌细胞肥大，刺激血管平滑肌细胞移行和增生，增加细胞外基质蛋白及金属蛋白酶的合成，增加多种生长因子的生成，加速动脉粥样硬化等。另外 ACEI 可增高缓激肽的水平，增加一氧化氮和有血管活性的前列腺素（前列环素和前列腺素 E_2）的释放。ACEI 还能阻断血管紧张素 I～VII 的降解，使其水平增加，从而通过加强刺激血管紧张素 I～VII 受体，进一步起到扩张血管及抗增生作用。大规模临床试验结果显示 ACEI 降压作用明确，对糖脂代谢无不良影响，对于高血压患者具有良好的靶器官保护和心血管终点事件预防作用，尤其适用于伴慢性心力衰竭、心肌梗死后伴心功能不全、心房颤动预防、糖尿病肾病、非糖尿病肾病、代谢综合征、蛋白尿或微量白蛋白尿患者。各种 ACEI 制剂的作用机制相同，故在总体上具有类效应。

常用 ACEI 有卡托普利、贝那普利、西拉普利、依那普利、咪达普利、赖诺普利、培哚普利、雷米普利、福辛普利。

【药代动力学】ACEI 可根据其与 ACEI 分子表面锌原子相结合的活性基团而分成巯基类、羧基类和膦酸基类等三类。根据其在体内生物转化过程可分为活性药和前体药，大多数的 ACEI 都是须经体内生物转化产生生物活性的前体药。大多数 ACEI 主要经肾脏排泄，因此当肾功能不全时必须减少药物摄入量。福辛普利、雷米普利等药物为肝肾双通道代谢，老年人及肾功能不全的患者无须减量。

【用法用量】常用 ACEI 用法用量见表 5-3。美国 2014 年高血压指南（JNC 8）推荐了几种药物基于随机对照试验的每天目标剂量，与中国高血压防治指南推荐的剂量有些许差异。

表 5-3 常用 ACEI 用法用量

药物名称	中国高血压防治指南 2018		JNC 8		
	每天剂量（mg）	每天服药次数	初始每天剂量（mg）	基于 RCT 的每天目标剂量（mg）	每天服药次数
卡托普利	12.5～50	3	50	150～200	2
贝那普利	5～40	1～2	—	—	—
雷米普利	2.5～10	1	—	—	—
依那普利	5～40	2	5	20	1～2
咪达普利	2.5～10	1	—	—	—
赖诺普利	5～40	1	10	40	1
培哚普利	4～8	1	—	—	—
雷米普利	1.25～20	1	—	—	—
福辛普利	10～40	1	—	—	—

【临床应用】卡托普利预防计划（CAPPP）是第一项比较 ACEI 与传统降压药物的临床研究。该研究纳入 10 985 例高血压患者，比较卡托普利与传统降压药物（利尿剂或 β 受体阻滞剂）对各类心血管事件的影响。结果显示，卡托普利能有效降低各类临床心血管事件。在主要终点致死性心血管事件、致死或非致死性卒中、致死或非致死性心肌梗死（MI）、所有致死性事件方面，卡托普利均优于传统药物。ACEI 和钙通道阻滞剂（CCB）预防冠心病和卒中的大型 Meta 分析纳入了 28 项研究，共 179 122 例患者，比较了新型降压药物 ACEI 或 CCB 与安慰剂或传统降压药物（β 受体阻滞剂和利尿剂）对冠心病和卒中的影响。结果显示，收缩压每下降 10 mmHg，心肌梗死（MI）和心血管死亡风险下降 15%，但 ACEI 在降压以外额外降低 MI 和心血管死亡风险达 12%。Meta 分析结果提示，ACEI 具有确切的降压以外的心血管保护作用。

ACEI 是被证实能降低心衰患者死亡率的第一类药物，也是循证医学证据积累最多的药物，一直被公认是治疗心衰的基石和首选药物。ACEI 治疗慢性心力衰竭至少有 30 多项以安慰剂为对照的随机临床试验，结果几乎完全一致。Garg 等汇总分析 32 项临床试验共 7105 例心力衰竭患者，ACEI 治疗使总病死率降低 23%，死亡或心力衰竭恶化住院的合计发生率降低 35%。且各 ACEI（包括依那普利、卡托普利、雷米普利、喹那普利或赖诺普利）的作用相当，对不同的年龄、性别、病因或 NYHA 心功能分级亚组患者的作用也均相似。

ACEI 治疗急性心肌梗死（AMI）有第二次新斯堪地那维亚依那普利生存协作研究（CONSENSUS-2）、第四次心肌梗死生存率国际研究（ISIS-4）、第三次意大利急性心肌梗死研究（GISSI-3）、心肌梗死后生存率长期评价（SMIIE）和第一次中国心脏研究（CCS-I）等短期研究，以及 SAVE、急性梗死雷米普利研究（AIRE）和群多普利心脏评价研究（TRACE）等长期研究。这些临床研究结果均显示 ACEI 可降低心肌梗死后患者的病死率。心肌梗死协作组汇总分析 98 496 例患者的资料，显示 ACEI 组和安慰剂组的 30 天病死率分别为 7.1% 和 7.6%，相当于用 ACEI 治疗 1000 例患者 4~6 周，可以减少 4.8 例死亡。心力衰竭或前壁梗死等高危患者获益更大，而低危患者（如不伴有心力衰竭的下壁梗死）未能显著获益。ACEI 在稳定性冠心病二级预防方面的研究包括 EUROPA、HOPE 和 PEACE 研究等，3 项研究的 Meta 分析显示 ACEI 能显著降低心血管死亡风险达 18%。

ACEI 可使糖尿病患者获益，micro-hope 研究入选了 3577 名年龄 ≥55 岁的同时伴有心血管病史或至少 1 个其他心血管危险因素的糖尿病患者，随机分组，分别接受雷米普利 + 安慰剂或维生素 E + 安慰剂治疗，平均随访 4.5 年。结果雷米普利组心肌梗死、脑卒中或心血管死亡等总主要联合终点的发生率显著低于安慰剂组（相对危险性降低 25% [95% CI 12~36]，$P = 0.0004$）。还有研究显示 ACEI 可降低新发糖尿病（NOD）发生率，意大利一项 Meta 分析涉及 11 项随机对照临床试验、共 8 万余例患者，随访（4.0 ± 1.0）年后，与安慰剂相比，ACEI 或 ARB 能显著降低 NOD 风险 [OR 为 0.8]。

此外，ACEI/ARB 还能显著降低心血管死亡（OR 为 0.9）和非心血管死亡（OR 为 0.7）风险。另一项涉及 19 项随机对照临床试验共 5 万余例患者的 Meta 分析显示 ACEI 显著降低 NOD 风险（RR 0.78，95% CI 0.70~0.88，$P = 0.003$），每 100 例使用 ACEI 的患者会减少 1 例 NOD。但 ACEI 能否降低 NOD 风险仍未定论，欧洲心脏病学会 2013（ESC 2013）上报告的一项纳入 1856 例受试者的前瞻性研究显示，在亚洲人群连续纳入的心血管疾病患者中 ACEI 或 ARB 治疗对新发糖尿病累计发生率的影响无显著差异。故 ACEI 对 NOD 发生率的影响需更多循证医学证据才能得出结论。

ACEI 对慢性肾脏病（CKD）具有保护作用，美国一项研究通过收集 MEDLINE 数据库、参考文献及专家建议等后发现，对伴大量蛋白尿且合并糖尿病的患者，与安慰剂相比，ACEI（相对风险为 0.65）和 ARB（相对风险为 0.77）可降低终末期肾脏病发生风险。对伴微量白蛋白尿且合并心血管疾病或高危糖尿病的患者，ACEI 可降低死亡风险（相对风险为 0.79）。近期有一项研究对 141 413 例之前未暴露于 ACEI/ARB 药物的非透析 CKD 美国退伍军人进行逻辑回归分析，计算其应用 ACEI/ARB 药物的倾向性。患者在基线时的平均年龄为 75 岁，22% 为糖尿病患者。为了将混杂因素降至最小，研究者通过倾向性评分匹配，建立了一个含 40 494 例患者的队列（20 247 例暴露于 ACEI/ARB 治疗，20 247 例未暴露于 ACEI/ARB 治疗），分析 ACEI/ARB 的应用与患者全因死亡率的相关性。通过估算肾小球滤过率（eCFR）水平、主要的社会人口特征、有无主要的并发症、相关实验室检查及血压水平分为不同亚组。结果显示，Kaplan-Meier 法和 Cox 模型进行意向治疗分析后，ACEI/ARB 的应用与死亡风险显著降低有关，危险比（HR）为 0.81，[95% CI 0.78 ~ 0.84，$P < 0.001$]。进行接受治疗分析后，ACEI/ARB 的应用同样与死亡风险显著降低有关，比值比（OR）为 0.37 [95% CI 0.34 ~ 0.41，$P < 0.001$]。同时，ACEI/ARB 的应用与各亚组的病死率下降相关。

ACEI 可预防房颤发生，L'Alliel-PL 等研究了 10 926 例平均年龄为 65 岁的高血压患者，比较了高血压患者使用 ACEI 与 CCBs 期间的房颤发生率，平均随访 4.5 年，结果显示 ACEI 组房颤新发率明显减少。SOLVD 是一项回顾性研究试验，分析包括 391 例患者，其平均左心室射血分数（LVEF）<30%；接受 ACEI 治疗，平均随访 2.9 年，与安慰剂相比，ACEI 类药物依拉普利明显减少慢性心衰患者房颤的发生率。2005 年对 ACEI 和 ARB 预防房颤进行的 Meta 分析显示，ACEI/ARB 可使房颤总体危险下降 28%，对于窦性节律的维持也有很好的作用。故 2010 年欧洲指南推荐 ACEI/ARB 用于房颤的一级预防和二级预防。

鉴于 ACEI 在治疗高血压方面有大量的循证证据，美国的高血压指南（JNC 7）指出：唯有 ACEI 拥有全部 6 个强制性适应证，包括心力衰竭、MI 后、冠心病高危因素、糖尿病、慢性肾病、预防卒中复发。2007 年 ESC/ESH 高血压指南中，ACEI 拥有最广泛的 10 个降压治疗优先适应证：①心力衰竭；②MI后；③左室功能异常；④糖尿病肾病；⑤非糖尿病肾病；⑥左室肥厚；⑦颈动脉粥样硬化；⑧蛋白尿或微量蛋白尿；⑨心房颤动；⑩代谢综合征。中国高血压防治指南 2010 也指出 ACEI 尤其适用于高血压伴慢性心力衰竭、心肌梗死后伴心功能不全、心房颤动预防、糖尿病肾病、非糖尿病肾病、代谢综合征、蛋白尿或微量白蛋白尿患者。

【不良反应】大多数患者对 ACEI 耐受良好，但也可发生多种不良反应。

1. 咳嗽

最常见，国外临床试验中 5% ~ 10% 的患者发生干咳，国内患者咳嗽的发生率可能更高一些，但常与肺部充血或伴随的疾病如呼吸道疾病难以区别。咳嗽并非剂量依赖性，通常发生在用药 1 周至数月之内，程度不一，夜间更为多见。咳嗽较重的患者有时需要停药，停药后咳嗽一般在 1 周内基本消失。如有强适应证，或者可使患者明显受益，在发生咳嗽并停药一段时间后可重新尝试给药 2 ~ 3 次，约 30% 患者的咳嗽反应会消失，也可尝试换服另一种 ACEI 或 ARB。

2. 急性肾衰竭

ACEI 用药最初 2 个月可增加血尿素氮或肌酐水平,升幅 <30% 为预期反应,可继续治疗;肌酐上升过高(升幅 >50%)为异常反应,提示肾缺血,应停药。肾功能异常患者使用 ACEI,应选择经肝肾双通道排泄的 ACEI 为好。肌酐 >265 mmol/L 的患者宜慎用 ACEI。急性肾衰竭多发生于心力衰竭患者过度利尿、血容量低下、低钠血症、双侧肾动脉狭窄、孤立肾而肾动脉狭窄及移植肾。老年心力衰竭患者及原有肾脏损害的患者特别需要加强监测。

3. 高钾血症

ACEI 抑制醛固酮分泌,可使血钾浓度升高,较常见于慢性心力衰竭、老年、肾功能受损、糖尿病、补充钾盐或合用保钾利尿剂、肝素或非甾体抗炎药的患者。

4. 血管性水肿

罕见,但有致命危险。症状不一,从轻度胃肠功能紊乱(恶心、呕吐、腹泻、肠绞痛)到发生喉头水肿而呼吸困难及死亡,多发生在治疗第 1 个月内。停用 ACEI 后几小时内消失。

5. 其他

另外还可能引起低血压、皮疹、胃部不适、头痛、眩晕等。

【禁忌证】血管性水肿、ACEI 过敏、妊娠和双侧肾动脉狭窄为 ACEI 绝对禁忌证。血钾升高到 >6.0 mmol/L 或者血肌酐增加 >50% 或高于 265 mmol/L 时应停用 ACEI。左室流出道梗阻的患者(如主动脉瓣狭窄及梗阻型肥厚性心肌病)不宜使用 ACEI。

(三)血管紧张素 II 受体阻滞剂

血管紧张素 II 受体阻滞剂(ARB)是 2014 年美国预防、检测、评估和治疗高血压委员会(JNC 8)、2013 年美国高血压学会和国际高血压学会(ASH/ISH)、2013 年欧洲高血压学会/欧洲心脏病学会(ESH/ESC)及 2010 年中国等各国高血压防治指南均推荐可作为起始降压的药物。

【药理作用】ARB 通过选择性阻断血管紧张素 II(AngII)1 型受体(AT$_1$),进而阻断异常激活的肾素—血管紧张素—醛固酮系统(RAAS),一方面,通过抑制血管收缩、降低外周阻力、抑制醛固酮分泌、消除水钠潴留来达到有效降压的作用;另一方面,由于反馈性 AngII 的合成增加,血液与组织中的 AngII 水平增高,作用在 ACE-2 受体,产生血管扩张、抗细胞增殖、调节细胞凋亡等有利的药理学作用。

自 1994 年第一个口服的 ARB(氯沙坦)应用于临床后,ARB 的应用也日趋普通,随着不同种类的 ARB 药物上市,临床循证证据的积累,使 ARB 在降压治疗中的地位逐年提升,从最初不能耐受 ACEI 患者的替代药物,变为多国指南都推荐的一线降压药物,而且将 ARB 作为某些特殊人群(高龄、高血压合并糖尿病、肾功能不全、卒中、冠心病和心衰、房颤及代谢综合患者)的首选降压药物。目前应用于临床的 ARB 有氯沙坦、缬沙坦、厄贝沙坦、替米沙坦、坎地沙坦、奥美沙坦等。

【药代动力学】ARB 类降压药药代动力学相似,都具有半衰期长、降压作用能持续 24 小时的特点。缬沙坦、厄贝沙坦主要通过肾脏代谢,氯沙坦、奥美沙坦等为肝肾双通道代谢。

这类药物共有的特点是都具有作用于肾素—血管紧张素系统(RAS),扩张血管、增加肾盐和水的排泄,减少血浆容量、扩张肾脏出球小动脉、减少蛋白尿的类效应,从而起到降压及保护靶器官的作用。它们均存在首过效应，半衰期均较长，作用平稳而持久，药效可维持 24 小时以上；但不同的 ARB 药物，由于其化学结构不同，与 AT_1 亲和力不同，其与 AT_1 受体结合或解离不同，可能会存在药代动力学、药效学和临床疗效及器官保护作用方面的差异，例如氯沙坦对 AT_1 受体的亲和力比 AT_2 亲和力高约 1000 倍；替米沙坦对 AT_1 受体亲和力比 AT_2 大 3000～20 000 倍；坎地沙坦对 AT_1 受体亲和力比 AT_2 提高约 10 000 倍；而缬沙坦对 AT_1 受体亲和力比 AT_2 提高约 30 000 倍。由于对不同受体的亲和力的差异，降压效果上也存在不同，氯沙坦无剂量依赖性降压，而缬沙坦、替米沙坦、坎地沙坦、厄贝沙坦则具有随着剂量增加其降压效果增强的特点。另外氯沙坦与 AT_1 受体结合的位点仅 2 个，而坎地沙坦则有 4 个，因此氯沙坦结合解离半衰期较短，仅数分钟，而坎地沙坦的解离半衰期可长达 120 分钟；又如替米沙坦是 ARB 中最长半衰期和高脂溶性以及最大表观分布容积；此外，氯沙坦其代谢产物可降低血尿酸水平，因此对于伴高尿酸血症患者可能有利；最近认为奥美沙坦由于化学结构独特，其在咪唑环上含有羧基和羟基侧链，使其具有全面抑制 AT_1 活性的作用。因此，在降压及靶器官保护、减少心脑血管事件发生率方面可能比其他 ARB 更具有优势。

【临床应用】

1. 降压

抗高血压药物治疗的目标不仅是降压，最终目的是最大限度地降低高血压患者的心血管风险，改善患者的生活质量。大量的临床研究均表明，ARB 不仅仅是降低血压，更重要的是可为患者提供全面心脑血管保护（降低心肌梗死、心衰或卒中等危险）和肾脏保护（减少蛋白尿）。一些临床研究（如 Val-HeFT、VALIANT、ONTARGET、ELITE、CHARM 等）都显示了不同的 ARB 具有明确的降压疗效和降低心血管事件的发生，不同的 ARB 由于化学结构、药代动力学和对 AT_1 结合力不同，其临床获益可能有所差别。

一项在日本人群中进行的大规模心血管干预试验，在其他降压药基础上加用缬沙坦，结果显示，对已有冠心病、心力衰竭的晚期高血压患者血压控制很满意，主要终点事件发生下降 39%，新发和复发卒中危险降低 40%。

2011 年加拿大 Petrella 等发布了一项真实世界的临床研究（Real World Setting，RWS），纳入 17 万例年龄大于 18 岁高血压患者，比较了以 ARB 为基础的降压治疗方案与非 ARB 降压治疗方案的血压达标率及心血管事件（CV）的发生率。结果：在常用不同种类降压药单药治疗 9 个月后显示，ARB 类药物血压达标率为最高 28%（978/3490 例），依次为 ACEI 27%（839/3110）、钙通道阻滞剂 26%（265/1020）、β 受体阻滞剂为 21%（221/1050），利尿剂为 19%（276/1450）。在常用的 ARB 类药物比较显示，厄贝沙坦血压达标率最高为 38%（332/873），氯沙坦为 32%（335/1047），缬沙坦为 19%（186/977），坎地沙坦为 25%（148/593）；ARB 达标率与非 ARB 治疗的比较，ARB 达标率显著高于非 ARB［分别为 39%（1007/2584）对 31%（1109/3576），$P=0.004$］。在心血管事件发生率，厄贝沙坦最低为 3.0%，氯沙坦为 4.6%，缬沙坦为 5.0%；在卒中的发生率方面，以厄贝沙坦为基础的治疗方案卒中发生率更低（0.4%）、缬沙坦组为 0.7%、氯沙坦组为 1.2%。另外，多国指南以及临床实践都证明 ARB 单药治疗轻中度高血压的疗效与 ACEI、CCB、β 受体阻滞剂和利尿剂同样有效，而联合小剂量利尿剂治疗，血压达标率显著提高，且心脑血管事件发生率也较低。上述研究也分析了以 ARB 与利尿剂（氢氯噻嗪）联合方案与其他以非 ARB 为基础的联合治疗方案相比，结果显示 ARB + 利尿剂治疗的患者血压达标率为 35%，ARB + CCB 血压达标率为 32%，ACEI + 利尿剂，达标率为 30%；不同的 ARB 与利尿剂联合方案相比，其血压达标率也存在差别，以厄贝沙坦 + 利尿剂为基础的治疗方案，血压达标率为 20%，在心血管事件发生率方面厄贝沙坦 + 利尿剂的方案，其心血管事件发生率为 7.3%，而氯沙坦 + 利尿剂的方案，心血管事件发生率为 10.5%，氯沙坦 + 氢氯噻嗪卒中的发生率为 1.6%，而厄贝沙坦 + 氢氯噻嗪卒中发生率为 1.1%。上述回顾性 RWS 研究显示不同降压治疗方案血压达标和心脑血管事件发生率存在差别，不同的 ARB 单药治疗和不同的 ARB 联合治疗在血压达标率和心脑肾保护作用方面也存在差别；从长期的治疗（4 年以上）结果在血压的持续达标率上，ARB、CCB 和利尿剂单药治疗三者未显示统计学的差异性，ARB、ACEI 和 CCB 在心血管事件发生率也相应较少。

2011 年发表了一项真实世界大型临床实际应用（RWS）主要评估高血压患者采用奥美沙坦与其他 ARB 类药物（氯沙坦、缬沙坦、厄贝沙坦）在起始用药 1 年后，心血管事件终点获益是否优于其他 ARB。经筛选使用 ARB 患者共 118 700 例，平均随访 861 ~ 933 天。排除基线伴并发症及危险因素的限制性样本患者共 65 579 例，其中奥美沙坦组 21 494 例。结果治疗 1 年后，服用奥美沙坦患者其心血管事件发生率均显著低于起始应用氯沙坦、缬沙坦和厄贝沙坦的患者；其中合并糖尿病的人群起始服用奥美沙坦心力衰竭发生率显著低于其他 ARB。

奥美沙坦在我国高血压患者的临床研究也显示了在 24 周，收缩压和舒张压的达标率：各自达标率均为 82%，两者双血压达标率高达 77%。该结果与国外报道的结果相似。总之，在 ARB 类药物中，由于奥美沙坦具有独特的化学结构和全面抑制 AT_1 受体活性，增加 AT_2 活性从而降解 Ang Ⅱ，并产生具有血管舒张和抗增殖作用的保护性物质 Ang Ⅰ-7。奥美沙坦不仅能够有效降压，还可抑制高血压患者炎症反应、降低颈动脉内膜中层厚度，改善动脉粥样硬化，降低冠状动脉斑块进展风险，达到靶器官保护作用。减少心血管终点事件发生率方面比其他 ARB 更具优势。2010 年中国高血压防治指南推荐 ARB 类降压药尤其适用于高血压伴左心室肥厚、心力衰竭、心房颤动预防、糖尿病肾病、冠心病、代谢综合征、微量白蛋白尿或蛋白尿患者，以及不能耐受 ACEI 的患者。

2. 心力衰竭

氯沙坦心力衰竭生存研究（ELITE Ⅱ）试验共入选了 3152 例 60 岁以上的 NYHA 心功能分级 Ⅱ ~ Ⅳ级、LVEF ≤40% 的患者，他们被随机分为氯沙坦组（目标剂量为 50 mg，每日 1 次）和卡托普利组（目标剂量为 50 mg，每日 3 次），中位随访期为 555 天。结果显示，两组在全因死亡率（年死亡率分别为 11.7% 和 10.4%，$P = 0.16$）和猝死或骤停复苏发生率（分别为 9.0% 和 7.3%，$P = 0.08$）上的差异均无统计学意义，但氯沙坦组因不良反应，包括咳嗽（分别为 0.3% 和 2.7%）而停药的患者比例（分别为 9.7% 和 14.7%，$P < 0.001$）显著更低。"ELITE Ⅱ"试验结果证明了 ARB 的疗效不劣于 ACEI。OPTIMAAL 试验比较了氯沙坦与卡托普利对急性心肌梗死后高危患者病死率的影响，结果也证明 ARB 的作用不劣于 ACEI。CHARM-Alternative 试验旨在观察对 ACEI 不能耐受的慢性心力衰竭患者能否因使用 ARB 而获得益处。该试验入选了 LVEF ≤40% 且因以往不能耐受而没有接受 ACEI 治疗的有症状的心力衰竭患者，他们被随机分为坎地沙坦组（目标剂量为 32 mg，每日 1 次，$n = 1013$）和安慰剂组（$n = 1015$），中位随访期为 33.7 个月。结果显示，坎地沙坦能较安慰剂

显著降低主要终点（心血管死亡或因慢性心力衰竭住院）的发生率（分别为 33% 和 40%，$P = 0.0004$）。2009 年发表的 HEAAL 试验比较了 ARB 高、低剂量治疗对心力衰竭患者的影响。有 30 余个国家的 255 个临床中心参加这一试验，共入选了 3846 例 NYHA 心功能分级 Ⅱ ~ Ⅳ 级、LVEF ≤ 40% 且不能耐受 ACEI 治疗的患者，他们被随机分为氯沙坦 150 mg、每日 1 次组和 50 mg、每日 1 次组，中位随访期为 4.7 年。结果显示，高剂量组的复合终点（死亡或因心力衰竭住院）率较低剂量组降低（分别为 43% 和 46%，$P = 0.027$），肾脏损害、低血压和高钾血症虽更常见，但这些不良反应没有导致停药率提高。该试验结果提示，增加 ARB 剂量或许能使心力衰竭患者的获益增加。

3. 房颤预防

在 Val-HeFT 研究中，心衰伴窦性心律的患者，当使用缬沙坦治疗时，与安慰剂相比，患者很少在基础治疗时发展为房颤（5.12% vs 7.95%，$P < 0.002$），结果显示 ARB 可减少慢性心衰患者房颤的发生率。在氯沙坦高血压患者生存研究（LIFE）中，对高血压（血压 160 ~ 200/95 ~ 115 mmHg）合并左室肥厚患者，用氯沙坦（$n = 4605$）、阿替洛尔（$n = 4588$）治疗，随访大于 4 年，平均 4.8 年，以心因性死亡、心肌梗死、卒中为直接终点，结果显示两药降压效果相似，但是氯沙坦可明显减少新发房颤（降低 33%，$P < 0.001$）和卒中相关事件的发生率，而新发房颤者有更高的心血管事件、卒中及心衰住院发生率。在一项针对长期持续性房颤患者维持窦性节率的研究中，研究者比较了胺碘酮组和胺碘酮加厄贝沙坦组的治疗随访结果，后者房颤的复发率更低，显示 ARB 可有效减少电转复后房颤复发的概率。并提出厄贝沙坦干预房颤的机制：通过减少心房牵拉，降低左室舒张末期压力改善血流动力学效应；通过直接作用于心房水平的离子流，减轻交感神经的紧张性预防电重构；通过减少心房纤维化预防结构重构，同时还改善内皮功能。

2005 年，Healey JS 等对 ACEI 和 ARB 预防房颤进行一项 Meta 分析，入选了 11 项随机对照试验研究，共 56 308 例患者，关于心力衰竭患者的房颤有 4 个研究，高血压患者的房颤有 3 个研究，电复律后的房颤研究 2 个，心肌梗死后房颤的研究 2 个。结果显示，ACEI/ARB 对预防房颤是有效的，可使房颤总体危险下降 28%，对左室收缩功能障碍和心肌肥厚有改善作用，对于窦性节律的维持也有很好的作用。故 2010 年欧洲指南关于房颤一级预防的上游药物治疗推荐如下：LVEF 下降或心力衰竭患者应服用 ACEI/ARB 药物预防新发房颤（Ⅱa 类，A 级）；高血压，特别是合并心肌肥厚者服用 ACEI/ARB 药物预防新发房颤（Ⅱa 类，B 级）。关于房颤二级预防的上游药物治疗推荐如下：复发房颤患者服用抗心律药物同时，应考虑服用 ACEI/ARB 等药物预防房颤再发（Ⅱb 类，B 级）。阵发性房颤或无严重器质性心脏病的持续性房颤患者在电复律治疗后，若同时合并高血压病且有 ACEI/ARB 适应证患者，服用 ACEI/ARB 等药物预防房颤复发可能有用（Ⅱb 类，B 级）。

4. 预防脑卒中

（1）卒中一级预防：LIFE 研究是一项随机、双盲、平行对照试验，共纳入 9193 例原发性高血压合并左心室肥厚（心脏超声证实）的患者。结果显示：治疗组（氯沙坦组）与对照组（阿替洛尔）相比，主要终点事件（死亡、心肌梗死、卒中）降低 13%，相对危险度（RR）0.87（95% CI 0.77 ~ 0.98，$P = 0.021$）。致死性或非致死性卒中，治疗组与对照组 RR 为 0.75（95% CI 0.63 ~ 0.89，$P = 0.001$）。在 SCOPE 研究中，4964 例 70 ~ 89 岁的高血压患者被随机分入对照组或治疗组，对照组使用传统降压药主要为噻嗪类利尿剂，治疗组应用坎地沙坦，平均随访 3.7 年。坎地沙坦治疗组与对照组的非致死性卒中 RR 为 0.72（95% CI 0.53~0.99；$P=0.04$）；所有卒中事件的 RR 为 0.77（95% CI 0.58~1.02；$P=0.056$）。

（2）卒中二级预防：在 MOSES 研究中共纳入 1405 例经 CT 或 MRI 证实为卒中的患者，分为依普沙坦治疗组与尼群地平对照组相比较，平均随访 2.5 年，在两组血压无明显区别情况下，主要终点（所有原因的死亡、所有卒中事件和所有心血管事件）的 RR 为 0.79（95% CI 0.66~0.96；$P=0.014$），卒中事件下降 24%。ACCESS 研究是一项多中心、前瞻性、随机、双盲、安慰剂对照 II 期临床研究，共有 342 例患者纳入研究，治疗组 175 例给予坎地沙坦，对照组 167 例给予安慰剂。结果：坎地沙坦组 12 个月累计病死率与安慰剂组相似（$P=0.07$）；坎地沙坦组血管事件发生显著低于安慰剂组（$P=0.026$），其中致死性和非致死性脑血管事件两组分别为 13 例和 19 例。

5. 保护肾脏

RENAAL 研究是一项双盲、随机、安慰剂对照的多中心研究，入选了 1513 例 2 型糖尿病（年龄 31~70 岁）患者，平均随访 3.4 年。结果发现，与安慰剂组相比，氯沙坦组的血清肌酐值加倍率降低 25%、终末期肾脏疾病率降低 28%。2013 年发表的 KVT 研究显示，与对照组相比，ARB 缬沙坦组患者的血清肌酐值加倍或进展至终末期肾脏疾病的危险分别降低 31.5% 和 42.6%。此外，Vejakama 等的 Meta 分析显示，对 2 型糖尿病患者，ACEI 或 ARB 能较其他类别的降压药更有效地降低血清肌酐值加倍危险、减少蛋白尿和延缓进展至终末期肾脏疾病的危险。

6. 对左心室肥厚的影响

Yasunan 等研究发现，应用缬沙坦与氨氯地平治疗高血压患者，在降压疗效相似的情况下，缬沙坦降低左心室肥厚的作用显著优于氨氯地平。LIFE 研究结果显示，在校正了基线和治疗后的血压、心电图后，与阿替洛尔为主的治疗相比，氯沙坦为主的降压治疗逆转左心室肥厚的疗效更显著。

7. 减少新发糖尿病

NAVIGATOR 研究是第一个可同时评价伴心血管危险因素或心血管疾病的糖耐量异常（IGT）人群的糖尿病进展和心血管转归的大型临床研究，为国际多中心、随机、双盲、事件驱动、2×2 析因设计。共纳入了 40 个国家 806 个中心的 9306 例受试者，包含了中国的 8 个中心，301 例受试者。入选者为 ≥50 岁已诊断心血管疾病（既往心肌梗死、稳定型心绞痛或不稳定型心绞痛等），或 ≥55 岁伴至少一项心血管疾病危险因素（如高血压、心脏病家族史、高胆固醇血症或吸烟等）。在背景治疗和严格生活方式干预的基础上，受试者按 1:1:1:1 比例随机分为 4 个治疗组：那格列奈联合缬沙坦组、那格列奈加安慰剂组、安慰剂加缬沙坦组、双安慰剂组。那格列奈餐前 30 mg 为初始剂量，如能耐受则 2 周后增量至餐前 60 mg；缬沙坦每日 80 mg 为初始剂量，如能耐受则 2 周后增量至每日 160 mg。结果显示，与安慰剂组相比，ARB 缬沙坦降低新发糖尿病风险 14%（HR = 0.86，95% CI 0.80~0.92，$P<0.001$）；次要心血管终点（主要心血管事件终点、血管重建或因不稳定型心绞痛入院：（14.5% 对 14.8%，HR = 0.96，95% CI 0.86~1.07，$P=0.43$）；主要心血管事件终点（心血管事件死亡、非致死性心肌梗死、非致死性卒中、因心力衰竭入院）（8.1% 对 8.1%，HR = 0.99，95% CI 0.86~1.14）未降低。

8. 关于 ARB 与 ACEI 疗效上的差异

ARB 与 ACEI 疗效上的差异，一直是临床存在争议，既往研究显示，在降低心肌梗死及全因死亡风险方面，ACEI 具有相对优势。2012 年欧洲心脏病学杂志发表的一项 Meta 分析结果显示，ACEI 能显著降低高血压患者的全因死亡率，而 ARB 并未取得相同的结果。从两者的化学机构、作用的靶点和作用机制上存在差异，因此，两者对心血管保护作用可能有不同的影响。ARB 通过选择性阻断 AngⅡ 与 AT$_1$ 受体结合发挥作用，然而，大多数 ARB 药物在阻断 AT$_1$ 受体介导的 AngⅡ 的生理效应的同时可引起代偿性的 AngⅡ 生成和聚集增加，游离的 AngⅡ 可激活其他血管紧张素受体，进而导致双向的负面临床作用。而 ACEI 可抑制 AngⅠ 转变为 AngⅡ，从而减少其与受体结合导致的负面临床作用；与此同时，增加的 AngⅠ 经血管紧张素转换酶 2（ACE2）裂解转化产生 AngⅠ-7，并进一步降解为 AngⅠ-9，而 ACEI 能够通过抑制 AngⅠ-7 的降解，促进与 Mas 受体结合，发挥扩张血管、抗炎、抗增殖的正向作用（仅个别 ARB 类药如奥美沙坦也具有类似作用）。另外，ACEI 还可减少缓激肽降解，促进其作用于 β_2 受体，从而发挥舒张血管、抗增殖、保护内皮等作用。因此，ACEI 这些独特的作用机制，使 ACEI 在心血管保护方面较 ARB 具有优势。

最近我国肾内科专家的一项 Meta 分析显示，在纳入 23 项临床研究对比了 ACEI 与活性药物、安慰剂或不治疗之间的差异（共 32 827 例），13 项临床研究对比了 ARB 与活性药物、安慰剂或不治疗之间的差异（23 867 例），对 DM 患者心血管死亡或全因死亡的影响。结果显示，ACEI 可使 DM 患者的全因死亡率显著降低 13%（RR 0.87，95% CI 0.78～0.98）、心血管病死率显著降低 17%（RR 0.83，95% CI 0.70～0.95），其中心肌梗死发生率显著降低 21%（RR 0.79，95% CI 0.65～0.95）；心衰发生率显著降低 19%（RR 0.81，95% CI 0.71～0.93），而 ARB 不影响 DM 患者的全因死亡率（RR 0.94，95% CI 0.82～1.08）、心血管病死率（RR 1.21，95% CI 0.81～1.80）及除心率（RR 0.70，95% CI 0.59～0.82）之外的主要心血管事件发生率（RR 0.94，95% CI 0.85～1.01）。上述 Meta 分析显示 ACEI 能够降低 DM 患者全因死亡、心血管死亡和主要心血管事件发生率，而 ARB 并未在终点事件上给 DM 患者带来明显获益。因此，ACEI 在高血压合并糖尿病患者在降低心血管事件明显优于 ARB，同时也提示了 ACEI 是高血压伴或不伴心血管高危因素患者的一线降压药物。各国指南均推荐 ACEI 用于高血压及相关心、脑、肾合并症的治疗。

ARB 在受体水平上发挥作用，在理论上可阻断所有经血管紧张素转化酶（ACE）途径或非 ACE 途径（如糜酶）生成的 AngⅡ，比 ACEI 更完全地阻断 RAAS。并且 ARB 不影响缓激肽系统，没有 ACEI 所致的相关不良反应，故 ARB 问世以来被寄予厚望。但是几项 ARB 与 ACEI 直接比较的临床研究却并没有证实 ARB 优于 ACEI。

老年患者氯沙坦研究（ElITE）是第 1 项直接比较 ACEI 和 ARB 疗效的临床试验，旨在证实 ARB 的肾脏安全性优于 ACEI。研究纳入 722 例老年心力衰竭患者，随机将其分入卡托普利组和氯沙坦组，共治疗 48 周。结果显示，两组患者的主要终点事件持续肾功能异常发生率均为 10.5%（$P=0.65$）。

第 2 项研究为氯沙坦心力衰竭生存研究（ElITE Ⅱ），旨在证实 ARB 相比 ACEI 可更多地降低总病死率和心脏猝死率。研究纳入 3152 例老年心力衰竭患者，随机分入卡托普利组和氯沙坦组，平均治疗 1.5 年。结果显示，氯沙坦组和卡托普利组的总病死率分别为 17.7% 和 15.9%，氯沙坦组病死率增加 13%（$P=0.16$）；心脏猝死发生率分别为 9.0% 和

7.3%，氯沙坦组增加25%（$P=0.08$）。

第3项研究为心肌梗死后氯沙坦最佳治疗试验（OPTIMAAL），旨在证实ARB相比ACEI可更显著地降低心肌梗死后心力衰竭患者的病死率。研究纳入5477例患者，将其随机分入氯沙坦组或卡托普利组，平均随访2.7年。结果显示，氯沙坦组总病死率相对增加13%（$P=0.069$），心血管病死率增加17%（$P=0.032$）。

第4项研究为缬沙坦治疗急性心肌梗死试验（VAIIANT），旨在证明缬沙坦单用或与卡托普利联用，都能比单用卡托普利更大幅度地降低病死率。研究纳入14 703例伴左室功能异常或心力衰竭的急性心肌梗死后患者，随机分入缬沙坦、卡托普利和缬沙坦＋卡托普利组，平均治疗24.7个月。结果显示，缬沙坦组和卡托普利组患者的总病死率分别为19.9%和19.5%（$P=0.98$）。

第5项研究为ONTARGET研究，纳入25 620例有冠心病、脑血管疾病、外周血管疾病、糖尿病伴靶器官损害，但无心力衰竭的高危患者，随机将其分为替米沙坦（80 mg/d，$n=8542$）、雷米普利（10 mg/d，$n=8576$）和替米沙坦＋雷米普利（80 mg/d＋10 mg/d，$n=8502$）3组，平均随访56个月。研究主要终点为心血管死亡、心肌梗死、脑卒中或因心力衰竭住院，旨在证实：①替米沙坦与雷米普利联用优于单用雷米普利；②单用替米沙坦的效益至少不次于单用雷米普利。结果显示：替米沙坦组、雷米普利组和联合用药组的主要终点事件发生率无显著差异，分别为16.7%、16.5%和16.3%。与雷米普利组相比，替米沙坦组患者咳嗽及血管性水肿发生率较低，但低血压症状较多见。联合用药组的低血压症状、晕厥及肾功能异常发生率均显著高于雷米普利组。因此，结论：在心血管疾病或高危糖尿病患者中，替米沙坦的治疗效益与雷米普利相当，联合使用这两种药物不增加疗效反而增加不良反应。

近期有Meta分析表明，与同一时期的应用非ACEI或ARB的患者相比应用ACEI类药物的高血压患者的全因死亡率降低10%，而ARB类药物对高血压患者的病死率无明显影响。

每个研究都有局限，结果应当谨慎解释，总的来看ARB试验日期要晚于ACEI，由于过去几年一直合用他汀类等药物治疗，所以事件发生率有所下降，事件发生率变低后会较事件发生率高的情况下更难以表现出应用药物所获得的益处。目前来讲ACEI比ARB有更多靶器官保护的循证医学证据，ARB不能取代ACEI。

【不良反应】北京市药品不良反应监测中心对ARB不良反应进行了评价，其不良事件发生率为6.7%～34.6%，主要表现为：头痛、头晕、刺激性干咳、血管神经性水肿、消化系统不适及紫癜、皮疹等。在既往的临床研究中ARB不良反应发生率低于ACEI，耐受性优于ACEI。

【用法用量】常用ARB用法用量见表5-4。美国2014年高血压指南（JNC 8）推荐了几种药物基于随机对照试验的每天目标剂量，与中国高血压防治指南推荐的剂量有些许差异。

表5-4　常用 ARB 用法用量

药物名称	中国高血压防治指南 2018		JNC 8		
	每天剂量（mg）	每天服药次数	初始每天剂量（mg）	基于 RCT 的每天目标剂量（mg）	每天服药次数
氯沙坦	50～100	1	50	100	1～2
缬沙坦	80～160	1	40～80	160～320	1
替米沙坦	40～80	1	—	—	—
坎地沙坦	8～16	1	4	12～32	1
伊贝沙坦	150～300	1	75	300	1
奥美沙坦	20～40	1	—	—	—

（张　琳）

第六章

消化系统常用药物

第一节 抗溃疡病药

一、抗酸药及胃黏膜保护药

（一）硫糖铝

【别名】胃溃宁、素得、迪先、舒克菲、胃笑、舒可捷、Ulcerlmin。

【药理作用】能直接在病灶处形成一薄膜，保护溃疡或炎症黏膜，抵御胃酸的侵袭。有较弱的吸附胃蛋白酶及中和胃酸的作用。

【适应证】可用于缓解胃酸过多引起的胃灼热感（烧心）、慢性胃炎、反流性食管炎、预防应激性溃疡。

【体内过程】口服后主要随粪便排出，用量的5%经胃肠道吸收，少量双糖硫酸酯随尿排出。

【用法用量】口服。成人每次1 g，每天4次，餐前1小时及睡前服用。可适当加剂量，但每天不可超过8 g。①混悬凝胶，每天2次，每次1袋（1 g），晨起饭前1小时及晚间休息前空腹服用。②混悬液，每次10~20 mL，每天2~4次，餐前1小时及睡前服用。服时摇匀。

【不良反应】较常见的是便秘，可并用镁乳缓解。少见腰痛、腹泻、恶心、眩晕、嗜睡、口干、消化不良、疲劳、皮疹及胃痉挛。长期服用可发生低磷血症。

【相互作用】口服减少四环素类、西咪替丁、苯妥英钠、华法林、水溶性维生素、氟喹诺酮、地高辛的体内吸收，故不应同服。

【注意事项】连续使用不得超过8周。

【规格】①片剂：0.25 g，1 g。②胶囊剂：0.25 g。③混悬凝胶：1 g。④混悬液：120 mL：24 g，200 mL：20 g，5 mL：1 g。

【贮藏】密封保存。

（二）枸橼酸铋钾

【别名】三钾二枸橼酸铋、胶体次枸橼酸铋、Tripotassium Dicitratobismuthate、得乐、迪乐、Colloidal Bismuth Subcitrate、De-Nol。

【药理作用】在溃疡表面或溃疡基底肉芽组织形成一种坚固的氧化铋胶体沉淀，从而隔绝胃酸、酶对溃疡黏膜的侵蚀作用。能刺激内源性前列腺素释放，促进溃疡组织的修复和愈合。

【适应证】用于慢性胃炎及消化性溃疡。

【体内过程】口服后不被吸收，在胃中形成不溶性胶状沉淀物。痕量的铋吸收后主要分布在肝、肾及其他组织中，以肾为主，主要随尿排出。

【用法用量】口服，成人每次 0.3 g（复方铋合剂 10 mL），每天 3~4 次，餐前半小时服用。

【不良反应】服药期间口内可能带有氨味，并可使舌苔及粪便呈灰黑色，偶见恶心、便秘、失眠及乏力。

【相互作用】不可与抗酸药或牛乳同时服用，与四环素同服会影响后者吸收。

【注意事项】①服用本品期间，粪便呈黑褐色为正常现象。②服用本品期间不得服用其他铋制剂，且不宜大剂量长期服用，不得使用本品超过 4 周。

【规格】①胶囊剂：0.3 g。②片剂：0.3 g。③颗粒剂：0.3 g。④复方铋合剂：100 mL（含活性铋24~32 mg/mL）。

【贮藏】遮光、密封保存。

（三）胶体果胶铋

【别名】U 比乐、碱式果胶酸铋钾、碱式果酸铋钾、唯舒敏、维敏、安特、Bismuth Pectinum Colloidale。

【药理作用】为胃肠黏膜隔离剂，在酸性胃液中形成稳定的胶体，与胃溃疡表面具有很强的亲和力，能促进溃疡的愈合和炎症的消失，也能刺激黏膜上皮细胞分泌黏液和杀灭幽门螺杆菌。

【适应证】用于胃及十二指肠溃疡，也用于慢性浅表性胃炎、消化道出血等。与抗生素联合，用于胃幽门螺杆菌的根除治疗。

【体内过程】口服后很少吸收，血药浓度和尿中药物浓度极低，绝大部分以原药随粪便排出体外。痕量的铋吸收后主要分布于肝、肾等组织中，以肾脏居多，主要通过肾排泄。

【用法用量】餐前一小时口服，每次 150~200 mg，每天 3~4 次。

【不良反应】偶有轻度便秘。

【相互作用】禁与牛奶同服。

【注意事项】服用本品期间，粪便呈黑褐色为正常现象。

【规格】①胶囊剂：50 mg，100 mg。②散剂：150 mg。③颗粒剂：150 mg。

【贮藏】遮光、密封保存。

（四）米索前列醇

【别名】喜克溃、Miso、Cvtotec。

【药理作用】具有软化宫颈、增强子宫张力及宫内压的作用。与米非司酮序贯合用可显著增高或诱发早孕子宫自发收缩的频率和幅度。具有前列腺素 E 的药理活性，对胃肠道平滑肌有轻度刺激作用，大剂量时抑制胃酸分泌，增加胃黏膜血流量，加强胃黏膜屏障。

【适应证】胃及十二指肠溃疡；与米非司酮序贯合并使用，可用于终止停经 49 天内的早期妊娠。

【体内过程】口服后吸收迅速，给药后 30～60 分钟可达血药峰值，血浆蛋白结合率为 80%～90%，半衰期为 1.55～1.77 小时，75% 随尿排出，15% 随粪便排出。不影响肝药酶活性。

【用法用量】①胃及十二指肠溃疡，每次 200 μg，每天 4 次，餐前及睡前服用。②早孕，在服用米非司酮 36～48 小时后，单次空腹口服 600 μg。

【不良反应】可见腹泻、消化不良、肠胀气、恶心、呕吐、月经过多、阴道出血、皮肤瘙痒、眩晕。

【相互作用】①服用 1 周内，避免服用阿司匹林和其他非甾体抗炎药。②避免同时使用含镁的抗酸药，可能会加重本品引起的腹泻。

【注意事项】①用于终止早孕时，必须与米非司酮配伍，严禁单独使用。②可引起头晕，应小心操作机器或驾驶车辆。

【规格】片剂：200 μg。

【贮藏】密封，贮于阴凉干燥处。

（五）铝碳酸镁

【别名】碱式碳酸铝镁、水化碳酸氢氧化镁铝、氢氧化碳酸铝镁、达喜、唯泰、海地特、泰尔赛克、威地美、Talcid、Altacite。

【药理作用】与胃酸反应率达 98%～100%，抑制胃酸迅速、温和而持久。可吸附胃蛋白酶，从而抑制其活性，有利于溃疡面的修复。含有铝、镁两种金属离子，抵消了便秘和腹泻的不良反应。

【适应证】①胃溃疡及十二指肠溃疡。②急、慢性胃炎及十二指肠壶腹炎。③反流性食管炎。④胃酸过多引起的胃部不适，如胃灼痛、反酸及腹胀、恶心、呕吐等症状。

【体内过程】治疗剂量的本品在胃肠道几乎不吸收，在服用 28 天（每天 6 g）后，血清中的铝、镁、钙和其他矿物质仍处于正常范围中。

【用法用量】口服给药。①片剂，一般每次 0.5～1.0 g，每天 3 次，于两餐之间及睡前服。十二指肠壶腹部溃疡 6 周为 1 个疗程，胃溃疡 8 周为 1 个疗程。②咀嚼片，每次 0.5～1.0 g，每天 3 次，于两餐之间、睡前或胃部不适时咀嚼后服用。疗程同上。③悬胶液，每次 10 mL，每天 3 次，于两餐之间及睡前服。

【不良反应】少而轻微，仅少数患者有胃肠道不适、消化不良、呕吐、粪便次数增多或糊状粪便，个别有腹泻。

【相互作用】①与酸性药物（如氯化铵等）合用时，其抗酸活性降低，故两者不能混合使用。②可影响或干扰其他药物的吸收，如四环素、环丙沙星、氧氟沙星、含铁药物、抗凝血药、熊去氧胆酸、地高辛及 H_2 受体阻滞剂等，因此上述药物必须在服用本品之间或之后 1～2 小时使用。

【注意事项】①如服用过量或出现严重不良反应，请立即就医。②儿童用量请咨询医师或药师，必须在成人监护下使用。孕妇及哺乳期妇女应咨询医师。

【规格】①咀嚼剂：0.5 g。②颗粒剂：2 g：0.5 g。③片剂：0.5 g。④混悬液：200 mL：20 g。

【贮藏】密封，存放于阴凉干燥处。

（六）磷酸铝

【别名】贵鼎康、吉福士、吉胃乐、洁维乐、益胃、裕尔、Alufos、Aluphosgel、Colphos、Fosfalugel、Phosgel、Phosphalugel。

【药理作用】能中和缓冲胃酸，使胃内 pH 升高，从而缓解胃酸过多的症状。与氢氧化铝相比，本品中和胃酸的能力较弱而缓慢，但不引起体内磷酸盐的丢失，不影响磷、钙平衡。凝胶剂的本品能形成胶体保护性薄膜，能隔离并保护损伤组织。

【适应证】适用于胃及十二指肠溃疡及反流性食管炎等胃酸分泌过多相关性疾病的抗酸治疗。

【体内过程】在体内几乎不被吸收。

【用法用量】口服，每天 2～3 次，或在症状发作时服用，每次 1～2 袋，相当于 20 g 凝胶，应于使用前充分振摇均匀，也可伴开水或牛奶服用。食管疾病于餐后给药，胃炎、胃溃疡于餐前半小时服用，十二指肠溃疡于餐后 3 小时及疼痛时服用。

【不良反应】偶可引起便秘，可给予足量的水加以避免。建议同时服用缓泻药。

【相互作用】①本品可减少或延迟下列药物的吸收，四环素类抗生素、呋塞米、地高辛、异烟肼、抗胆碱能药及吲哚美辛，和上述药物的给药间隔一般为 2 小时。②与泼尼松龙、阿莫西林、丙吡胺及西咪替丁合用，可能引起不利的相互作用。

【注意事项】①每袋凝胶含蔗糖 2.7 g，糖尿病患者使用本品时，不超过 1 袋。②卧床不起或老年患者应用本品，有时会有便秘现象，此时可采用灌肠法。

【规格】凝胶剂：20 g。

【贮藏】遮光，于室温保存。

（七）马来酸伊索拉定

【别名】艾索拉定、亚苏那啶、Irsogladinum。

【药理作用】为胃黏膜保护药，可强化胃黏膜上皮细胞间的结合，抑制上皮细胞的剥离、脱落和细胞间隙的扩大，从而增强胃黏膜细胞本身的稳定性，抑制有害物质透过黏膜，发挥黏膜防御作用，有增加胃黏膜血流量的作用。

【适应证】用于治疗胃溃疡，改善急性胃炎、慢性胃炎急性发作期的胃黏膜病变（糜烂、出血、充血、水肿）。

【体内过程】口服后 3.5 小时后达血药峰值。半衰期约 150 小时，代谢物几乎无药理活性。大部分随粪便排泄，小部分随尿排泄。健康成人服用本品 4 mg，80 小时内自尿中排泄量约为用药量的 7%。连续用药未见蓄积。

【用法用量】口服，每天 4 mg，分 1～2 次服用。老年患者应从小剂量（每天 2 mg）开始，并酌情调整剂量。

【不良反应】偶见头晕、恶心、呕吐、便秘、腹泻、食欲缺乏，ALT、AST、碱性磷酸酶（ALP）、乳酸脱氢酶（LDH）轻度可逆性升高，偶见皮疹，应停药。

【相互作用】尚不清楚。

【注意事项】肝功能异常者及高龄患者慎用。

【规格】片剂：2 mg，4 mg。

【贮藏】密封，于干燥处保存。

（八）丙谷胺

【别名】丙谷酰胺。

【药理作用】①能明显抑制胃泌素引起的胃酸和胃蛋白酶的分泌，对胃黏膜有保护和促进愈合作用，能改善消化性溃疡的症状和促使溃疡愈合。②具有利胆作用。

【适应证】用于治疗胃及十二指肠溃疡。

【体内过程】口服吸收迅速，生物利用度为 60% ~ 70%，2 小时血药浓度达峰值，最小有效血浓度为 2 μg/mL，半衰期为 3.3 小时，主要分布于胃肠道、肝、肾，经肾、肠道排出。

【用法用量】口服。①成人，每次 0.4 g，每天 3 ~ 4 次，餐前 15 分钟服用，连续服用 30 ~ 60 天，也可根据胃镜或 X 线检查结果决定用药时间。②儿童，每次 10 ~ 15 mg/kg，每天 3 次，餐前 15 分钟服用，疗程视病情而定。

【不良反应】偶有口干、便秘、瘙痒、失眠、腹胀、下肢酸胀等不良反应，一般不需要特殊处理；个别报道有暂时性白细胞减少和轻度转氨酶升高。

【相互作用】不影响其他药物的代谢，若与其他抗溃疡药物如 H_2 受体阻滞剂同时使用，可加强抑制胃酸分泌作用而加速溃疡愈合。

【注意事项】①抑制胃酸分泌的作用较弱，临床很少单独用于治疗溃疡病，多与其他药物联合使用，但其利胆作用越来越受到重视。②用药期间应避免烟、酒及刺激性食物和精神创伤。

【规格】①片剂：0.2 g。②胶囊剂：0.2 g。

【贮藏】遮光、密封保存。

（九）碱式碳酸铋

【别名】次碳苍、次碳酸铋、Bismuth Oxycarbonate、Bismuthi Carbonicum Basicum。

【药理作用】本品为中和胃酸及收敛药，可通过吸附肠道内毒素、细菌、病毒，并在胃肠黏膜创面形成一层薄的保护膜，在毒素与黏膜细胞结合之前将其阻止在肠腔内，从而起到保护胃肠黏膜及收敛作用。同时，本品可与肠腔内异常发酵所产生的 H_2S 相结合，抑制肠蠕动，起到止泻作用。此外，本品渗透入胃黏液还能杀灭居于其中的幽门螺杆菌。

【适应证】用于缓解胃酸过多引起的胃痛、胃灼热、反酸及慢性胃炎。也可用于轻度烧伤、溃疡及湿疹等。

【体内过程】口服仅微量吸收，随粪便排泄。

【用法用量】口服，每次 0.3 ~ 0.6 g，每天 3 次，餐前服用；局部给药，糊剂涂患处。

【不良反应】偶见可逆性精神失常，用药期间舌苔和粪便可呈黑色，大量及长期服用，可致碱血症和便秘。

【相互作用】可降低乳酸杆菌、乳酶生的疗效；可减少口服地高辛的吸收；本品可因螯合作用而减少四环素、土霉素、环丙沙星等药物的吸收。

【注意事项】一般使用本品不宜超过 2 日，不得与牛奶同服。由细菌感染所致的肠炎，宜先控制感染。

【规格】①片剂：0.3 g，0.5 g。②糊剂：25%。

【贮藏】遮光、密封保存。

（十） 醋氨己酸锌

【别名】卫可欣、常为康、安易、依安欣。

【药理作用】能增加胃黏膜血流量，促进细胞再生，并可通过谷胱甘肽的巯基形成硫醇酸盐来维持细胞膜的稳定，保护胃黏膜；还可抑制肥大细胞脱颗粒，防止组胺增加及刺激胃酸分泌，起到轻度抑制胃酸分泌的作用，使溃疡的生成降低。

【适应证】用于治疗胃及十二指肠溃疡。

【体内过程】口服后少量的锌被吸收到血液中，4 小时后血锌浓度低于 0.5 $\mu g/mL$。吸收的锌在体内分布广泛，半衰期约为 1.31 小时。主要经胃肠道排出体外，少量经肾排出。

【用法用量】口服，每次 0.15 ~ 0.3 g，每天 3 次，餐后服用，疗程为 4 ~ 6 周。

【不良反应】少数患者有头晕、恶心、呕吐、便秘等症状，但都不影响治疗。

【相互作用】与四环素同时服用会抑制后者的吸收，不宜同服。

【注意事项】长期连续服用本品，可能影响血铜浓度，如治疗需要，应间隔一定时间后再使用。

【规格】①胶囊剂：0.15 g。②片剂：0.15 g。

【贮藏】密封保存。

（十一） 复方铝酸铋

【别名】胃必治、Bisuc。

【药理作用】所含的铝酸铋可在溃疡表面形成保护膜，加速愈合，并且能够杀灭幽门螺杆菌；碳酸氢钠、碳酸镁可中和部分胃酸，利于溃疡的愈合；其他辅助成分有消除大便秘结和胃肠胀气等作用。

【适应证】用于胃溃疡、十二指肠溃疡、慢性浅表性胃炎、胃酸过多和十二指肠球炎等。

【体内过程】口服之后在胃黏膜及溃疡表面形成保护膜，不被胃肠道吸收，通过肠道排出体外。

【用法用量】①每次 1 ~ 2 片，每天 3 次，餐后嚼碎用水吞服，疗程为 1 ~ 3 个月，以后可减量维持以防止复发。②每次 1 ~ 2 袋，每天 3 次，餐后服用（将颗粒倒入口中，用水送服）。

【不良反应】偶见便秘、稀便、口干、失眠、恶心、腹泻，停药后可自行消失。服药期间，粪便呈黑色属正常现象；如呈稀便时，可减量服用。

【相互作用】含有多价铝离子、镁离子，可与四环素类药物形成络合物而影响其吸收。

【注意事项】①用药不可间断，服药后 10 天左右，自觉症状减轻或消失，但这只说明病情的好转，并不表示已经痊愈，仍应按上述用法与用量继续用药，直到完成一个疗程。病愈后，为避免复发，可将剂量减至每天 1 ~ 2 片，在主餐后服用。②服用本品时，一般无须禁忌任何食品，但如有严重胃病者，应禁忌饮酒，少食煎炸油腻食品。③肾功能不全者禁用。

【规格】①片剂：每片含铝酸铋 200 mg、重质碳酸镁 400 mg，碳酸氢钠 200 mg，甘草浸膏粉 300 mg，弗朗鼠李皮 25 mg，茴香粉 10 mg。②颗粒剂：每袋含铝酸铋 200 mg，重质碳酸镁 400 mg，碳酸氢钠 200 mg，甘草浸膏粉 300 mg，弗朗鼠李皮 25 mg，茴香粉 10 mg。

【贮藏】密封，在下燥处保存。

（十二）氢氧化铝

【别名】水合氢氧化铝、Algeldrate。

【药理作用】为弱碱性化合物，可直接中和胃酸，与胃液形成凝胶，附着于溃疡表面形成一层保护膜，慢性肾衰竭患者服用大剂量本品后可减少磷酸盐的吸收，减轻酸血症。

【适应证】用于胃酸过多、胃及十二指肠溃疡、反流性食管炎、上消化道出血及高磷酸盐血症。

【体内过程】在胃内作用时效的长短与胃排空快慢有关。空腹服药作用可持续 20～30 分钟，餐后 1～2 小时服药作用时效可延长至 3 小时。在胃内可少量转变为可溶性的氯化铝自胃肠道吸收，随尿排泄。大部分以磷酸铝、碳酸铝及脂肪酸盐类形式随粪便排出。

【用法用量】口服。①凝胶剂 0.2～0.4 g，每天 3～4 次，餐前 1 小时或睡前服。②片剂 0.14 g，每天 3～4 次，或每天 400～840 mg（用于补镁）。

【不良反应】①可致便秘，与剂量有关，不宜长期使用。②肾功能不全患者可导致血中铝离子浓度升高，引起痴呆等中枢神经系统病变。③干扰肠内磷的吸收，长期使用可产生低磷血症、骨质疏松和骨软化症等。

【相互作用】①含有多价铝离子，可与四环素类药物形成络合物而影响其吸收。②可通过多种机制干扰地高辛、奎宁、奎尼丁、氯丙嗪、普萘洛尔、吲哚美辛、异烟肼、香豆素类（如华法林）、维生素及巴比妥酸盐类的吸收或消除。

【注意事项】①能妨碍磷的吸收，故不宜长期大量使用。②治疗胃出血时宜用其凝胶剂。③肾功能不全患者慎用。

【规格】①凝胶剂：500 mL ∶ 20 g。②片剂：0.14 g，0.4 g，0.42 g。

【贮藏】密闭阴凉处保存，但不得冷冻。

（十三）复方氢氧化铝

【别名】胃舒平。

【药理作用】为氢氧化铝、三硅酸镁与颠茄流浸膏组成的复方制剂，前两者可中和过多的胃酸，后者既能抑制胃液分泌，解除胃平滑肌痉挛，又可延缓胃排空。

【适应证】用于缓解胃酸过多引起的胃痛、胃灼热、反酸，也可用于慢性胃炎。

【体内过程】极少量的氢氧化铝在胃内转变成可溶性的氯化铝被吸收，并从尿中排泄，大部分铝离子在肠内结合成不溶解的铝盐，如磷酸盐、碳酸盐及脂肪酸盐，自粪便排出。本品起效缓慢，在胃内作用时效的长短与胃排空快慢有关。空腹服药作用可持续 20～30 分钟，餐后 1～2 小时服药时效可能延长到 3 小时。

【用法用量】口服，成人每次 2～4 片，每天 3 次，餐前半小时或胃痛发作时嚼碎后服。

【不良反应】长期大剂量服用，可致严重便秘，粪便结块引起肠梗阻；老年人长期服用，可致骨质疏松；肾功能不全患者服用后，可能出现血铝升高。

【相互作用】①服药后 1 小时内应避免服用其他药物，因氢氧化铝可与其他药物结合而降低吸收，影响疗效。②与肠溶片同服，可使肠溶片加快溶解，不应同用。

【注意事项】①阑尾炎、急腹症患者禁用。②本品连续使用不得超过 7 天，症状未缓解，请及时就医。③妊娠期最初 3 个月、肾功能不全者、长期便秘者慎用。④因本品能妨碍磷的吸收，故不宜长期大剂量使用，低磷血症（如吸收不良综合征）患者慎用。⑤前列腺肥大、青光眼、高血压、心脏病、胃肠道阻塞性疾病、甲状腺功能亢进、溃疡性结肠炎等患者慎用。

【规格】片剂：每片含氢氧化铝 0.245 g、三硅酸镁 0.105 g、颠茄流浸膏 0.0026 mL。

【贮藏】密封，在干燥处保存。

（十四）盖胃平

【别名】海藻酸铝镁。

【药理作用】为氢氧化铝、三硅酸镁与海藻酸组成的复方制剂，可中和过多的胃酸。

【适应证】参见复方氢氧化铝。

【体内过程】口服后绝大部分自粪便排出体外。

【用法用量】口服，成人每次 3~6 片，每天 3 次，餐前半小时或胃痛发作时嚼碎后服。

【不良反应】长期大剂量服用，可致严重便秘，粪结块引起肠梗阻；老年人长期服用，可致骨质疏松；肾功能不全患者服用后，可能引起血铝升高。

【相互作用】①与阿托品类药物合用时，后者吸收可能降低而影响疗效。②与地高辛合用时，后者吸收可被抑制，血药浓度降低。③本品可降低地西泮类药物的吸收率。④与异烟肼合用时，异烟肼的吸收可能延迟并减少。⑤与左旋多巴合用时，左旋多巴的吸收可能增加，再排空缓慢者尤其明显。⑥应避免与氯丙嗪配伍使用，因本品可抑制后者的吸收。

【注意事项】①严重肾功能不全、阑尾炎、急腹症或肠梗阻、溃疡性结肠炎、慢性腹泻者禁用。②因本品能影响磷的吸收，故不宜长期大剂量使用，低磷血症（如吸收不良综合征）患者慎用。③妊娠期最初 3 个月慎用。

【规格】片剂：每片含三硅酸镁 8.3 mg，氢氧化铝 33.3 mg，海藻酸 0.167 g。

【贮藏】密封保存。

（十五）维 U 颠茄铝

【别名】斯达舒。

【药理作用】为维生素 U、氢氧化铝和颠茄浸膏的复方制剂。维生素 U 可促进肉芽发育和黏膜再生；氢氧化铝为抗酸药，能中和过多的胃酸，缓解胃痛及胃烧灼感；颠茄浸膏可抑制腺体分泌，解除平滑肌痉挛引起的疼痛。

【适应证】参见复方氢氧化铝。

【体内过程】氢氧化铝仅少量自肠内吸收，大部分自粪便排出。起效缓慢，存胃内作用时效的长短与胃排空的快慢有关。空腹作用可持续 20~30 分钟，餐后 1~2 小时服药时效可能延长到 3 小时。颠茄浸膏口服自胃肠道吸收迅速，主要由细胞水解酶分解作用持续时间 4 小时，经肾排泄。

【用法用量】口服，成人每次 1 粒（片），每天 3 次，餐前半小时或胃痛发作时嚼碎后服。

【不良反应】①可见便秘、出汗减少、口鼻咽喉及皮肤干燥、视物模糊、排尿困难（尤其老年人）。②少见眼痛、眼压升高、过敏性皮疹、味觉异常、呼吸变慢及极度疲乏无力等症状。

【相互作用】①服药后 1~2 小时应避免摄入其他药物，因可能与氢氧化铝结合而降低吸收率，影响疗效。②与西咪替丁、雷尼替丁合用，对解除十二指肠溃疡疼痛症状有效，但应至少间隔 1 小时服用，因其可使西咪替丁、雷尼替丁的吸收减少。③与洋地黄苷类合用，影响后者的吸收，血药浓度下降。④与肠溶片合用，可使肠溶衣加快溶解，对胃和十二指肠有刺激作用。⑤与尿碱化药合用时，包括碳酸酐酶抑制剂等，颠茄排泄延迟，疗效和毒性都可增强。⑥与金刚烷胺、美克洛嗪、吩噻嗪类药、其他抗胆碱药、扑米酮、普鲁卡因胺、三环类抗抑郁药等合用时，颠茄的不良反应可加剧。⑦与抗酸药、吸附性止泻药等合用时，颠茄吸收减少，疗效减弱，至少应间隔 1 小时服用。⑧与可待因或美沙酮等合用时可发生严重便秘，导致麻痹性肠梗阻和（或）尿潴留。⑨与甲氧氯普胺合用时，其促进胃肠运动的作用可被颠茄所拮抗。⑩与单胺氧化酶抑制剂呋喃唑酮、丙卡巴肼等合用时，颠茄在肝脏的解毒被阻断，其抗 M 胆碱作用的不良反应增强。

【注意事项】①有便秘，甚至形成粪结块。②氢氧化铝用量大时可吸附胆盐，因而减少脂溶性维生素的吸收，特别是维生素 A。③对阿托品或其他颠茄生物碱不耐受者，对颠茄也可产生不耐受。④下述疾病患者慎用：心脏病，特别是心律失常、充血性心力衰竭、冠心病、二尖瓣狭窄，反流性食管炎、胃肠道阻塞性疾病、青光眼（闭角型或潜在型）、急性出血伴心血管功能不全、中度肝肾功能不全、高血压、甲状腺功能亢进、重症肌无力、自主神经疾病、前列腺肥大、尿路非阻塞性（膀胱胀力减低）疾病及尿路阻塞性疾病、溃疡性结肠炎。⑤老年患者在常用量下即可出现烦躁、震颤、昏睡或谵妄等症状，并容易发生抗毒蕈碱样不良反应，如便秘、口干和尿潴留（尤其是男性）及诱发未经诊断的青光眼、肠道松弛无力，对已有麻痹性肠梗阻先兆老年患者，有导致完全性肠梗阻的危险。故老年患者慎用。

【规格】胶囊剂：每粒含维生素 U（碘甲基蛋氨酸）50 mg、氧氧化铝 140 mg、颠茄浸膏 10 mg。

【贮藏】密封，在干燥处保存。

（十六）复方次硝酸铋

【别名】乐胃、胃速乐、乐得胃、胃得乐。

【药理作用】为碱式硝酸铋、碳酸氢钠与大黄粉的复方制剂。碱式硝酸铋呈分散微细颗粒，能牢固附着在胃及十二指肠黏膜上，形成保护膜，促进黏膜再生，使受损组织愈合；碳酸氢钠与碳酸镁为抗酸药，能中和胃酸，缓解因胃酸过多而致的胃烧灼感、胃痛；大黄有轻泻作用，可对抗硝酸铋引起的便秘。

【适应证】用于缓解胃酸过多引起的胃痛、胃灼热、反酸。

【体内过程】口服后在肠道内分解，在尿中及内脏中均有微量铋分布。

【用法用量】口服，成人每次 3 片，每天 3 次。餐后嚼服或溶于温开水中服用。

【不良反应】可引起呃逆，胃肠胀气。

【相互作用】①不宜与抗酸药同时使用。②不得与牛奶同服。③与四环素类合用，可干扰后者的吸收。

【注意事项】①6 岁以下儿童、孕妇及哺乳期妇女禁用。②胃酸缺乏、急性胃黏膜病变及肾功能不全患者禁用。③少尿或无尿、高血压、心脏病、不明原因的急性剧烈腹痛患者慎用。④治疗期间不得饮酒或含有乙醇的饮料，少食煎炸油腻食品。⑤服药期间粪便呈黑色，属正常现象。⑥老年患者慎用。

【规格】片剂：每片含次硝酸铋 0.35 g，碳酸镁 0.4 g，碳酸氢钠 0.2 g，大黄 25 mg。

【贮藏】密封，在干燥处保存。

二、质子泵抑制剂

（一）奥美拉唑

【别名】洛赛克、奥克、奥西康、克迪圣、康奥、奥斯坦、金洛克、伟好舒、彼司克、海美拉、洛凯、丽奥佳、喔米哌唑、沃必唑、Losec、Moprial。

【药理作用】为胃壁细胞质子泵抑制剂，能特异性地抑制胃壁细胞顶端膜构成的分泌性微管和胞质内的管状泡上的 H^+、K^+–ATP 酶，从而有效抑制胃酸的分泌。

【适应证】用于消化性溃疡、上消化道出血、佐林格—埃利森综合征及反流性食管炎等。

【体内过程】口服后迅速被吸收，吸收具有制剂依赖性，也具有剂量依赖性，食物对其吸收无影响。当用量加至 40 mg 以上时，其血药浓度呈非线性。几乎全部在肝内代谢，主要通过 CYP2C19 代谢，大部分代谢物快速随尿排出。蛋白结合率约为 95%。

【用法用量】口服或静脉注射，或以同样剂量加入适合的氯化钠注射液 100 mL 中于 20~30 分钟静脉输注，每天 1 次。①减轻与胃酸分泌过多有关的消化不良，每次 10 mg 或 20 mg。②针对胃食管反流，一般每次 20~40 mg，连用 4~12 周，维持治疗每天可服 20 mg，儿童可给予 0.7~1.4 mg/kg，最大剂量为每天 40 mg。③治疗消化性溃疡，口服 20 mg，重症者每天可用 40 mg，治疗胃溃疡疗程 8 周，十二指肠溃疡 4 周。④佐林格—埃利森综合征，初始剂量 60 mg，一般每天 20~120 mg 即可控制症状，剂量超过每天 80 mg 时，应分 2 次服用。

【不良反应】有恶心、头痛、腹泻、便秘和腹胀等，偶见转氨酶增高及皮疹、嗜睡、眩晕、失眠等。

【相互作用】①可使地西泮、双香豆素、苯妥英钠、华法林、硝苯地平等半衰期延长。②能显著升高胃内 pH，可增高地高辛等药的吸收。

【注意事项】①治疗胃溃疡时应排除胃癌后才能使用本品，以免延误诊断和治疗。②用药期间，应定期检查血常规、肝肾功能，不良反应严重者，应考虑逐步减量停药。

【规格】①胶囊剂：20 mg。②片剂：10 mg，20 mg。③注射剂：20 mg，40 mg。

【贮藏】密封，贮藏于阴凉干燥处。

（二）艾司奥美拉唑

【别名】埃索美拉唑、埃索他拉唑、耐信、左旋奥美拉唑、Nexium。

【药理作用】同奥美拉唑。

【适应证】用于胃食管反流性疾病（GERD）、糜烂性反流性食管炎的治疗，已经治愈的食管炎患者防止复发的长期维持治疗，胃食管反流性疾病的症状控制，与适当的抗菌药物合用根除幽门螺杆菌，防止与幽门螺杆菌相关的消化性溃疡复发。

【体内过程】口服吸收迅速，1~2 小时可达血药峰值。每天 1 次重复给药后，绝对生物利用度为 89%，健康受试者稳态表观分布容积约为 0.22 L/kg，血浆蛋白结合率为 97%。本品大部分由 CYP2C19 代谢为羟化物和去甲基代谢物，其余由 CYP3A4 代谢为埃索美拉唑砜。

【用法用量】口服、静脉注射或静脉输注，成人每次 20 ~ 40 mg。静脉注射（经 3 分钟以上）或静脉输注（经 15 ~ 30 分钟）时，可用 0.9% 氯化钠注射液、5% 葡萄糖注射液或乳酸林格注射液溶解。①糜烂性反流性食管炎的治疗，每次 40 mg，每天 1 次，连服 4 周，对于食管炎未治愈或持续有症状的患者建议再服药治疗 4 周。②已经治愈的食管炎患者防止复发的长期维持治疗，每次 20 mg，每天 1 次。③胃食管反流性疾病的症状控制，没有食管炎的患者，每次 20 mg，每天 1 次，如果用药 4 周症状未获控制，应对患者做进一步的检查，一旦症状消除，随后的症状控制可采用按需疗法。④与适当的抗菌药物联合用药根除幽门螺杆菌：埃索美拉唑镁肠溶片 20 mg + 阿莫西林 1 g + 克拉霉素 500 mg，每天 2 次，共 7 天。⑤体重 ≥55 kg 的 1 ~ 17 岁儿童，每次 20 mg，每天 1 次；体重 <55 kg 的 1 ~ 17 岁儿童，每次 10 mg，每天 1 次；1 个月至 1 岁幼儿，每次 0.5 mg/kg。

【不良反应】可见头痛、腹痛、腹泻、腹胀、恶心、呕吐、便秘；少见皮炎、瘙痒、荨麻疹、头晕、口干。

【相互作用、注意事项】参见奥美拉唑。

【规格】①片剂、胶囊剂：20 mg，40 mg。②口服混悬剂：2.5 mg，5 mg，10 mg，20 mg，40 mg。③注射剂：20 mg，40 mg。

【贮藏】密封，在 30 ℃以下保存。

（三）兰索拉唑

【别名】达克普隆、兰悉多、普托平、兰索、Ogast、Prevacid、Takepron。

【药理作用】主要通过抑制胃黏膜壁细胞的质子泵，即抑制 H^+，K^+ – ATP 酶的活性，从而强有力并持久地抑制胃酸分泌。

【适应证】用于胃及十二指肠溃疡、吻合部溃疡、佐林格—埃利森综合征及反流性食管炎。

【体内过程】口服本品 30 mg 后，约 1.5 小时达血药峰值。生物利用度约为 80%，血浆蛋白结合率约为 97%，半衰期为 1.4 ~ 2 小时，但作用时间却很长。服药后 24 小时后尿排泄率为 13% ~ 14%，在体内无蓄积作用，但老年人和肝病患者的清除率降低。

【用法用量】口服，每次 15 ~ 30 mg，每天 1 次。静脉滴注，通常成年人每次 30 mg，每日 2 次，疗程不超过 7 天。一旦患者可以口服药物，应改换为本品的口服剂型。

【不良反应】有皮疹、瘙痒等过敏反应，另有便秘、腹泻、口干、腹胀、头痛、贫血、白细胞减少、嗜酸性粒细胞增多及发热等反应，罕见失眠。

【相互作用、注意事项】见奥美拉唑。

【规格】①片剂：15 mg，30 mg。②胶囊剂：15 mg，30 mg，60 mg。③注射剂：30 mg。

【贮藏】密封，贮藏于阴凉干燥处。

（四）泮托拉唑

【别名】贲妥拉唑、潘妥洛克、泮立苏、潘美路、韦迪、卫可安、诺森、富诗坦、泰美尼克、思达美克、健朗晨、Pantoloc。

【药理作用】通过特异性地作用于胃黏膜壁细胞，降低壁细胞中的 H^+，K^+ – ATP 酶的活性，从而抑制胃酸的分泌。与奥美拉唑和兰索拉唑相比，本品对细胞色素 P450 依赖酶的抑制作用较弱。

【适应证】用于十二指肠溃疡、胃溃疡、急性胃黏膜病变、复合性胃溃疡所致急性上消化道出血及中、重度反流性食管炎。

【体内过程】药动学呈线性特征，静脉注射、静脉滴注或口服 $10 \sim 18$ mg，AUC 和血药峰值均随剂量增加而成比例增加，宜表现分布容积为 0.15 L/kg，清除率为 0.1 L/（kg·h），消除半衰期约为 1 小时。蛋白结合率为 98%。几乎全部在肝内经 CYP 酶系代谢，大部分代谢物（80%）随尿排出，余见于粪便中。

【用法用量】口服，每次 $20 \sim 40$ mg，每天 1 次。静脉滴注：40 mg，每天 $1 \sim 2$ 次。临用前将 10 mL 专用溶剂注入冻干粉小瓶内，再将溶解后的液体加入 100 mL 氯化钠注射液中稀释后给予，$13 \sim 50$ 分钟滴完。

【不良反应】偶见头晕、失眠、嗜睡、恶心、腹泻、便秘，皮疹和肌肉疼痛。大剂量使用时可出现心律失常、转氨酶升高、肾功能改变、粒细胞降低。

【相互作用】可能减少生物利用度取决于胃 pH 药物（如酮康唑）的吸收。凡通过细胞色素 P450 酶代谢的其他药物均不能排除与本品有相互作用的可能性。

【注意事项】①当怀疑胃溃疡时，应首先排除癌症的可能性，以免延误诊断。②溶解和稀释后必须在 4 小时内用完，禁止用其他溶剂或药物溶解和稀释。

【规格】①注射剂：40 mg。②胶囊剂：20 mg，40 mg。③片剂：40 mg。

【贮藏】密封，保存于室温下。

（五）雷贝拉唑

【别名】信卫安、瑞波特、波利特、安斯菲、济诺、雨田青、Pariet。

【药理作用】是一种新型的质子泵抑制剂，与奥美拉唑相比，雷贝拉唑抑制 H^+，K^+ - ATP 酶作用更强，对基础胃酸和各种刺激引起的胃酸分泌均有抑制作用，而且抑制可恢复；对血浆胃泌素水平影响较少；具有选择性强烈抑制幽门螺杆菌的作用。

【适应证】用于治疗胃酸相关性疾病，如消化性溃疡、胃食管反流性疾病、佐林格—埃利森综合征及上消化道出血。

【体内过程】本品肠溶片口服后达峰时间为（2.78±1.10）小时，血浆蛋白结合率为96.3%。在体内广泛代谢，约90%的药物随尿液排泄，其余随粪便排泄，在尿液和粪便中均未检出原药。肠溶片口服后的消除半衰期为（1.84±0.50）小时。

【用法用量】成人剂量是口服每次 $10 \sim 20$ mg，每天 $1 \sim 2$ 次，病情严重时，剂量可增加到 20 mg，每天 $2 \sim 4$ 次。

【不良反应】主要不良反应为便秘、湿疹、头痛和腹泻。停药后自行消失。

【相互作用】与地高辛或酮康唑合用，影响后两者的药动学，因为它们的吸收依赖于胃的酸碱度。

【注意事项】①治疗胃溃疡时应排除胃癌后才能使用本品，以免延误诊断和治疗。②用时须从小剂量开始并监测肝功能。

【规格】①片剂：10 mg，20 mg。②胶囊剂：10 mg。

【贮藏】密封，置于室温下。

三、H₂ 受体阻滞剂

（一）西咪替丁

【别名】甲氰咪胍、甲氰咪胺、泰胃美、长富优舒、瑞咪汀、西尼迪、卫咪丁、Tagamet、Cimctimax。

【药理作用】为组胺 H₂ 受体阻滞剂，具有抑制胃酸分泌的作用，对化学刺激引起的腐蚀性胃炎有预防和保护作用。此外，本品有抗雄激素作用，还能减弱免疫抑制细胞的活性，增强免疫反应，从而阻抑肿瘤转移。

【适应证】用于消化性溃疡、上消化道出血、反流性食管炎、佐林格—埃利森综合征等；也可用于急性胰腺炎、胰腺囊样纤维变及恶性肿瘤的辅助治疗。

【体内过程】口服迅速吸收，空腹时，约 1 小时可达血药峰值，存在肠肝循环，约在 3 小时后可获第 2 峰值。食物可延迟吸收，并稍微减少药物的吸收量，峰值可能在 2 小时后出现。因有首过代谢，口服后的生物利用度为 60% ～70%。本品广泛分布，分布容积约为 1 L/kg，蛋白结合率仅为 20%，血浆消除半衰期约为 2 小时，肾功能不全患者可见延长。本品部分在肝内代谢为硫氧化物和羟甲西咪替丁，但大部分的原药随尿排出。可透过胎盘，也可进入乳汁。

【用法用量】①成人，口服：每次 0.2 ～0.4 g，每天 2 ～4 次，或 0.8 g 睡前一次服用。肌内注射：每次 0.2 g，每 6 小时 1 次。静脉注射：每次 0.2 g，4 ～6 小时 1 次。静脉滴注：每次 0.2 ～0.6 g。每天剂量不宜超过 2 g。②儿童，大于 1 岁者可给予 25 ～30 mg/d，分次用，口服或注射均可；小于 1 岁者，可给予 20 mg，分次用。③肾功能不全患者可按以下方法给药：肌酐清除率（Ccr）=0 ～15 mL/min，给药 200 mg，每天 2 次；Ccr =15 ～30 mL/min，200 mg，每天 3 次；Ccr =30 ～50 mL/min，200 mg，每天 4 次；Ccr >50 mL/min，给予常用量。

【不良反应】常见恶心、呕吐、口苦、口干、腹泻、腹胀等。也可引起头晕、嗜睡和精神障碍等现象。大剂量可出现男子乳腺发育、溢乳、性欲减退或阳痿等，对骨髓有可逆性抑制作用。

【相互作用】①与华法林、阿司匹林、地高辛、茶碱类、苯妥英钠类等药物合用时，应减少剂量。②氢氧化铝等抗酸药或甲氧氯普胺可使本品吸收减少。③可降低硫糖铝、四环素、酮康唑等的作用。④与阿片类药物合用，可使慢性肾衰竭患者产生呼吸抑制、精神错乱和定向力障碍等，应减少阿片类制剂的用量。⑤与氨基苷类抗生素合用时可能导致呼吸抑制或呼吸停止。⑥本品的神经毒性症状与中枢抗胆碱药所致症状极为相似，应避免与中枢抗胆碱药同时使用，以免加重中枢神经毒性反应。

【注意事项】在治疗前应排除癌性溃疡；突然停药可致高酸度问题，可能导致溃疡穿孔。

【规格】①片剂：0.2 g，0.4 g，0.8 g。②注射剂：0.2 g，0.4 g。

【贮藏】密封、遮光贮存。

（二）雷尼替丁

【别名】甲硝呋胍、呋喃硝胺、胃安太定、西斯塔、兰百幸、善胃得、东易、瑞倍。

【药理作用】为组胺 H_2 受体阻滞剂。能抑制基础胃酸和刺激引起的胃酸分泌，可使胃酸减少、胃蛋白酶活性降低，而且具有速效和长效的特点。

【适应证】用于消化性溃疡、反流性食管炎、佐林格—埃利森综合征及上消化道出血等。

【体内过程】口服后快速吸收，2~3 小时可达血药峰值。由于首过代谢，生物利用度约为 50%。肌内注射后快速吸收，生物利用度为 90%~100%，血浆消除半衰期为 2~3 小时，蛋白结合率仅为 15%。小部分本品在肝内被代谢成 N-氧化物和 S-氧化物；前者虽是主要的代谢物，但仅及用量的 4%。约有 30% 口服剂量和 70% 静脉注射用量以原药随尿排出，其余见于粪便中。

【用法用量】口服，每次 0.15~0.4 g，每天 2 次，或 0.3 g 睡前一次服用。静脉注射或肌内注射，每次 25~50 mg，每 4~8 小时 1 次。静脉滴注，每次 0.1~0.3 g。

【不良反应】常见头痛及眩晕。可引起 ALT 可逆性升高（雷尼替丁肝炎）。偶有发热、男子乳腺发育、肾炎及静脉注射部位瘙痒、发红等。

【相互作用】与茶碱类药物合用可使其血浓度升高，可减少伊曲康唑、酮康唑、头孢呋辛、地西泮、维生素 B_{12} 等药的吸收。

【注意事项】①肝、肾功能不全者应调整剂量。②胃溃疡患者在开始治疗前应排除恶性肿瘤的可能性。③本品与非甾体抗炎药同时服用者，应定期进行检查，特别是老年人和有消化性溃疡病史的患者。

【规格】①片剂：0.15 g。②胶囊剂：0.35 g。③注射剂：0.05 g，0.1 g。

【贮藏】密封、遮光贮存。

（三）法莫替丁

【别名】高舒达、信法丁、贝兰德、保维坚、盖世特、立复丁、卡玛特、唯天、天泉维欣、捷可达、Pepcid、Pepcidin。

【药理作用】为组胺 H_2 受体阻滞剂。对胃酸分泌具有明显的抑制作用，作用强度比西咪替丁强 30 多倍，比雷尼替丁强 6~10 倍。

【适应证】用于胃及十二指肠溃疡、吻合口溃疡、反流性食管炎、上消化道出血、佐林格—埃利森综合征。

【体内过程】口服后迅速被吸收，生物利用度为 45%，2~3 小时可达血药峰值。口服或静脉注射的半衰期约为 3 小时。血浆蛋白结合率为 151%~218%。主要分布于肾、肝、颌下腺及胰腺等处，但不透过胎盘。主要经肾排泄，少量经胆汁、乳汁排出。

【用法用量】口服：每次 20 mg，每天 2 次，或 40 mg 睡前顿服。静脉注射或静脉滴注：每次 20 mg，每天 2 次。肾功能不全应予以减量，Ccr < 10 mL/min 时仅用全量的 50%，或者延长用药的间隔时间。

【不良反应】有皮疹、消化道不适、白细胞下降、一过性转氨酶升高、血压升高、脉搏加快、颜面潮红、头痛、眩晕和幻觉等症状。

【相互作用】可使茶碱类药物毒性增强。

【注意事项】用前应排除癌性溃疡。

【规格】①片剂：20 mg。②颗粒剂：20 mg。③注射剂：20 mg。

【贮藏】密封、遮光贮存。

（四）枸橼酸铋雷尼替丁

【别名】金得乐、瑞倍、舒威。

【药理作用】为枸橼酸铋和雷尼替丁经过化学合成的一种新型抗胃酸分泌及胃黏膜保护药，既具有雷尼替丁的 H_2 受体阻滞剂的抑制胃酸分泌作用，又有胶体铋抗幽门螺杆菌和保护胃黏膜的作用，其生物作用优于枸橼酸铋和雷尼替丁的混合物。

【适应证】用于消化性溃疡的治疗，也可用于根治幽门螺杆菌（与抗菌药联用）。

【体内过程】口服本品 0.35 g 后，雷尼替丁 2.6 小时左右达到血药峰值，其后快速下降，70% 由肾脏消除，半衰期为 2.3 小时。铋 0.5 小时达到血药峰值，远远低于可能引起铋的不良反心症状的浓度（100 μg/L），其后快速下降。

【用法用量】成人每次 0.4 g，每天 2 次，餐前或餐后服。治疗十二指肠溃疡，疗程为 4 周。治疗良性胃溃疡，疗程为 6~8 周。治疗幽门螺杆菌阳性的十二指肠溃疡，疗程为 4 周，开始 2 周联用克拉霉素每次 0.5 g，每天 2~3 次（每天总剂量 1~1.5 g）。

【不良反应】主要有过敏反应，罕见皮肤瘙痒、皮疹等；胃肠功能紊乱如恶心、腹泻、腹部不适、便秘等；可能出现短暂的肝功能异常；偶见头痛、关节痛，罕见粒细胞减少。

【相互作用】①不宜与抗酸药同时使用。②不得与牛奶同服。③与四环素类合用，可干扰后者的吸收。

【注意事项】①不建议用于孕妇、哺乳期妇女及儿童。②粪便变黑，舌苔发黑，属于正常现象，停药后即会消失。③不宜长期使用，连续使用不宜超过 6 周。④与抗生素合用，应注意抗生素的使用说明。⑤有急性卟啉症病史或肌酐清除率 <25 mL/min 者，不能采用本品与克拉霉素联合治疗幽门螺杆菌的方案。

【规格】片剂或胶囊剂：0.2 g。

【贮藏】遮光、密封，在干燥处保存。

（王　维）

第二节　助消化药

一、乳酶生

【别名】表飞鸣。

【药理作用】为活乳酸杆菌的干制剂，能使肠内糖类酵解，产牛乳酸，使肠内酸度提高，抑制腐败菌的繁殖和防止蛋白质发酵，从而抑制肠内产气。

【适应证】治疗消化不良、肠内异常发酵、小儿消化不良性腹泻及防治广谱抗生素长期使用的二重感染等。

【体内过程】尚不清楚。

【用法用量】口服，成人每次 0.3~1 g，每天 3 次，餐后服用。5 岁儿童以上每次 0.3~0.6 g，每天 3 次。5 岁以下每次 0.2~0.3 g，每天 3 次。1 岁以下每次 0.1 g。

【不良反应】未见不良反应。

【相互作用】不宜与抗生素、抑菌剂或吸附剂合用，若须合用应间隔 2~3 小时。

【注意事项】过敏者禁用。

【规格】片剂：0.1 g，0.15 g，0.3 g。

【贮藏】密封、遮光，凉暗处（温度不超过 20 ℃）保存。

二、复方阿嗪米特

【别名】泌特。

【药理作用】是由阿嗪米特、胰酶、纤维素酶、二甲硅油 4 种药物组成的复方肠溶片剂。主药之一阿嗪米特为一种强效促进胆汁分泌的药物，可增加胆汁分泌量，也可增加体内胰酶的分泌量，提高胰酶的消化功能。胰酶内含淀粉酶、蛋白酶和脂肪酶，可以用于改善糖类、脂肪、蛋白质的消化与吸收，恢复机体的正常消化功能。纤维素酶有消化吸收纤维和改善酶功能的作用。二甲硅油有消除腹胀的作用。本品有显著的利胆助消化及改善肝功能的作用。

【适应证】用于治疗因肝、胆、胰疾病引起的胆汁分泌不足或消化酶缺乏所导致的食欲缺乏、厌油、腹胀、腹泻、嗳气等多种消化不良症，特别适用于胆石症、胆囊炎、慢性胰腺炎、胆囊切除术后及外科胆石症、胆囊切除术后 T 管引流患者和肝病恢复期消化不良的治疗，也可用于治疗高胆固醇血症。

【体内过程】尚不清楚。

【用法用量】成人，每天 3 次，餐后服用，每次 1～2 片。

【不良反应】尚未见严重的不良反应。

【相互作用】尚不清楚。

【注意事项】急性肝炎、肝功能障碍、因胆石症引起胆绞痛、胆管阻塞患者禁用本品。

【规格】复方：每片含阿嗪米特 75 mg、胰酶 700 mg、纤维素酶-4000 10 mg、二甲硅油 50 mg。

【贮藏】密封、遮光，凉暗处（温度不超过 20 ℃）保存。

三、胃蛋白酶

【别名】维纯、胃朊酶。

【药理作用】能使蛋白质分解为肽类，但不能进一步分解为氨基酸。仅在酸性环境中产生作用。当 pH 为 1.6～1.8 时，其活性最强，故常与 0.2%～0.4% 盐酸合用。

【适应证】用于因进食蛋白质食物过多所致消化不良、病后恢复期消化功能减退及慢性萎缩性胃炎、胃癌、恶性贫血所致的胃蛋白酶缺乏。

【体内过程】尚不清楚。

【用法用量】口服，每次 240～480 U，每天 3 次，餐前服。

【不良反应】未见不良反应报道。

【相互作用】不宜与抗酸药同服，胃内 pH 升高可使其活性降低；药理作用与硫糖铝相拮抗，不宜合用。

【注意事项】必须与稀盐酸同时服用，如已吸潮或变性者不宜服用。

【规格】①片剂：120 U。②口服液：14 U/mL。③颗粒剂：480 U。

【贮藏】密封、遮光，凉暗处（温度不超过 20 ℃）保存。

四、胰酶

【别名】达舒通、得每通、慷彼申、肖得良、胰酵素、胰腺酶、胰液素、Creon、Entolase、Kreon、Licrease、Pancreatinum、Pancrelipase、Pertzye、Protilase、Viokase。

【药理作用】为多种酶的混合物，主要含胰淀粉酶、胰蛋白酶和胰脂肪酶。在中性或弱碱性环境条件下促进蛋白质和淀粉的消化，使脂肪分解为甘油和脂肪酸。

【适应证】主要用于消不良、食欲缺乏及肝、胰腺疾病引起的消化障碍。

【体内过程】未经吸收即可在胃肠道内发挥全部疗效。本品为蛋白质，被蛋白水解酶分解后，最终以肽和氨基酸的形式被吸收。

【用法用量】每次 0.3 ~ 0.6 g，每天 3 次，餐前服。

【不良反应】偶见过敏反应、打喷嚏、流泪、皮疹、鼻炎和支气管哮喘等。

【相互作用】忌与稀盐酸或含酸性的健胃消化药合用；与等量碳酸氢钠同服可增强疗效；西咪替丁能抑制胃酸分泌而增加胃及十二指肠的 pH，故能防止胰酶的失活。

【注意事项】本品仅限于胰腺外分泌不足时的补充，而不用于非胰酶缺乏性消化道疾病或消化不良等。

【规格】片剂：0.15 g（相当于胰脂肪酶 10 000 欧洲药典单位、胰淀粉酶 8000 欧洲药典单位、胰蛋白酶 600 欧洲药典单位），0.3 g，0.5 g。

【贮藏】密封、遮光，凉暗处（温度不超过 20 ℃）保存。

（王小平）

第三节　胃肠解痉药及胃动力药

一、胃肠解痉药

（一）阿托品

【别名】Atropinol。

【药理作用】为抗胆碱药，能与 M 胆碱受体结合，对抗乙酰胆碱和其他拟胆碱药的毒蕈碱样作用。主要解除平滑肌的痉挛，抑制腺体分泌，解除迷走神经对心脏的抑制，使心率加快，瞳孔散大，眼压升高；另外，可兴奋呼吸中枢。

【适应证】用于内脏绞痛（如胃肠绞痛及膀胱刺激症状）、急性微循环障碍、严重心动过缓的治疗，有机磷农药中毒的解救，麻醉时抑制腺体分泌等。

【体内过程】可从胃肠道或其他黏膜吸收，也可自眼吸收，从皮肤吸收仅少量。口服后 1 小时可达最高效应。分布容积为 1.7 L/kg。蛋白结合率为 14% ~ 22%。本品可透过血—脑屏障，也可透过胎盘。用量的一半在肝内代谢，其余以原药随尿排出。

【用法用量】皮下注射，每次 0.5 mg。口服：成人常用剂量每次 0.3 ~ 0.6 mg，每天 3 次，餐前 30 分钟服用。极量：每次 1 mg，每天 3 mg。小儿：0.01 mg/kg，4 ~ 6 小时 1 次。抢救有机磷农药中毒，除使用本品外，还应同时使用碘解磷定。①重度中毒，肌内注射或静脉注射本品 5 mg，尽快达到阿托品化，然后静脉输注本品，滴定用量，以维持阿托品化；同时静脉注射碘解磷定 1.2 ~ 1.6 g 或氯解磷定 0.75 ~ 1.0 g，必要时，10 分钟后重复给予半量，以后每 1~2 小时重复给药 2~3 次。②中度中毒，肌内注射 2~5 mg；同时静脉注射碘解磷定 0.8~1.2 g 或氯解磷定 0.5~0.75 g，以后每 2~3 小时重复给予半量 2~3 次。③轻度中毒，肌内注射 1~2 mg；静脉注射碘解磷定 0.4 g 或氯解磷定 0.25 g，必要时重复给药。

【不良反应】①轻微心率减慢，略有口干及少汗，瞳孔扩大，有时出现视物模糊。②语言不清、烦躁不安、皮肤干燥发热、小便困难、肠蠕动减少；10 mg 以上，上述症状更重，脉速而弱，中枢兴奋现象严重，呼吸加快加深，出现谵妄、幻觉、惊厥等。③严重中毒时可由中枢兴奋转入抑制，产生昏迷和呼吸麻痹等。

【相互作用】①与碱化尿液药合用，排泄延迟，作用时间和毒性增加。②可增强丙吡胺与抗精神病药的抗胆碱效应，可推迟对乙酰氨基酚的镇痛作用，减少左旋多巴的吸收。

【注意事项】①环境温度较高时，因闭汗有体温急骤升高的危险，应用时要严密观察。②用于抗感染性休克前，必须先补充足够的血容量。③缓解胆绞痛应同时使用吗啡和哌替啶。④口干、视物模糊严重时可给予新斯的明或毛果芸香碱对抗。⑤如出现中枢兴奋、惊厥，可使用巴比妥类或地西泮对抗。⑥一旦过量，立即给予短效巴比妥类或小剂量地西泮以控制惊厥及兴奋状态。毒扁豆碱为本品过量的解毒剂，可给予 1~4 mg（儿童 0.5~1.0 mg）缓慢静脉注射，可快速解除谵妄、昏迷状态，但由于毒扁豆碱快速由体内消除，故中毒患者 1~2 小时后可再次昏迷，此时须重复给药。

【规格】①片剂：0.3 mg。②注射剂：0.3 mg，0.4 mg，0.5 mg，1 mg，5 mg，10 mg。

【贮藏】避光，于阴凉、密封处保存。

（二）山莨菪碱

【别名】654-2、消旋山莨菪碱。

【药理作用】为阻断 M 胆碱受体的抗胆碱药。作用与阿托品相似，在解除血管痉挛和改善微循环方面更为突出，但扩瞳和抑制腺体分泌的作用较弱。

【适应证】用于胃肠道或胆道绞痛、急性微循环障碍及有机磷中毒等。还可辅助治疗再生障碍性贫血、原发性血小板减少性紫癜、急性肺水肿、坐骨神经痛、血栓闭塞性脉管炎等。

【体内过程】口服 30 mg 与肌内注射 10 mg 达到的组织内药物浓度近似，排泄较阿托品快，半衰期为 40 分钟。

【用法用量】成人，口服：每次 5~10 mg，每天 3 次；肌内注射或静脉注射：每次 5~10 mg，每天 1 次。中毒性休克：静脉注射，成人每次 10~40 mg，小儿 0.3~2 mg/kg，视情况每隔 10~30 分钟重复给药或调整剂量。

【不良反应、相互作用、注意事项】参见阿托品。

【规格】①片剂：5 mg，10 mg。②注射剂：1 mL : 2 mg，1 mL : 5 mg，1 mL : 10 mg，1 mL : 20 mg。

【贮藏】密封保存。

（三）东莨菪碱

【别名】海俄辛、使保定、Hyoscine。

【药理作用】作用与阿托品相似，其散瞳及抑制腺体分泌的作用比阿托品强，对呼吸中枢具有兴奋作用，但小剂量对大脑皮质有明显的抑制作用，此外还有扩张毛细血管、改善微循环及抗晕船、晕车等作用。

【适应证】临床用于全身麻醉前给药治疗晕动病、震颤麻痹，缓解平滑肌痉挛（尤指胃肠道）及扩瞳等，与苯海拉明合用对晕动病效果好。

【体内过程】口服后迅速从胃肠道吸收，几乎在肝内完全被代谢，仅有极小一部分以原药随尿排出，可透过血—脑屏障和胎盘。本品的透皮制剂也易于吸收。半衰期为 2.9 小时，分布容积为 1.7 L/kg。

【用法用量】成人，口服每次 0.3 ~ 0.6 mg，每天 2 ~ 3 次；皮下注射每次 0.3 ~ 0.5 mg，极量：皮下注射每次 0.5 mg，每天 1.5 mg。用于控制和预防晕动病：4 ~ 10 岁儿童可给予 75 ~ 150 μg，> 10 岁儿童可给予 150 ~ 300 μg。经皮给药，晕动症：每次 1.5 mg，发挥抗晕动病作用至少 4 小时前贴于一侧耳后无毛发的干燥皮肤上。

【不良反应、相互作用、注意事项】参见阿托品。

【规格】①片剂：0.3 mg。②胶囊剂：10 mg。③注射剂：1 mL ： 0.3 mg，1 mL ： 0.5 mg，1 mL ： 2 mg。④贴片：1.5 mg。

【贮藏】遮光、密封保存。

（四）匹维溴铵

【别名】吡喹利乌、得舒特、溴藜蒎吗啉、Dicetel、Eldicel、Eldicet。

【药理作用】是一种对胃肠道具有高度选择性解痉作用的钙通道阻滞剂，对平滑肌的作用机制和其他钙通道阻滞剂一样，但对结肠平滑肌具有高度选择作用。没有抗胆碱能作用，也没有对心血管系统的不良反应。

【适应证】用于与肠易激综合征有关的腹痛、排便紊乱、肠道不适；钡灌肠前准备。

【体内过程】低于 10% 的口服剂量经胃肠道吸收，1 小时内达血药峰值，清除半衰期为 1.5 小时，几乎全部在肝脏代谢并清除，动物自动放射影像学研究显示本品聚集于胃肠道中。蛋白结合率为 97%。

【用法用量】口服：每次 50 mg，每天 3 次，根据病情可增至每次 100 mg。钡灌肠准备时，检查前 3 天每次 100 mg，每天 2 次，在检查前清晨再口服 100 mg。

【不良反应】可见腹痛、腹泻、便秘，偶见瘙痒、皮疹、恶心、口干等。

【相互作用】与抗胆碱能药（如阿托品）合用可增强解痉作用。

【注意事项】应用足量水（一玻璃杯水）将整片药吞下，切勿掰碎、咀嚼或含化药片。宜在进餐时用水吞服，不要存卧位或睡前吞服药片。

【规格】片剂：50 mg。

【贮藏】避光，干燥处保存。

（五）溴丙胺太林

【别名】普鲁本辛。

【药理作用】作用强于溴甲胺太林，有较强的外周抗胆碱、抗毒蕈碱样作用及较弱的交感神经节阻滞作用，选择性解除胃肠胰胆平滑肌痉挛，抑制腺体分泌。

【适应证】胃及十二指肠溃疡的辅助治疗，也用于胃炎、胰腺炎、胆汁排泄障碍，多汗症及遗尿等。

【体内过程】口服后 90 分钟产生抑制腺体分泌作用，单剂给药后作用持续 4 小时。口服生物利用度低于 50%，分布半衰期为 3.2 分钟，以原药和代谢产物形式随尿排出。肾排泄率为 6% ~ 17.3%，肾清除率为 11.5 L/h，总清除率为 79.2 L/h。母体化合物消除半衰期为 57.9 ~ 175.8 分钟。

【用法用量】口服：每次 15 mg，每天 3 ~ 4 次，餐前服，睡前 30 mg；遗尿，睡前服 15 ~ 45 mg。

【不良反应】有口干、视物模糊、尿潴留、便秘、头痛、心悸等。

【相互作用】①与甲氧氯普胺合用时相互拮抗。②可使红霉素在胃内停留过久而受胃酸分解降效。③可延迟对乙酰氨基酚的吸收，使其血药浓度降低。④可升高地高辛、呋喃妥因等药的血药浓度。

【注意事项】手术前和青光眼、尿潴留患者及哺乳期妇女禁用，心脏病患者慎用。

【规格】片剂：15 mg。

【贮藏】密封保存。

（六）颠茄

【别名】Belladona、Belladone、Deadly Nightshade、Tollkirschen。

【药理作用】作用同阿托品，但药效较弱。

【适应证】用于胃及十二指肠溃疡及轻度胃肠、平滑肌痉挛等，有镇痛及抑制胃酸分泌的作用。作为消化性溃疡的辅助用药。

【体内过程】尚不清楚。

【用法用量】①酊剂，每次 0.3 ~ 1.0 mL，极量每次 1.5 mL，每天 3 次。②浸膏，每次 8 ~ 16 mg，极量每次 50 mg。③合剂，口服，每次 10 mL，每天 3 次。

【不良反应】心率加速、心悸、口干、便秘、少汗、瞳孔轻度扩大、排尿困难等。

【相互作用】①与尿碱化药（碳酸氢钠）、碳酸酐酶抑制剂（乙酰唑胺）合用时，本品的排泄延迟、疗效和毒性都可因此而加强。②与金刚烷胺、美克洛嗪、吩噻嗪类药（氯丙嗪、奋乃静）、阿托品类药、普鲁卡因胺、三环类抗抑郁药等合用时，本品的不良反应可加剧。③与抗酸药、吸附性止泻药等合用时，本品的吸收减少，疗效减弱。④可减弱甲氧氯普胺、多潘立酮的作用。

【注意事项】①对阿托品或其他颠茄生物碱不耐受者，对本品也可不耐受。②持续反复使用小剂量本品，可提高对不良反应的耐受，但疗效减弱。

【规格】①酊剂：含生物碱 0.03%。②合剂：含生物碱 1%。③浸膏：含生物碱 0.95% ~ 1.05%。

【贮藏】密封保存。

（七）莨菪浸膏

【药理作用】为外周抗胆碱药，除对平滑肌有解痉作用外，尚有阻断神经节及神经肌肉接头的作用，但对中枢的作用较弱。能缓解胃肠道、胆道及泌尿道平滑肌的痉挛和抑制胃肠道的蠕动。

【适应证】用于胃及十二指肠溃疡和胆、肾、肠等绞痛，制止恶心、呕吐等，也可用于帕金森病。

【体内过程】口服吸收缓慢但完全。血药浓度达峰时间为 1 ~ 2 小时，作用持续时间为

4 小时，主要经肝细胞水解酶分解，经肾排泄，半衰期约为 40 分钟。

【用法用量】口服，每次 8 ~ 16 mg，每天 3 次。

【不良反应】便秘，出汗减少，口、鼻、咽喉及皮肤干燥，视物模糊，排尿困难（尤其是老年人），心悸等。

【相互作用】尚不明确。

【注意事项】青光眼患者、前列腺肥大所致排尿困难者及严重心脏病、心动过速患者禁用。下述疾病患者应慎用：①心脏病特别是心律失常、充血性心力衰竭、冠心病等；②先天愚型，可出现瞳孔散大及心率加快；③反流性食管炎，食管与胃的运动减弱，下食管括约肌松弛，可使胃排空延迟，从而促成胃潴留；④胃肠道阻塞性疾病；⑤老年衰弱患者肠道松弛无力，或已有麻痹性肠梗阻先兆，有导致完全性肠梗阻的危险；⑥急性出血伴有心血管功能不全者；⑦肝功能中度损害；⑧甲状腺功能亢进；⑨重症肌无力者，乙酰胆碱的生理作用被抑制后可加重；⑩前列腺肥大、非阻塞性膀胱张力降低及尿路阻塞性疾病，可能导致完全性尿潴留。

【规格】片剂：8 mg。

【贮藏】密封，凉暗处保存。

（八）曲美布汀

【别名】三甲氧苯丁氯酯、舒丽启能、援生力维、诺为、尼为孚、双迪、瑞健。

【药理作用】具有对胃肠道平滑肌的双向调节作用，主要通过以下机制发挥作用：①抑制 K^+ 的通透性，引起除极，从而引起收缩；②作用于肾上腺素受体，抑制去甲肾上腺素释放，从而增加运动节律；③抑制 Ca^{2+} 的通透性，引起平滑肌舒张；④作用于胆碱能神经 K 受体，从而改善运动亢进状态。

【适应证】用于慢性胃炎引起的胃肠道症状，如腹部胀满感、腹痛和嗳气等；也用于胃肠易激综合征。国外试用于术后肠道功能的恢复利钡剂灌肠检查，可加速检查进程。

【体内过程】健康人口服 200 mg 本品，（0.67 ± 0.31）小时到达血药峰值（64.65 ± 33.57）ng/mL，半衰期为（2.73 ± 0.78）小时。口服后在体内水解，24 小时尿中本品原药排泄率仅存 0.01% 以下，在脏器中本品浓度分布由高到低顺序是肝、消化道壁、肾、肺、肾上腺、脾、胰、血液、骨骼肌，在脑中浓度低。

【用法用量】通常成人每次 100 ~ 200 mg，每天 3 次。可根据年龄、症状适当增减剂量。缓释片，每次 300 mg，每天 1 次。

【不良反应】偶有便秘、腹泻、腹鸣、口渴、口内麻木感、心动过速、困倦、眩晕、头痛及血清转氨酶上升等。有时出现过敏反应、肝功能损伤，此时应停药。

【相互作用】①与普鲁卡因合用，可对窦房结传导产生相加性的抗迷走作用，故两药合用时，应监测心率和心电图。②与西沙必利合用，可减弱西沙必利的胃肠蠕动作用。

【注意事项】由于老年人生理功能较弱，用药时须加以注意。治疗前应明确诊断，其他器质性、占位性消化道疾病者慎用。

【规格】①片剂：0.1 g，0.2 g。②胶囊剂：0.1 g。③混悬剂：0.1 g。

【贮藏】密封，干燥处保存。

（九）格隆溴铵

【别名】甘罗溴铵、胃长宁、溴环扁吡酯、Cuvposa、Glycopyrrolate、Glycopyrrolate Bromide、Robinul、Robinul Forte、Seebri Neohaler。

【药理作用】为一种乙酰胆碱受体的竞争性抑制药，通过抑制受体兴奋而间接地减少唾液分泌。经吸入给药后通过抑制气道平滑肌 M_3 受体而引起支气管扩张。

【适应证】用于慢性阻塞性肺疾病（包括慢性支气管炎、肺气肿）患者气道阻塞的长期维持治疗；也可用于治疗因神经功能紊乱引起的严重慢性流涎症。

【体内过程】吸入粉雾剂：日剂量为 31.2~249.6 μg 时，药动学呈线性，血药浓度达峰时间为 5 分钟，绝对生物利用度约为 40%，平均终末半衰期为 33~53 小时。口服溶液：于禁食状态下给药后，血药浓度达峰时间为（3.10±1.08）小时，半衰期为（3.00±1.20）小时，主要经肾清除。

【用法用量】①口服溶液，用于 3~16 岁儿童严重慢性流涎症，初始剂量为每次 0.02 mg/kg，每天 3 次，随后可根据治疗反应和不良反应情况，每 5~7 天以 0.02 mg/kg 的幅度增加剂量。最大剂量为每次 0.1 mg/kg（不超过 1.5~3 mg），每天 3 次，于餐前至少 1 小时或餐后至少 2 小时服用。②吸入粉雾剂，推荐剂量为每次 1 粒，每天 2 次。

【不良反应】心率加快、心房颤动、高血糖症、鼻充血、鼻窦炎、肢体疼痛、尿潴留、过敏反应、头痛、眼球震颤、口干、胃不适、皮肤潮红等。

【相互作用】①金刚烷胺可增强本品的抗胆碱能作用。②合用可能增加阿替洛尔的生物利用度。③合用可阻止或延迟氯化钾片剂通过胃肠道。④合用可升高二甲双胍的血药浓度，并增强其药理作用及不良反应。⑤合用可降低氟哌啶醇的血药浓度。⑥合用时须考虑增加左旋多巴的剂量。

【注意事项】接受抗胆碱能药的患者处于高温环境时可能出现中暑症状。

【规格】①溶液剂：1 mg：5 mL。②粉雾剂：15.6 μg。

【贮藏】密封，阴凉处保存。

二、胃动力药

（一）多潘立酮

【别名】哌双咪酮、胃得灵、吗丁啉、邦能、Motilium。

【药理作用】为一种作用较强的多巴胺受体阻滞剂，具有外周阻滞作用，可增加食管下部括约肌张力，防止胃食管反流，增强胃蠕动，促进胃排空，协调胃与十二指肠运动，抑制恶心、呕吐，并能有效地防止胆汁反流，不影响胃液分泌。

【适应证】用于胃排空缓慢的功能性消化不良及食管反流性消化不良，以及化疗和放疗引起的恶心呕吐，对腹部器官疾病、脑部疾病等引起的呕吐也有效，也可用于多巴胺受体激动药（如左旋多巴、溴隐亭等）治疗帕金森病引起的恶心和呕吐。

【体内过程】口服、肌内注射、静脉注射或直肠给药均易吸收。口服后 15~30 分钟或直肠给药后 1 小时达血药峰值，以胃肠浓度最高。半衰期为 7~8 小时，主要在肝脏代谢，以无活性的代谢物随胆汁排泄。60% 从粪便中排出，30% 随尿排出。

【用法用量】①成人，口服：每次 10~20 mg，每天 3 次，餐前服；直肠给药：每次 60 mg，每天 2~3 次。②儿童，体重 <35 kg 者，0.25 mg/kg，每天 3~4 次；体重 ≥35 kg 者，每次 10 mg，每天不超过 3 次。直肠给药：2 岁以上儿童，每次 30 mg，每天 2~4 次。

【不良反应】①可见头痛、疲劳、眩晕、乏力、过敏、腹泻等。②偶见一过性轻度腹部痉挛，可引起锥体外系反应。③有报道口剂量超过 30 mg 和（或）伴有心脏病患者、接受化疗的肿瘤患者、有电解质紊乱等严重器质性疾病患者或年龄大于 60 岁的患者中，发生严重室性心律失常甚至心源性猝死的风险会升高。

【相互作用】抗胆碱药与本品可能有拮抗作用。

【注意事项】①1 岁以下婴儿由于其血.脑脊液屏障发育不完善，故不能排除对 1 岁以下婴儿产生中枢不良反应的可能性。②本品应严格限制适应证使用，连续使用不超过 1 周。

【规格】①片剂：10 mg。②栓剂：10 mg，30 mg，60 mg。③混悬液：100 mL : 100 mg。

【贮藏】密封，阴凉处保存。

（二）莫沙必利

【别名】新络纳、贝络纳、加斯清、快力、瑞琪。

【药理作用】为选择性 5-HT$_4$ 受体激动剂，能激动消化道黏膜下神经丛的 5-HT$_4$ 受体，促进乙酰胆碱的释放，从而产生上消化道的促动力作用，不影响胃酸的分泌。

【适应证】用于功能性消化不良伴有胃灼热、嗳气、恶心、呕吐、早饱、上腹胀等消化道症状者。

【体内过程】主要从胃肠道吸收，分布以胃肠、肝、肾局部药物浓度最高，血浆次之，脑内几乎无分布。健康成人空腹单次口服本品 5 mg，吸收迅速，达峰时间为 0.8 小时，半衰期为 2 小时，血浆蛋白结合率为 99.0%。本品在肝脏中由 CYP3A4 代谢，主要随尿液和粪便排泄。

【用法用量】餐前口服，成人每次 5 mg，每天 3 次。

【不良反应】主要表现为腹泻、腹痛、口干、皮疹及倦怠、头晕等。偶见嗜酸性粒细胞增多，三酰甘油升高，ALT、AST、碱性磷酸酶和 GGT 升高。

【相互作用】与可延长 QT 间期的药物（如普鲁卡因、奎尼丁、氟卡尼、索他洛尔、三环类抗抑郁药等）及可引起低钾血症的药物合用时应谨慎，以避免增加心律失常的危险。

【注意事项】①服用一段时间（通常为 2 周）后，如消化道症状没有改变，应停止使用。②治疗过程中应常规做血生化检查，有心血管病史者或合用抗心律失常药的患者应定期做心电图检查。

【规格】片剂：5 mg。

【贮藏】密封保存。

（三）西沙必利

【别名】西沙普雷特、普瑞博思、优尼必利、必纳维、怡瑞、Prepulsid。

【药理作用】为第三代新型的全胃肠促动力药，主要是通过肠肌层神经丛释放乙酰胆碱而起作用，可明显加强胃窦—十二指肠的消化活性，协调并加强胃排空，增加小肠、大肠的蠕动并缩短肠运动时间，加强胆囊收缩与排空，防止食物滞留和反流，但不影响胃分泌，基本无中枢抑制作用。

【适应证】用于胃轻瘫、上消化道不适、食管反流等，也用于慢性便秘及与运动功能失调有关的推进性蠕动不足和胃肠内容物滞留等。

【体内过程】口服后迅速被吸收，口服 5~10 mg 后，1~2 小时可达血药峰值，半衰期为 7~10 小时。体内分布以肝的浓度最高，其次为胃肠道、肺、肾等器官。几乎全部的代谢产物随尿、粪便等排出。

【用法用量】成人每次 5~10 mg，每天 2~3 次，餐前服，或每晚睡前服 20 mg；混悬液：儿童每次 0.2~1 mg/kg，每天 3~4 次。

【不良反应】可见肠痉挛、腹痛、腹泻、肠鸣，偶见头晕、头痛、恶心、低血压等，罕见可逆性肝功能异常。

【相互作用】①与抗凝血药合用，可能会延长凝血时间。②可加速中枢神经抑制药如巴比妥类、乙醇的吸收。③其加速胃排空的作用可使经胃吸收的药物吸收减少，经小肠吸收的药物吸收增多。④胃肠道动力反应可被抗胆碱能药阻断。⑤与西咪替丁合用可增加本品的口服生物利用度。⑥如合用抑制 CYP3A4 的药物，会使本品血药浓度升高，使 QT 间期延长并出现室性心律失常，应禁止合用。⑦与延长 QT 间期的药物如奎宁、卤泛群、特非那定、阿司咪唑、胺碘酮、奎尼丁、阿米替林、吩噻嗪类抗精神病药、舍吲哚合用可引起危及生命的 QT 间期延长。⑧柚子汁可抑制 CYP3A4 酶介导的本品代谢，增加本品的毒性。

【注意事项】①用药前应检查心电图、血电解质（血钙、镁、钾）及血肌酐。②若心电图 QTc 值超过 450 ms，则不要使用本品。③本品合用药物不当，有致死病例的报道，西方多国已撤回停用。④服用 20 mg 发生腹部痉挛者，应减为半量，老年人的治疗剂量应酌减。

【规格】①片剂：5 mg，10 mg。②胶囊剂：10 mg。③混悬剂：1 mg/mL。

【贮藏】密封保存。

（四）伊托必利

【别名】依托必利、瑞复啉。

【药理作用】具 D_2 受体阻滞和乙酰胆碱酯酶抑制的双重作用，通过刺激内源性乙酰胆碱释放并抑制其水解而增强胃与十二指肠运动，促进胃排空，并具有中度镇吐作用。

【适应证】用于功能性消化不良引起的各种症状，如上腹不适、餐后饱胀、食欲缺乏、恶心、呕吐等。

【体内过程】口服后迅速被吸收，给药后 30 分钟可达血药峰值，半衰期约为 6 小时。动物口服吸收后主要分布在肝脏、肾脏及消化系统，很少量在中枢神经系统。

【用法用量】口服，成人每次 50 mg，每天 3 次，餐前服用，根据年龄症状酌减或遵医嘱。

【不良反应】一般有皮疹、发热、瘙痒感、腹痛、腹泻、便秘、睡眠障碍、胸背痛、头痛、疲劳、手指发麻、震颤、白细胞减少（确认后应停药）。偶见血尿素氮、肌酐值升高。

【相互作用】与抗胆碱药、具有肌肉松弛作用的药物（地西泮类、氯唑沙宗等）合用，可相互抵消作用。

【注意事项】①高龄患者用药时易出现不良反应，使用时应注意，孕妇及哺乳期妇女用药安全性未确定，应慎用。②用药 2 周后若症状不能得到改善，应停药。

【规格】片剂：50 mg。

【贮藏】密闭，干燥处保存。

（五）甲氧氯普胺

【别名】灭吐宁、胃复安、Reglan、Pramin、Paspertin、Maxolon、Clopra。

【药理作用】 通过阻断多巴胺受体而对延髓催吐化学感应器起作用，能兴奋上部胃肠道的活动，使食管下段括约肌静止张力增加、幽门括约肌松弛、胃蠕动加强、排空加速，从而减少胃内容物向上反流至食管。同时，小肠蠕动加强，肠内容物向下运送的时间缩短，因而可消除胃胀满感和消化停滞状态。还可阻断下丘脑多巴胺受体，抑制催乳素抑制因子，起到催乳的作用。

【适应证】 ①用于全身麻醉或其他原因引起的恶心、呕吐，对吗啡或哌替啶引起的恶心、呕吐较为有效。②也可用于细胞毒性药物引起的呕吐。③对内耳眩晕症有效，但不能防止晕动病。④可用于慢性胰腺炎、胆道疾病的辅助治疗。

【体内过程】 口服后易于吸收，2 小时可达血药峰值，有明显的首过代谢，半衰期约为 4 小时。在肝内代谢，以原药、代谢物随尿排出。肾功能不全患者的半衰期可见延长，可分泌进入乳汁中。

【用法用量】 ①针对反流或胃停滞，成人一般口服 10 mg，餐前半小时和睡前服，通常持续给药 12 周。②用于恶心或呕吐，成人和儿童用量均为 1～2 mg/kg，每 2～4 小时给药 1 次，共 4～6 次，口服、肌内注射、静脉注射均可。③儿童胃肠插管，<6 岁儿童给予 0.1 mg/kg，6～14 岁给予 2.5～5 mg。

【不良反应】 ①可见疲倦、眩晕、口鼻干燥、厌食。②偶见心动过速、锥体外系反应（主要表现为肌震颤、头向后倾、斜颈、阵发性两眼向上凝视、发音困难、共济失调等帕金森病症状）。③还可见皮疹、溢乳、男子乳腺发育和便秘；注射药物可致直立性低血压。

【相互作用】 ①吩噻嗪类药物可增强本品所致锥体外系反应。②抗毒蕈碱药能抵消本品的胃肠动力作用。③可降低西咪替丁的口服生物利用度，能增加对乙酰氨基酚、氨苄西林、左旋多巴和四环素的吸收速率，但减少地高辛的吸收。

【注意事项】 ①嗜铬细胞瘤、癫痫、胃肠梗阻或出血的患者禁用。②正在进行放疗或化疗的乳腺癌患者禁用。③本品可经乳汁分泌，哺乳期妇女使用时应暂停哺乳。

【规格】 ①片剂：10 mg。②注射剂：1 mL：5 mg，1 mL：10 mg。

【贮藏】 密闭保存。

（张　琳）

第七章

神经系统常用药物

第一节 苯二氮䓬类

一、溴替唑仑

【药理作用】本品具有催眠、抗激动、抗惊厥、肌肉松弛等作用。低剂量时具有良好的催眠效果，可缩短入睡时间，减少醒觉次数，延长总睡眠时间。

【适应证】失眠症。

【用法用量】推荐剂量为 0.25 mg，睡前服。老年人 0.125 mg。术前催眠 0.5 mg。

【不良反应】偶见胃肠道不适、头痛、眩晕、高血压患者血压下降。大剂量用药时（尤其对本品敏感的患者），可见次晨乏力、注意力不集中。本品可能产生耐药性或进展性健忘。

【禁忌】①对苯二氮䓬类过敏者禁用。②重症肌无力、精神病、急性闭角型青光眼、急性呼吸功能不全、肝功能不良等患者禁用。③妊娠、哺乳期妇女及 18 岁以下青少年禁用。

【相互作用】与中枢抑制药、抗组胺药、巴比妥类药同服时，可增强本品作用。

【规格】片剂：0.25 mg。

二、咪达唑仑

【药理作用】本品为苯二氮䓬类的一种，通过与苯二氮䓬受体（BZ 受体）结合发挥作用。BZ 受体位于神经元突触膜上，与 GABA 受体相邻，耦合于共同的氯离子通道上。在 BZ 受体水平存在着 GABA 调控蛋白，它能阻止 GABA 与其受体结合，而本品与 BZ 受体结合时就阻止调控蛋白发生作用，从而增强 GABA 与其受体的结合，并依据和 BZ 受体结合的多少，依次产生抗焦虑、镇静、催眠甚至意识消失。

【适应证】①麻醉前给药。②全麻醉诱导和维持。③椎管内麻醉及局部麻醉时辅助用药。④诊断或治疗性操作（如心血管造影、心律转复、支气管镜检查、消化道内镜检查等）时患者镇静。⑤ICU 患者镇静。

【用法用量】①肌内注射，用 0.9% 氯化钠注射液稀释。静脉给药，用 0.9% 氯化钠注射液、5% 或 10% 葡萄糖注射液、5% 果糖注射液、林格液稀释。②麻醉前给药：在麻醉诱导前 20~60 分钟使用，剂量为 0.05~0.075 mg/kg，肌内注射，老年患者剂量酌减；全身麻醉诱导常用 5 ~ 10 mg （0.1 ~ 0.15 mg/kg）。③局部麻醉或椎管内麻醉辅助用药：分次静脉注射 0.03 ~ 0.04 mg/kg。④ICU 患者镇静：先静脉注射 2 ~ 3 mg，继之以 0.05 mg/（kg·h）速度静脉滴注维持。

【不良反应】①麻醉或外科手术时最大的不良反应为降低呼吸容量和呼吸频率，发生率为 10.8% ~ 23.3%。静脉注射后，有 15% 患者可发生呼吸抑制。严重的呼吸抑制易见于老年人，可表现为呼吸暂停、窒息、心跳暂停甚至死亡。②咪达唑仑静脉注射，特别当与阿片类镇痛剂合用时，可发生呼吸抑制、停止，有些患者可因缺氧性脑病而死亡。③长期用作镇静后，患者可发生精神运动障碍。也可出现肌肉颤动，躯体不能控制的运动或跳动，罕见的兴奋，不能安静等。当出现这些症状时应当处理。④常见的不良反应有：a. 低血压，静脉注射的发生率约为 1%；b. 急性谵妄、朦胧、失定向、警觉、焦虑、神经质或不安宁、心跳增快或不规则、皮疹、过度换气、呼吸急促等；c. 肌内注射局部硬块、疼痛；静脉注射后，静脉触痛等。

【禁忌】①对苯二氮䓬过敏的患者禁用。②重症肌无力患者、精神分裂症患者、严重抑郁状态患者禁用。

【相互作用】①咪达唑仑可增强催眠药、镇静药、抗焦虑药、抗抑郁药、抗癫痫药、麻醉药和镇静性抗组胺药的中枢抑制作用。②一些肝酶抑制药，特别是细胞色素 P4503A 抑制药物，可影响咪达唑仑的药代动力学，使其镇静作用延长。③酒精可增强咪达唑仑的镇静作用。

【注意事项】①用作全身麻醉诱导术后常有较长时间再睡眠现象，应注意保持患者气道通畅。②本品不能用碱性注射液稀释或与之混合。③长期静脉注射咪达唑仑，突然撤药可引起戒断综合征，推荐逐渐减少剂量。④肌内或静脉注射咪达唑仑后至少 3 小时不能离开医院或诊室，之后应有人伴随才能离开。至少 12 小时内不得开车或操作机器等。⑤慎用于体质衰弱者、慢性阻塞性肺疾病、慢性肾功能衰竭、肝功能损害或充血性心力衰竭患者，若使用咪达唑仑应减小剂量并进行生命体征的监测。⑥急性酒精中毒时应用将抑制生命体征。⑦老年人危险性的手术和斜视、白内障切除的手术中，可推荐应用咪达唑仑，但可能会有意识朦胧或失定向的感觉。⑧不能用于孕妇。在分娩过程中应用须特别注意，单次大剂量可致新生儿呼吸抑制、肌张力减退、体温下降及吸吮无力。FDA 对本药的妊娠安全性分级为 D 级。⑨咪达唑仑可随乳汁分泌，通常不用于哺乳期妇女。⑩60 岁以上老人属高风险患者。

【规格】注射剂：5 mL：5 mg，3 mL：15 mg。

（林春艳）

第二节　巴比妥类

一、苯巴比妥

【别名】鲁米那。

【药理作用】本品为镇静催眠药、抗惊厥药，是长效巴比妥类的典型代表。对中枢神经的抑制作用随着剂量加大，表现为镇静、催眠、抗惊厥及抗癫痫。大剂量对心血管系统、呼吸系统有明显的抑制。过量可麻痹延髓呼吸中枢致死。体外电生理实验见苯巴比妥使神经细胞的氯离子通道开放，细胞过极化，拟似 γ-氨基丁酸（GABA）的作用。治疗浓度的苯巴比妥可降低谷氨酸的兴奋作用，加强 γ-氨基丁酸的抑制作用，抑制中枢神经系统单突触和多突触传递，抑制痫灶的高频放电及其向周围扩散。

【适应证】主要用于治疗焦虑、失眠（用于睡眠时间短、早醒患者）、癫痫及运动障碍。是治疗癫痫大发作及局限性发作的重要药物。也可用作抗高胆红素血症药及麻醉前用药。

注射剂用于治疗癫痫，对全身性及部分性发作均有效，一般在苯妥英钠、卡马西平、丙戊酸钠无效时选用。也可用于其他疾病引起的惊厥及麻醉前给药。

【用法用量】①片剂：a. 成人，催眠，30 ~ 100 mg，晚上一次顿服。镇静，每次 15 ~ 30 mg，每日 2 ~ 3 次。抗惊厥，每日 90 ~ 180 mg，可在晚上一次顿服，或每次 30 ~ 60 mg，每日 3 次；抗高胆红素血症，每次 30 ~ 60 mg，每日 3 次。b. 小儿，用药应个体化，镇静，每次 2 mg/kg 或 60 mg/m²，每日 2 ~ 3 次。抗惊厥，每次 3 ~ 5 mg/kg。抗高胆红素血症，每次 5 ~ 8 mg/kg，分次口服，3 ~ 7 天见效。②注射剂：a. 肌内注射，抗惊厥与癫痫持续状态，成人每次 100 ~ 200 mg，必要时可 4 ~ 6 小时重复 1 次。儿童抗惊厥，每次 3 ~ 5 mg/kg。b. 麻醉前给药，成人术前 0.5 ~ 1 小时肌内注射 100 ~ 200 mg。

【不良反应】①用于抗癫痫时最常见的不良反应为镇静，但随着疗程的持续，其镇静作用逐渐变得不明显。②可能引起微妙的情感变化，出现认知和记忆的缺损。③长期用药，偶见叶酸缺乏和低钙血症。④罕见巨幼红细胞性贫血和骨软化。⑤大剂量时可产生眼球震颤、共济失调和严重的呼吸抑制。⑥用本品的患者中 1% ~ 3% 出现皮肤反应，多见者为各种皮疹，严重者可出现剥脱性皮炎和多形性红斑或史—约综合征，中毒性表皮坏死极为罕见。⑦有报道用药者可出现肝炎和肝功能紊乱。⑧长时间使用可发生药物依赖，停药后易发生停药综合征。

【禁忌】严重肺功能不全、肝硬化、有血卟啉病病史、有哮喘病史、未控制的糖尿病患者、过敏者禁用。

【相互作用】①本品为肝药酶诱导剂，可提高药酶活性，长期用药不但加速自身代谢，还可加速其他药物代谢。如在应用氟烷、恩氟烷、甲氧氟烷等制剂麻醉之前长期服用巴比妥类药物者，可增加麻醉剂的代谢产物，增加肝脏毒性的危险。巴比妥类与氯胺酮同时应用时，特别是大剂量静脉给药，可增加血压降低、呼吸抑制的危险。②与口服抗凝药合用时，可降低后者的效应。③与口服避孕药合用，可降低避孕药的可靠性。与雌激素合用降低雌激素作用。④与皮质激素、洋地黄类（包括地高辛）、土霉素或三环类抗抑郁药合用时，可降低这些药物的效应。⑤与环磷酰胺合用，理论上可增加环磷酰胺烷基化代谢产物，但临床上的意义尚未明确。⑥与奎尼丁合用时，由于增加奎尼丁的代谢而减弱其作用。⑦与钙通道阻滞剂合用，可引起血压下降。⑧与氟哌丁醇合用治疗癫痫，可引起癫痫发作形式改变，须调整用量。⑨与吩噻嗪类和四环类抗抑郁药合用时可降低抽搐阈值，增加抑制作用；与布洛芬类合用，可减少或缩短半衰期而减少作用强度。

【注意事项】①对一种巴比妥过敏者，可能对本品也过敏。②作抗癫痫药应用时，可能需 10 ~ 30 天才能达到最大效果，须按体重计算药量，如有可能应定期测定血药浓度，以达最大疗效。③肝功能不全者，用量应从小量开始。④长期用药可产生精神或躯体的药物依赖性，停药须逐渐减量，以免引起撤药症状。⑤与其他中枢抑制药合用，对中枢产生协同抑制作用，应注意。⑥下列情况慎用：轻微脑功能障碍症、低血压、高血压、贫血、甲状腺功能低下、肾上腺功能减退、心肝肾功能损害、高空作业者、驾驶员、精细和危险工种作业者。⑦本药可通过胎盘，妊娠期长期服用，可引起依赖性及致新生儿撤药综合征；可能由于维生素 K 含量减少引起新生儿出血；妊娠晚期或分娩期应用，由于胎儿肝功能尚未成熟，可引起新生儿（尤其是早产儿）呼吸抑制；可能对胎儿产生致畸作用。FDA 对本药的妊娠安全性分级为 D 级。⑧哺乳期应用可引起婴儿的中枢神经系统抑制。⑨可能引起反常的兴奋，应注意。⑩本药的常用量可引起兴奋、神经错乱或抑郁，因此用量宜较小。

【规格】①片剂：15 mg，30 mg，100 mg。②注射剂：1 mL：0.1 g，2 mL：0.2 g。

二、司可巴比妥钠

【别名】速可眠。

【药理作用】本品为短时巴比妥类催眠药。对中枢的抑制作用随着剂量加大，表现为镇静、催眠、抗惊厥及抗癫痫。大剂量对心血管系统、呼吸系统有明显的抑制。过量可麻痹延髓呼吸中枢致死。体外电生理实验见本类药物使神经细胞的氯离子通道开放，细胞超极化，拟似 γ-氨基丁酸（GABA）的作用。治疗浓度的司可巴比妥可降低谷氨酸的兴奋作用，加强 γ-氨基丁酸的抑制作用，抑制中枢神经系统单突触和多突触传递，抑制痫灶的高频放电及其向周围扩散。

【适应证】用于不易入睡的患者。也可用于抗惊厥（如破伤风等）。

【用法用量】①成人：a. 催眠，50～200 mg，睡前一次顿服；b. 镇静，每次 30～50 mg，每日 3～4 次；c. 麻醉前用药，200～300 mg，术前 1 小时服。成人极量每次300 mg。②小儿：a. 镇静，每次 2 mg/kg 或 60 mg/m²，每日 3 次；b. 麻醉前用药，50～100 mg，术前 1 小时给药。

【不良反应】①对巴比妥类过敏的患者可出现皮疹及哮喘，严重者发生剥脱性皮炎和史—约综合征，可致死。一旦出现皮疹，应当停药。②长时间使用可发生药物依赖，或心因性依赖、戒断综合征；停药后易发生停药综合征。③较少发生的不良反应有过敏而出现意识模糊，抑郁或逆向反应（兴奋）以老年、儿童患者及糖尿病患者为多。④偶有粒细胞减少，皮疹，环形红斑，眼睑、口唇、面部水肿，幻觉，低血压，血小板减少，肝功能损害，黄疸，骨骼疼痛，肌肉无力。

【禁忌】严重肺功能不全、肝硬化、有血卟啉病病史、贫血、有哮喘病史、未控制的糖尿病患者、过敏者禁用。

【相互作用】①本品为肝药酶诱导剂，可提高药酶活性，长期用药不但加速自身代谢，还可加速其他药物代谢。乙醇、全麻药、中枢性抑制药或单胺氧化酶抑制药等与巴比妥类药合用时，可相互增强效能。②与口服抗凝药合用，可降低后者的效应。③与口服避孕药合用，可降低避孕药的可靠性。与雌激素合用降低雌激素作用。④与皮质激素、洋地黄类（包括地高辛）、土霉素或三环类抗抑郁药合用时，可降低这些药物的效应。⑤与环磷酰胺合用，理论上可增加环磷酰胺烷基化代谢产物，但临床上的意义尚未明确。⑥与奎尼丁合用时，由于增加奎尼丁的代谢而减弱其作用。⑦与钙通道阻滞剂合用，可引起血压下降。⑧与氟哌丁醇合用，可引起癫痫发作形式改变，须调整用量。⑨与吩噻嗪类和四环类抗抑郁药合用时可降低抽搐阈值，增加抑制作用；与布洛芬类合用，可减少或缩短半衰期而减少作用强度。

【注意事项】①对一种巴比妥过敏者可能对本品也过敏。②作抗癫痫药应用时，可能需10～30天才能达到最大效果，须按体重计算药量，如有可能应定期测定血药浓度，以达最大疗效。③肝功能不全者，用量应从小量开始。④长期用药可产生精神或躯体的药物依赖性，停药须逐渐减量，以免引起撤药症状。⑤与其他中枢抑制药合用，对中枢产生协同抑制作用，应注意。⑥下列情况慎用：轻微脑功能障碍症、低血压、高血压、贫血、甲状腺功能低下、肾上腺功能减退、心肝肾功能损害、高空作业者、驾驶员、精细和危险工种作业者。⑦本药可通过胎盘，妊娠期长期服用，可引起依赖性及致新生儿撤药综合征。可能由于维生素 K 含量减少引起新生儿出血。妊娠晚期或分娩期应用，由于胎儿肝功能尚未成熟，可引起新生儿（尤其是早产儿）呼吸抑制。用于抗癫痫可能产生胎儿致畸，应慎用。FDA 对本药的妊娠安全性分级为 D 级。⑧哺乳期应用可引起婴儿的中枢神经系统抑制，应慎用。⑨可能引起反常的兴奋，应注意。⑩本药的常用量可引起兴奋、神经错乱或抑郁，因此用量宜较小。

【规格】胶囊剂：0.1 g。

三、异戊巴比妥

【药理作用】本品为巴比妥类催眠药、抗惊厥药，中等作用时间（3～6 小时），对中枢的抑制作用随着剂量加大，表现为镇静、催眠、抗惊厥及抗癫痫。大剂量对心血管系统、呼吸系统有明显的抑制。过量可麻痹延髓呼吸中枢致死。体外电生理实验见本类药物使神经细胞的氯离子通道开放，细胞过极化，拟似 γ-氨基丁酸（GABA）的作用。治疗浓度的异戊巴比妥可降低谷氨酸的兴奋作用，加强 γ-氨基丁酸的抑制作用，抑制中枢神经系统单突触和多突触传递，抑制痫灶的高频放电及其向周围扩散。

【适应证】主要用于催眠、镇静、抗惊厥（小儿高热惊厥、破伤风惊厥、子痫、癫痫持续状态）和麻醉前给药。

【用法用量】深部肌内或静脉注射。①成人：催眠，100～200 mg；镇静，每次 30～50 mg，每日 2～3 次。极量每次 250 mg，每日 500 mg。②小儿：催眠，个体差异大；镇静，每次 2 mg/kg 或 60 mg/m^2，每日 2～3 次。

【不良反应】①用于抗癫痫时最常见的不良反应为镇静，但随着疗程的持续，其镇静作用逐渐变得不明显。②可能引起微妙的情感变化，出现认知和记忆的缺损。③长期用药，偶见叶酸缺乏和低钙血症。④罕见巨幼红细胞性贫血和骨软化。⑤大剂量时可产生眼球震颤、共济失调和严重的呼吸抑制。⑥用本品的患者中 1%～3% 的人出现皮肤反应，多见者为各种皮疹及哮喘，严重者可出现剥脱性皮炎和多形性红斑或史—约综合征，中毒性表皮坏死极为罕见。⑦有报道用药者可出现肝炎和肝功能紊乱。⑧长时间使用可发生药物依赖，停药后易发生停药综合征。

【禁忌】严重肺功能不全、肝硬化、有血卟啉病病史、贫血、有哮喘病史、未控制的糖尿病患者、过敏者禁用。

【相互作用】①本品为肝酶诱导剂，可提高药酶活性，不但加速自身代谢，还可加速其他药物代谢。乙醇、全麻药、中枢性抑制药或单胺氧化酶抑制剂等与巴比妥类药合用时，可相互增强效能。与对乙酰氨基酚类合用，会增加肝中毒的危险性。②与口服抗凝药合用，可降低后者的疗效。③与口服避孕药合用，可降低避孕药的可靠性。与雌激素合用降低雌激素作用。④与皮质激素、洋地黄类（包括地高辛）、土霉素或三环类抗抑郁药合用，可降低这些药物的效应。⑤与环磷酰胺合用，理论上可增加环磷酰胺烷基化代谢产物，但临床上的意义尚未明确。⑥与奎尼丁合用时，由于增加奎尼丁的代谢而减弱其作用，应按需调整后者的用量。⑦与钙通道阻滞剂合用，可引起血压下降。⑧与氟哌丁醇合用治疗癫痫，可引起癫痫发作形式改变，须调整用量。⑨与吩噻嗪类和四环类抗抑郁药合用，可降低抽搐阈值，增加抑制作用；与布洛芬类合用，可减少或缩短半衰期而减少作用强度。

【注意事项】①对一种巴比妥过敏者可能对本品也过敏。②下列情况慎用：轻微脑功能障碍症、低血压、高血压、贫血、甲状腺功能低下、肾上腺功能减退、心肝肾功能损害、高空作业者、驾驶员、精细和危险工种作业者。③肝功能不全者，用量应从小量开始。④不宜长期用药，如连续使用达 14 天可出现快速耐药性。⑤长期用药可产生精神或躯体的药物依赖性，停药须逐渐减量，以免引起撤药症状。⑥与其他中枢抑制药合用，对中枢产生协同抑制作用，应注意。⑦作抗癫痫药应用时，可能需 10 ~ 30 天才能达到最大效果，须按体重计算药量，如有可能应定期测定血药浓度，以达最大疗效。⑧本药可通过胎盘，妊娠期长期服用，可引起依赖性及致新生儿撤药综合征；由于维生素 K 含量减少可能引起新生儿出血；妊娠晚期或分娩期应用，由于胎儿肝功能尚未成熟，可引起新生儿（尤其是早产儿）呼吸抑制；用于抗癫痫可能产生胎儿致畸。FDA 对本药的妊娠安全性分级为 D 级。哺乳期应用可引起婴儿的中枢神经系统抑制。在以上情况下，应尽量避免使用本药。⑨可能引起反常的兴奋，应注意。⑩本药的常用量可引起兴奋、神经错乱或抑郁，因此用量宜较小。

【规格】注射剂：100 mg，250 mg。

（林春艳）

第三节　中枢兴奋药

一、尼可刹米

【别名】可拉明、二乙烟酰胺。

【药理作用】选择性兴奋延髓呼吸中枢，也可作用于颈动脉体和主动脉体化学感受器，反射性地兴奋呼吸中枢，并提高呼吸中枢对二氧化碳的敏感性，使呼吸加深加快。对血管运动中枢有微弱兴奋作用，剂量过大可引起惊厥。

【适应证】用于中枢性呼吸抑制及各种原因引起的呼吸抑制。

【用法用量】皮下注射、肌内注射、静脉注射。成人：每次 0.25 ~ 0.5 g，必要时 1 ~ 2 小时重复用药。极量每次 1.25 g。小儿：6 个月以下，每次 75 mg；1 岁，每次 0.125 g；4 ~ 7 岁，每次 0.175 g。

【不良反应】常见面部刺激征、烦躁不安、抽搐、恶心、呕吐等。大剂量时可出现血压升高、心悸、出汗、面部潮红、呕吐、震颤、心律失常、惊厥甚至昏迷。

【禁忌】抽搐及惊厥患者禁用。

【相互作用】与其他中枢兴奋药合用，有协同作用，可引起惊厥。

【注意事项】①作用时间短暂，应视病情间隔给药。②对孕妇及哺乳的影响尚不明确。

【规格】注射液：1.5 mL : 0.375 g，2 mL : 0.5 g。

二、洛贝林

【别名】祛痰菜碱、山梗菜碱。

【药理作用】可刺激颈动脉体和主动脉体化学感受器（均为 N_1 受体），反射性地兴奋呼吸中枢而使呼吸加快，但对呼吸中枢并无直接兴奋作用。对迷走神经中枢和血管运动中枢也同时有反射性的兴奋作用；对自主神经节先兴奋而后阻断。

【适应证】主要用于各种原因引起的中枢性呼吸抑制。临床上常用于新生儿窒息，一氧化碳、阿片中毒等。

【用法用量】①静脉注射。a. 成人，常用量：成人每次 3 mg；极量：每次 6 mg，每日 20 mg。b. 儿童，小儿每次 0.3～3 mg，必要时每隔 30 分钟可重复使用；新生儿窒息可注入脐静脉 3 mg。②皮下或肌内注射。a. 成人，常用量：成人每次 10 mg；极量：每次 20 mg，每日 50 mg；b. 儿童，每次 1～3 mg。

【不良反应】可有恶心、呕吐、呛咳、头痛、心悸等。大剂量用药，可出现心动过缓，剂量继续增大可出现心动过速、传导阻滞、呼吸抑制甚至惊厥。

【相互作用】尚不明确。

【注意事项】静脉给药应缓慢。对孕妇及哺乳的影响尚不明确。

【规格】注射液：1 mL ∶ 3 mg，1 mL ∶ 10 mg。

三、贝美格

【别名】美解眠。

【药理作用】能直接兴奋呼吸中枢及血管运动中枢，使呼吸增加，血压微升。

【适应证】用于巴比妥类及其他催眠药的中毒，也用于减小硫喷妥钠麻醉深度，以加快其苏醒。

【用法用量】①静脉注射：每 3～5 分钟注射 50 mg，至病情改善或出现中毒症状。②静脉滴注：每次 50 mg，临用前加 5% 葡萄糖注射液 250～500 mL 稀释后静脉滴注。

【不良反应】可引起恶心、呕吐。

【禁忌】吗啡中毒者禁用。

【相互作用】尚不明确。

【注意事项】①静脉注射或静脉滴注速度不宜过快，以免产生惊厥。②对孕妇及哺乳的影响尚不明确。

【规格】注射液：10 mL ∶ 50 mg，20 mL ∶ 50 mg。

四、多沙普仑

【别名】二苯吗啉吡酮、吗啉吡咯酮。

【药理作用】呼吸兴奋剂，作用比尼可刹米强。少量时通过颈动脉体化学感受器反射性兴奋呼吸中枢，大量时直接兴奋延髓呼吸中枢，使潮气量加大，呼吸频率增快有限。大剂量兴奋脊髓及脑干，但对大脑皮质似无影响，在阻塞性肺疾病患者发生急性通气不全时，应用此药后，潮气量、血二氧化碳分压、氧饱和度均有改善。

【适应证】用于呼吸衰竭。

【用法用量】①静脉注射：按体重每次 0.5 ~ 1 mg/kg，不超过 1.5 mg/kg，如需重复给药，至少间隔 5 分钟。每小时用量不宜超过 300 mg。②静脉滴注：按体重每次 0.5 ~ 1 mg/kg，临用前加葡萄糖氯化钠注射液稀释后静脉滴注，直至获得疗效，总量不超过每日 3 g。

【不良反应】①可见头痛、无力、呼吸困难、心律失常、恶心、呕吐、腹泻、尿潴留、胸痛、胸闷、血压升高等，用药局部可发生血栓性静脉炎。②少见呼吸频率加快、喘鸣、精神紊乱、呛咳、眩晕、畏光、出汗、感觉奇热等。

【禁忌】惊厥、癫痫、重度高血压、嗜铬细胞瘤、甲状腺功能亢进、冠心病、颅内压升高、严重肺部疾病患者禁用。

【相互作用】①能促使儿茶酚胺的释放增多，在全麻药如氟烷、异氟烷等停用 10 ~ 20 分钟后，才能使用。②与咖啡因、哌甲酯、匹莫林、肾上腺素受体激动剂等合用，可能出现紧张、激动、失眠甚至惊厥或心律失常。③与单胺氧化酶抑制剂丙卡巴肼及升压药合用时，可使血压明显升高。④与碳酸氢钠合用，本品血药浓度升高，毒性明显增强。⑤肌松药可使本品的中枢兴奋作用暂不体现。

【注意事项】①用药时常规测定血压和脉搏，以防止药物过量。②静脉注射漏到血管外或静脉滴注时间太长，均能导致血栓静脉炎或局部皮肤刺激。③剂量过大时，可引起心血管不良反应，如血压升高、心率加快甚至出现心律失常。④静脉滴注速度不宜太快，否则可引起溶血。⑤孕妇慎用：FDA 对本药的妊娠安全性分级为 B 级。⑥本品是否经乳汁分泌尚不清楚，哺乳期妇女慎用。⑦12 岁以下儿童用药的有效性和安全性尚未明确，应慎用。

【规格】注射液：5 mL ： 0.1 g。

五、二甲弗林

【别名】回苏灵。

【药理作用】对呼吸中枢有较强兴奋作用，作用强度约为尼可刹米的 100 倍。用药后可见肺换气量明显增加，二氧化碳分压下降。

【适应证】常用于麻醉、催眠药物所引起的呼吸抑制，各种疾病引起的中枢性呼吸衰竭，以及手术、外伤等引起的虚脱和休克。

【用法用量】①口服：每次 8 ~ 16 mg，每日 2 ~ 3 次。②肌内注射：每次 8 mg。③静脉注射：每次 8 ~ 16 mg，临用前加 5% 葡萄糖注射液稀释后缓慢注射。④静脉滴注：一般每次 8 ~ 16 mg；用于重症患者，每次 16 ~ 32 mg。临用前加氯化钠注射液或 5% 葡萄糖注射液稀释后静脉滴注。

【不良反应】恶心、呕吐及皮肤烧灼感等。

【禁忌】①有惊厥病史者、肝肾功能不全者禁用。②孕妇及哺乳期妇女禁用。

【相互作用】尚不明确。

【注意事项】①安全范围较窄，剂量掌握不当易致抽搐或惊厥。②儿童大剂量易发生抽搐或惊厥，应谨慎。③老年患者慎用。④静脉给药速度应缓慢。

【规格】①片剂：8 mg。②注射液：2 mL ： 8 mg。

六、甲氯芬酯

【别名】氯酯醒、遗尿丁。

【药理作用】能促进脑细胞的氧化还原代谢，增加对糖类的利用，对中枢抑制患者有兴奋作用。

【适应证】外伤性昏迷、酒精中毒、新生儿缺氧症、儿童遗尿症。

【用法用量】①口服：成人每次 0.1～0.2 g，每日 3 次；儿童每次 0.05～0.1 g，每日 3 次。②静脉注射或静脉滴注：临用前用注射用水或 5% 葡萄糖注射液稀释成 5%～10% 溶液使用。成人每次 0.1～0.25 g，每日 3 次；儿童每次 60～100 mg，每日 2 次，可注入脐静脉。③肌内注射：成人昏迷状态每次 0.25 g，每 2 小时 1 次；新生儿缺氧症每次 60 mg，每 2 小时 1 次。

【不良反应】胃部不适、兴奋、失眠、倦怠、头痛。

【禁忌】精神过度兴奋、有锥体外系症状患者及对本品过敏者禁用。

【相互作用】尚不明确。

【注意事项】①高血压患者慎用。②孕妇及哺乳期妇女用药安全性尚不明确。

【规格】①胶囊剂：0.1 g。②注射用甲氯芬酯：0.1 g，0.25 g。

（邹昀员）

第八章

临床常用中药现代研究

第一节 血管活性药

一、川芎

1. 对血液流变学的影响

川芎嗪能降低红细胞聚集性，降低微血管内红细胞聚集和红细胞比容，增强红细胞的变形性，使红细胞电泳时间缩短，提高红细胞表面电荷，降低血液黏稠度，降低低切变率，改善血液流变性。

2. 抗血栓作用

川芎嗪能提高血小板表面电荷、降低血小板的聚集性，对体内前列环素与血栓素 A_2 的产生有平衡作用，能够抑制血栓素 A_2 的生成，同时直接或间接地增加前列腺素的释放，显著增强红血栓的溶解率，且在一定程度上减弱白色血栓增长趋势，对血栓形成有抑制作用。同时川芎嗪尚有尿激酶样作用。

3. 抗血管、心肌增殖作用

研究发现低浓度川芎嗪能对抗去甲肾上腺素对纤维细胞的胶原合成与细胞增殖，其机制可能与它们的 Ca^{2+} 拮抗有关；段红等观察到川芎嗪可使大鼠 MIRI 缺血心肌凋亡细胞减少，病理组织学改变也有减轻。

4. 抗心律失常作用

川芎嗪能对抗哇巴因和氯化钙所致的心律失常，明显减少家兔心肌缺血再灌注性心律失常的发生率。

二、丹参

1. 扩张血管作用

时爱丽等报道，丹参可减少心绞痛发作次数，提高运动能力，延长运动时间。复方丹参可改善稳定性心绞痛老年患者的临床症状、心电图及运动能力。杨庆福等通过观察复方丹参治疗前后冠心病心绞痛患者颈动脉血流介导性舒张功能及血中内皮素-1 水平变化发现，复方丹参可预防和治疗缺血引起的微循环障碍，显著改善冠心病心绞痛患者的血管内皮功能。

2. 对心肌的保护作用

丹参水溶性成分丹参素可防止大鼠心肌线粒体 H^+ – ATP 酶水解活性下降，对心肌具有明显的保护作用。丹参及复方丹参注射液能有效清除心肌再灌注所产生的具有细胞毒性的氧自由基，从而对缺血再灌注损伤的心肌起保护作用。赵国胜等研究发现，丹参能够增强心肌收缩力，降低心律失常发生率和抗脂质过氧化，对心脏的保护则是通过扩张冠状动脉，增加冠状动脉血流量和供氧及保护心肌组织内超氧化物歧化酶（SOD）活性而实现的。

3. 抗动脉粥样硬化作用

药理实验证明，水溶性丹参素的作用高于复方丹参片中含有脂溶性的丹参酮，水溶性丹参素不但能抑制细胞内源性胆固醇的合成，清除氧自由基，减少 H_2O_2，阻断羟自由基的产生，防止脂蛋白氧化；而且有活血通脉、祛瘀养血、疏通微循环、抗凝、抗血栓的作用。因此，丹参降低血脂，改善血液黏稠度，减轻动脉粥样硬化的作用稳定。

4. 抗血栓形成作用

丹参是传统的活血化瘀药物。现代研究表明，丹参中的丹参素能明显抗体外血栓形成，抑制血小板的聚集，使血小板流动性显著增加，这与丹参提高机体抗凝和纤溶活性，提高血小板内 cAMP 水平，抑制血栓素 A_2（TXA_2）、前列腺素等缩血管类物质的合成有关。于文贵认为，丹参有效成分衍生物乙酰丹酚酸 A 可以通过作用于花生四烯酸代谢途径，特异性阻断诱聚性 TXA_2 生成。同时，对血管壁前列环素生成有促进作用，从而发挥抗血小板功能的作用。

三、水蛭

1. 抗凝作用

水蛭含有多肽类、肝素、抗血栓素。新鲜水蛭含一种蛋白类抗凝血物质水蛭素，能阻止凝血酶对纤维蛋白原的作用，阻碍血液凝固。水蛭素能活化纤溶系统，促进血栓溶解。有学者测定了两种吸血水蛭（菲牛蛭和日本医蛭）的头部、尾部及其全体的比活性及晾干后对活性的影响。结果：头部的比活性比全体的强，比尾部的更强，水蛭晾干对活性有较大影响。去头水蛭醇提物有显著的抗血栓作用，表明在水蛭中，除唾液中所含水蛭素等活性成分外，尚含其他的抗血栓成分。

2. 抗血栓作用

水蛭具有溶解血栓的作用，能有效地抑制游离的和凝血块上的凝血酶，可防止各类血栓的形成及延伸。

3. 降血脂及抗动脉硬化作用

水蛭及水蛭复方使高脂家兔主动脉壁 ET-mRNA 高表达减弱，因而血管平滑肌细胞增生减轻。这可能是其防治 AS 的又一重要机制。本试验还显示水蛭及水蛭复方有升高血浆 HDL-C 的作用，HDL-C 升高，可抑制 LDL-C 的细胞毒性作用，减轻 EC 的损伤，起到保护 EC 的作用。这是逆转 AS 机制的有利环节。

4. 抗炎作用

水蛭对急慢性炎症有一定的抗炎作用，以口服中剂量（2 g/kg）作用最好。水蛭对系膜增殖性肾炎家兔模型 CIC（循环免疫复合物）有清除作用。

四、三七

1. 对心血管系统的作用

（1）抗心肌缺血作用：三七能扩张冠脉，增加冠脉血流量；增加心肌营养血流量，改善心肌微循环；明显降低心肌耗氧量，改善心肌缺血。三七总皂苷被证明是三七治疗缺血性心脏病的基础成分。

（2）抗心律失常作用：三七对氯仿诱发的小鼠心室纤颤、氯化钡和乌头碱诱发的心律失常等几种实验性心律失常模型均有明显对抗作用，其作用机制可能通过拮抗钙的作用而产生。同时能非竞争性对抗异丙肾上腺素加速心率作用，且此减慢心率作用不为阿托品抑制，提示其抗心律失常作用并不是通过竞争性阻断肾上腺素 β_2 受体或兴奋 M-胆碱受体所致，而是与心肌的直接抑制有关。

（3）降血脂、防止动脉粥样硬化作用：三七具有很好的调节血脂、防治心血管疾病的作用。近期研究表明，其可能有一定的调节血糖作用，对治疗糖尿病和预防糖尿病并发症有积极的作用。

（4）降血压作用：三七有扩张血管、降低血压的作用，目前普遍认为是一钙通道阻滞剂，其扩血管机制可能是具有阻断去甲肾上腺素所致的 Ca^{2+} 内流作用。

（5）抗休克作用：三七能降低耗氧量和抗实验性心肌缺血，提示其可能具有抗休克和改善休克时心功能障碍的作用。对兔失血性休克及肠道缺血性休克具有一定疗效，其作用机制在于保护代偿期的心脏功能，阻止外周血管阻力的增高，减轻休克时心室负荷，改善脑循环，降低肾血管阻力。

2. 对血液系统的作用

（1）止血作用：三七温浸液及水溶性成分三七素能缩短小鼠的凝血时间，并使血小板显著增加，诱使血小板释放、血小板因子Ⅲ和 Ca^{2+} 等止血活性物质增加，最终表现促凝血作用。同时，三七中的钙离子和槲皮苷等也是止血活性物质。

（2）活血作用：三七总皂苷对家兔、大鼠实验性血栓形成均有明显抑制作用。静脉注射可以明显抑制凝血所致的弥漫性血管内凝血、动物血小板数目的下降和纤维蛋白降解产物的增加。还可明显降低冠心病患者的血小板黏附和聚集，也可改善微循环，抗血栓形成。

（3）补血作用：三七能促进各类血细胞分裂生长和增殖，因而具有显著的造血功能。三七注射液可升高急性失血性贫血大鼠外周红细胞和网织红细胞，对家兔也有类似效应，并可改善红细胞膜功能。对环磷酰胺所致的白细胞减少的小鼠和大鼠，三七绒根总皂苷有明显升高白细胞的作用。

3. 对脑缺血的保护作用

能使大鼠全脑或局灶性脑缺血后再灌注水肿明显减轻，血—脑屏障通透性改善，局部血流量显著增加，具有钙通道阻滞作用，能阻滞脑损伤后神经细胞内钙超载，阻断 Ca^{2+}、CAM 复合物的形成，减少游离脂肪酸的释放和氧自由基的产生，降低脑损伤后血及脑组织中的丙二醛含量，对颅脑损伤有保护作用，能减轻脑缺血再灌注引起的损伤性神经症状及海马 CA，区神经元损伤的程度。

4. 对糖代谢的影响

三七皂苷有升高或降低血糖的作用，且三七皂苷对血糖的影响取决于动物状态及机体血糖水平，因而具有双向调节血糖的功能。三七皂苷 C1 能降低四氧嘧啶糖尿病小鼠血糖，并呈量效关系趋势，与胰岛素的降糖效应无协同或拮抗作用，在促进肝细胞对糖氧化和糖原合成方面较胰岛素作用强。

5. 对免疫系统的影响

三七能明显抑制角叉菜胶诱导的炎细胞增多和蛋白渗出，对急性炎症引起的毛细血管通透性升高、炎性渗出和组织水肿及炎症后期肉芽组织增生也均有抑制作用，其作用机制可能与阻止炎细胞内游离钙水平的升高、抑制灌流液中磷脂酶 A_2 的活性、减少地诺前列酮的释放有关。三七具有免疫调节剂的作用，可以降低大鼠外周血白细胞移行抑制指数，增强机体的全身特异性细胞免疫功能，明显提高外周血中粒细胞和肺泡巨噬细胞的吞噬率，促进小鼠脾细胞的增殖反应。

6. 抗衰老、抗氧化作用

三七能显著降低大鼠脑组织和血液中含量，同时，还能明显提高脑组织及血液中活性，因而具有抗衰老、预防动脉硬化的作用，三七二醇型皂苷具有清除氧自由基的作用，可明显延长果蝇平均寿命，增强果蝇抗饥饿能力，降低果蝇头部脂褐素含量；还可抑制小鼠体内 MDA 生成，提高小鼠血、脑组织中 SOD 活性。通过抗氧化作用和抑制胞内钙超载来抑制神经细胞凋亡和前炎因子增多，延缓衰老。

五、银杏叶

1. 对心脏的保护作用

潘晓宏等研究发现银杏叶提取物能显著减少离体大鼠心脏再灌注所致的心律失常，明显降低室性期前收缩的发生次数，减少室速、室颤的持续时间，降低心律失常分级，故认为其对心肌缺血再灌注损伤有保护作用。对垂体后叶素致大鼠心肌缺血模型，不同剂量的提取物均可显著抑制垂体后叶素致大鼠心电图 T 波的改变，降低血浆 MDA 含量，提高 SOD 活性。刘赛等采用结扎家兔冠状动脉前降支造成急性心肌梗死的病理模型，以心电图、血清磷酸肌酸激酶活性和梗死面积等指标评价银杏叶总黄酮对心肌缺血的保护作用。结果发现：TFGb [16 ~ 17 mg/（kg·d），静脉滴注，连续用药 14 天] 可明显降低心肌梗死兔 EKG 中 S-T 段异常抬高的总幅度及病理性 Q 波的出现次数，显著抑制心肌组织磷酸肌酸激酶释放。

2. 清除自由基、抗衰老作用

银杏叶的有效成分黄酮类和银杏内酯类能减少血管膜磷脂成分，清除对心脑血管内皮细胞产生有毒作用的自由基，如超氧阴离子、羟基及过氧化氢自由基等，抑制细胞膜脂质过氧化抗衰老。银杏叶提取物（EGB）对氧自由基有很强的清除作用，使其失去活性。由于 EGB 对氧自由基造成损伤的细胞还具有保护作用，使心脑血管抗氧化系统功能增强，从而改善血液循环，以治疗冠心病、高血压、心绞痛、大脑退化及脑血管疾病引起的脑功能障碍。

3. 抗血小板聚集、抗血栓作用

银杏内酯 B 是较理想的血小板活化因子阻滞剂，血小板活化因子是由血小板和多种炎症组织分泌的一种内源性磷酸酯，为多种疾病特别是缺血性疾病的共同炎性介质，可引起血小板聚集、微血栓形成及脂质代谢紊乱，是迄今为止发现的最有效的血小板聚集诱导剂，参与败血症的休克、缺血等多种病理过程。银杏内酯 B 能显著改善血小板活化因子所造成的损伤，拮抗血小板活化因子引起的血小板聚集和血栓形成作用。通过抗血小板聚集，改善血浆和全血黏稠度及扩张心脑血管的作用，改善心肌缺血和脑缺血，使心脑血流的灌注增加，改善局部营养，减少神经细胞损伤，从而起到保护心脑血管、防治缺血性脑卒中及血栓形成的作用。

4. 降血脂作用

高血脂与动脉粥样硬化及心脑血管疾病有密切关系。EGB 能有效降低血脂水平。其中可明显降低血清三酰甘油及低密度脂蛋白的含量，改善动脉粥样硬化状态下的脂质代谢。有报道 EGB761 可抑制脂质过氧化，并作用于血管减少脂质沉积而预防动脉粥样硬化的形成。

六、葛根

1. 对冠脉循环的作用

葛根水煎剂、酒浸膏、总黄酮、葛根素均有明显扩张冠脉血管的作用。正常狗静脉注射 30 mg/kg 总黄酮，其冠脉血流量增加 40%，血管阻力降低 29%，且这种作用随剂量的增加而增加，葛根素的作用强于总黄酮。

2. 对心脏功能和心肌代谢的影响

给心肌缺血狗静脉注射葛根素，可使主动脉压显著降低，张力时间指数与左室压力升高，速度也同时降低，当主动脉压高到给药前水平后，张力—时间指数和左室压力升高速度也恢复到给药前水平。

3. 抗心律失常作用

葛根黄酮、大豆苷元及葛根乙醇提取物对乌头碱、氯化钡、氯化银、氯仿—肾上腺素和急性心肌缺血所致的心律失常有明显对抗作用。葛根素可显著对抗豚鼠因中毒引起的室性期前收缩及室性心动过速，但对大鼠因乌头碱引起的心律失常无明显对抗作用。另据研究，不同浓度的葛根素均能延长豚鼠乳头肌细胞动作电位时程（APD）、抑制延迟整流钾电流，具有明显的浓度依赖关系，这可能是其抗心律失常的电生理机制。

4. 对血管的保护作用

葛根可减轻血管内皮细胞线粒体、粗面内质网、核膜等膜性结构损伤，保护细胞器，促进内皮细胞修复和再生。孙连胜等通过建立同型半胱氨酸（HCY）诱导的细胞损伤模型，运用放射免疫方法，检测不同浓度葛根素处理的人脐静脉内皮细胞系-304（ECV-304）细胞培养液中白介素-8（IL-8）含量，发现 HCY 明显增加培养上清中趋化因子 IL-8 的含量；葛根素高剂量组则可减少因 HCY 诱导损伤内皮细胞趋化因子 IL-8 的分泌，说明葛根素高剂量组可通过抑制损伤的 ECV-304 细胞分泌 IL-8，从而保护损伤的血管内皮细胞，发挥抗动脉粥样硬化作用。

5. 对血液流变学的影响

葛根素能有效地抑制血小板的聚集功能，改善血流状态、管祥形态、祥周状态和全血黏稠度、血浆比黏度、红细胞聚集指数、纤维蛋白原定量，使微血管扩张、微循环灌注增加，使组织血液灌注量增加，从而对组织缺血起到保护作用。

6. 保护神经组织作用

葛根具有神经保护及抗痴呆作用，其作用机制可能是下调脑组织 Abl-40 和 Bax 表达，抑制 β-淀粉样肽的神经毒性，减轻脑皮层和海马神经元凋亡。在脑损伤大鼠的研究中，葛根素高、中剂量明显降低模型组大鼠红细胞醛糖还原酶活性，抑制糖化产物的形成，降低脑组织中 AGEs 及脑细胞内钙的含量，保护海马神经细胞线粒体结构的完整性，D-半乳糖诱导的蛋白糖基化反应，并对糖基化状态并发的脑神经细胞损害具有保护作用。

7. 降血糖、降血脂作用

葛根能使四氧嘧啶性高血糖小鼠血糖明显下降，血清胆固醇含量减少，并能明显改善四氧嘧啶性小鼠的糖耐量，明显对抗肾上腺素的升血糖作用，口服葛根煎液能对抗饮酒大鼠因乙醇所致的血中 APOA-1 降低及胆固醇、三酰甘油的升高现象。

七、麝香

1. 对心血管系统的影响

麝香能扩张冠状动脉，增加冠脉流量，降低心肌耗氧量。天然麝香 0～2 mg/mL 具有明显的强心作用，能使离体豚鼠心脏收缩振幅增加，收缩力增强，心排血量增加，并能增强异丙肾上腺素对猫心乳头肌的收缩作用。用 10 mg/mL 麝香生理盐水混悬液，以 30 mg 剂量，也使离体蛙心心肌收缩增强一倍，而对心率无影响。离体兔心给药 0.3～0.5 mg 剂量，可使心肌收缩振幅增加 50%。在深入研究麝香强心活性成分的基础上，进一步从麝香中分离到的能激活蛋白激酶 C 的有效活性物 Musclid-A，具有比 Musclid 和麝香更强的强心作用。

2. 对中枢神经系统的影响

麝香对中枢神经系统表现为兴奋和抑制的双重作用。小剂量兴奋中枢，大剂量则抑制中枢。如小鼠腹腔注射低剂量的麝香（25～100 mg/kg，天然麝香酮 0.02～0.50 mg/kg）可缩短巴比妥钠引起的睡眠时间。大鼠灌服麝香混悬液 200 mg/kg 或麝香酮 5 mg/kg 均能明显缩短戊巴比妥钠的睡眠时间，可能与激活肝药酶，加速肝内药物代谢失活有关。相反用高剂量，则可使戊巴比妥钠引起小鼠睡眠时间延长。这种双向调节作用与中医用麝香既治疗"中风不省"，又治"惊痫"相符。

用新生 48 小时内的大鼠大脑神经细胞进行体外培养，以神经细胞突起的长度及细胞直径为指标，观察麝香对神经细胞生长分化的作用。结果表明，第 1 周麝香对培养的神经细胞突起的增长有促进作用，但培养至第 2 周，细胞生长出现了滞后现象，这可能与麝香具有胶质成熟因子样作用，能促进胶质细胞的分裂和生长，从而间接抑制了神经元的生长发育有关。

3. 抗炎作用

麝香水提物对小鼠巴豆油耳部炎症、大鼠琼脂性关节肿、酵母性关节肿、佐剂型关节炎均具有非常明显的抑制作用，对大鼠烫伤性血管渗透性增加，羧甲基纤维素引起的腹腔白细胞游走，也具有非常明显的抑制作用。麝香的抗炎机制可能与兴奋神经—垂体—肾上腺皮质系统有关。麝香水溶物可降低大鼠肾上腺内维生素 C 的含量，提高外周血皮质酮含量，切除肾上腺其抗炎作用消失，但切除垂体其抗炎作用依然存在，说明肾上腺与麝香水溶物的抗炎作用密切相关。在大脑深度抑制的情况下，麝香仍有明显的抗炎作用，表明脑的高级中枢不是其抗炎的必要条件。

八、红花

1. 抗凝作用

红花对血液凝固有明显的抑制作用，可延长凝血酶原生长时间，延长活化凝血酶原的时间，抑制二磷酸腺苷（ADP）和胶原引起的血小板聚集，加速尿激酶和纤维蛋白酶的纤维活性。西红花还具有调节纤维蛋白溶酶原激活剂（tPA）和tPA抑制物（PAI）的作用，其作用可降低全血比黏度，对于血浆黏稠度无明显作用。

2. 抗心肌缺血作用

红花黄素有明显增加冠状动脉血流量、改善心肌供血的作用。早期实验已显示22%红花黄素0.2 mL可使实验家兔冠脉血流量增加，尤其是在心肌缺氧引起冠脉流量显著减少的情况下也有明显地增加冠脉血流量的作用。陈铎葆等报道在结扎犬前降支制备的缺血模型中，红花黄素明显减慢冠脉结扎引起的心率加快、减少坏死心肌量，这一作用呈剂量相关变化。

3. 抗血管增殖作用

红花萃取液有效地降低内皮细胞^{3}H-胸腺嘧啶掺入率，且呈剂量依赖关系。表明内皮细胞增殖受到抑制，阻止内皮细胞过度增生，稳定血管内膜，从而防止动脉粥样硬化。

4. 免疫调节作用

红花能提高机体免疫功能，其中对IgG最为明显；IgA、C3次之；对LAK、NK细胞活性以及CD_4、CD_4/CD_8也有一定影响。对小鼠游泳能力，细胞免疫和体液免疫均有促进作用，对小鼠免疫器官重量系数及小鼠的淋巴细胞转换率也有所提高。

5. 其他作用

红花还有一定的降脂、抗氧化等作用。

九、赤芍

1. 抗凝作用

赤芍总苷可显著改善机体微循环状态，降低血清、血浆黏稠度，抑制ADP诱导的血小板聚集，延长凝血酶原时间（PT）和活化部分凝血活酶时间（APTT）。对注射肾上腺素并附加冰浴的方法复制血瘀模型，也能降低血瘀大鼠的血液黏度、纤维蛋白原含量和红细胞聚集指数，减小红细胞比容。

2. 抗心肌缺血作用

赤芍总苷能减少对结扎冠脉所致犬急性心肌梗死的缺血程度，降低缺血范围，缩小梗死面积，同时能明显减轻心肌缺血引起的细胞膜损伤，降低血清磷酸肌酸激酶、乳酸脱氢酶及谷草转氨酶活性，具有明显的抗心肌缺血作用。

3. 其他作用

赤芍还具有一定的抗氧化作用，对超氧阴离子自由基、羟自由基均有明显的清除能力。

十、桃仁

1. 扩血管作用

桃仁能明显增加离体兔耳血管的血流量，并可使脑血管及外周血管扩张，同时能对抗去甲肾上腺素的血管收缩效应。

2. 抗血凝、抗血栓作用

桃仁能提高血小板内 cAMP 水平，可抑制 ADP 诱导的血小板聚集。桃仁的抗凝作用强于当归、赤芍、红花、益母草。桃仁煎剂对实验性体外血栓形成有明显的抑制作用。

3. 抗炎作用

桃仁有明显的抗炎作用。对二甲苯所致的小鼠耳部急性炎症反应有显著抑制作用，并可抑制胰蛋白酶活性。桃仁煎剂大鼠背部注入角叉菜胶形成肉芽肿，有明显的抑制作用。

十一、当归

1. 抗凝血作用

当归有较强的抗凝血和抗血栓作用，当归多糖及其硫酸酯可显著延长凝血时间、缩短出血时间；显著延长凝血酶时间和活化部分凝血活酶时间，其抗凝血作用主要是影响内源性凝血系统。当归可抑制高分子右旋糖酐引起的红细胞聚集性增强，减少内皮细胞表面黏附分子的表达，不同产地的当归均有一定的延长凝血时间、PT 和 APTT 的作用。

2. 补血作用

当归可促进骨髓和脾细胞造血功能，显著增加血红蛋白和红细胞。水溶液灌胃可使钴照射小鼠内源性脾结节数增加、脾脏和胸腺增重，促进骨髓和脾细胞造血功能的恢复，防止胸腺继发性萎缩，提高动物存活率，增加脾脏内源性造血灶形成，提高骨髓有核细胞计数。对溶血性血虚模型小鼠能显著升高外周血红蛋白，促进钴照射后小鼠骨髓细胞 DNA 合成。

3. 抗氧化与抗衰老作用

对于 D-半乳糖诱导的亚急性衰老小鼠，当归能明显提高大脑皮层中超氧化物歧化酶（SOD）活性、Ca^{2+} – ATP 酶活性，降低脂褐素（LPF）含量。当归能显著延缓肌肉萎缩，促进肌肉血液循环，增加肌肉组织 SOD 的含量。

4. 抗炎和增强免疫作用

当归制剂在体内外模型中给药均可明显抑制由虫卵诱发的肉芽肿性炎症反应。对嘌呤霉素致肾病综合征的大鼠模型，当归能明显减少病鼠肾组织单核巨噬细胞的浸润。当归多糖能增强白介素-2（IL-2）、白介素-4（IL-4）、白介素-6（IL-6）和干扰素-α（INF-α）的表达，增加抗体数量。当归多糖腹腔注射可以拮抗环孢霉素引起的小鼠脾脏 T 淋巴细胞增殖、NK 活性和 IL-2 生成的抑制作用。

5. 其他作用

当归还有抗缺血、降脂等作用。

十二、郁金

1. 对血液流变性的影响

郁金能降低红细胞的聚集性，提高红细胞的变形能力及抗氧化、免疫黏附能力，减少自由基对红细胞膜的损伤，延长其寿命，维护正常的血液黏稠度。

2. 抗氧化作用

郁金提取液可明显降低辐射小鼠肝脏 LPO，升高 SOD 及 GSH-PX 活力，提高消除自由基酶的活力，发挥抗自由基损伤的能力。

3. 中枢神经抑制作用

郁金中主要成分郁金二酮能明显延长家猫的各期睡眠（SWS I、SWS II、REM），尤其对 SWS II、REM 期睡眠的延长作用明显。

4. 其他作用

郁金还有一定的镇痛、抗血管平滑肌增殖作用。

十三、冰片

1. 对循环系统的作用

冰片能使急性心肌梗死犬冠状窦血流量回升，减慢心率和降低心肌耗氧量。同时冰片可明显降低麻醉犬的血液黏度、脑血流阻力，使脑血流量增加，并呈良好的量效关系。冰片能明显对抗垂体后叶素致豚鼠急性心肌缺血和心电图 S-T 段的缺血性改变，增加离体心冠脉流量，并减慢心率。

2. 对中枢神经系统的作用

冰片对中枢神经兴奋性有较强的双向调节作用，既镇静安神，又有醒脑作用。冰片，一方面，能缩短戊巴比妥钠持续睡眠时间，还能延长苯巴比妥钠入睡时间，表现出醒脑和兴奋作用；另一方面，冰片可以对抗苦味毒兴奋中枢神经的作用，延长惊厥潜伏期，起镇静抗惊厥作用。另外，冰片能延长常压耐缺氧实验小鼠耐缺氧存活时间。以冰片为主要成分的醒脑静，能减少谷氨酸造成的大鼠脑皮层神经细胞内乳酸脱氢酶漏出量，具有抗脑缺血作用。

3. 抗炎、镇痛作用

冰片能显著延长小鼠的痛阈时间，有抑制大鼠蛋清性足跖肿胀的作用，还能抑制巴豆油所致的小鼠耳廓肿胀，并具有拮抗前列腺素和抑制炎性介质释放的作用。

4. 其他作用

冰片能促进其他药物的脑组成浓度，并能促进多种药物的透皮吸收。

十四、灯盏花

1. 对心脏的作用

5% 灯盏花提取液能增加离体豚鼠冠脉流量。灯盏花总黄酮能舒张离体猪冠状动脉收缩状态，使冠脉段的张力降低 50%，并对抗心肌缺血缺氧。

2. 抗凝、抗栓作用

灯盏花及其制剂在家兔的主动脉血栓模型中能减轻血小板的破坏与 5-羟色胺释放反应，对血栓形成有明显抑制作用，这种作用与剂量成正相关，对血管内皮细胞的花生四烯酸代谢物 TXB_2 与 6-酮-PGE_{1a} 的生成均有抑制作用。

3. 对脑循环的影响

灯盏花注射液对离体犬基底动脉环有舒张作用，对大脑中动脉环也有舒张作用，但灯盏花制剂对狗椎动脉流量无明显影响。灯盏花能使老年大鼠脑血流量明显增加，脑供血得到改善，致使脑衰老性组织学改变得到改善，神经递质多巴胺也有恢复，学习能力和记忆能力明显提高。

（王俊琳）

第二节　调节血脂药

一、绞股蓝

1. 对心肌的保护作用

绞股蓝总苷对离体大鼠乳鼠心肌缺血缺氧损伤有直接保护心肌作用。绞股蓝提取物对离体兔冠状动脉流量有增加作用。绞股蓝总皂苷静脉注射对垂体后叶素造成的蟾蜍心肌缺血有较好的保护作用。对大鼠冠脉结扎后缺血缺氧致心律失常，绞股蓝总苷呈剂量依赖性保护作用，采用 Langedorff 离体心脏灌流用法，制备大鼠心肌缺血再灌注损伤模型，绞股蓝总苷能显著降低不可逆室颤发生率，显著抑制心肌释放 LDH，提高缺血再灌注心肌 SOD 活性，降低丙二醛水平，机制与抗脂质过氧化有关。以膜片钳技术研究绞股蓝总苷对单个心室细胞的动作电位、I-型钙通道电流（I_{Ca}）、快钠通道电流（I_{Na}）及内向整流钾通道电流（I_{K1}）的影响，表明绞股蓝总苷明显缩短 APD_{50} 动作电位时程，降低动作电位幅值 APA，而对静息膜电位无明显影响。

2. 降血压作用

绞股蓝总苷静滴使猫血压下降维持 30 分钟以上，降压过程中心率无改变而脉压增大。明显降低犬血压及脑血管、外周、冠脉血管阻力，增加冠脉流量，减慢心率，使心脏张力时间指数下降，对心肌收缩性能和心脏泵血功能无明显影响，通过扩张血管使血管阻力下降而降压。

3. 抗休克作用

绞股蓝总苷对注射内毒素（LPS）所致的休克兔，降低 3P 试验阳性率，抑制凝血酶原时间延长、纤维蛋白原消耗，休克开始发生时间推迟，有明显的抗内毒素休克、预防继发性 DIC 作用；抑制休克时一氧化氮升高和平均动脉血压下降。

4. 降血脂和抗动脉粥样硬化作用

绞股蓝总苷显著抑制高脂饵料鹌鹑血清 TC、TG 及 LDL 升高，升高 HDL，减少兔食饵性动脉粥样硬化斑块形成，明显减轻主动脉壁脂质过氧化程度，丙二醛含量下降。

5. 抗凝、抗血栓形成作用

绞股蓝总苷对 AA、APD 及胶原诱导的血小板聚集均有明显抑制作用，其中对 AA 诱导的血小板聚集抑制作用最强并呈剂量依赖关系。绞股蓝总苷对大鼠实验性脑血栓形成、体外动脉血栓形成、小鼠急性肺血栓形成有不同程度抑制作用。也抑制大鼠体内血栓形成，并能延长凝血时间、凝血酶原时间、部分凝血活酶时间。

二、瓜蒌

1. 扩血管作用

瓜蒌水煎剂、注射剂均对离体豚鼠冠状动脉呈现扩张作用，且以注射剂为显著，自瓜蒌皮中分离的生物碱也有扩冠作用。同时瓜蒌注射剂对垂体后叶素引起的大鼠急性心肌缺血有明显的保护作用。

2. 对血液流变性的影响

给大鼠灌服瓜蒌煎剂能明显降低全血黏稠度、明显抑制红细胞的聚集和提高红细胞的变形能力作用。

3. 降血脂作用

瓜蒌及复方制剂均有降血脂作用，可降低 TC、TG、LDL-C 含量，升高 HDL-C 含量，其作用机制可能与提高 ApoA1、降低 ApoB100 含量，使 HDL 含量升高，同时与清除 LDL 的作用密切相关，其改善血液流变性作用也与此有关。

三、山楂

1. 降血脂作用

山楂能抑制 β-羟基-β-甲基戊二酸辅酶 A 还原酶的活性，从而抑制内源性胆固醇的合成，并能升高高密度脂蛋白，降低低密度脂蛋白，有利于清除外周组织中过多的胆固醇，从而改善体内的脂质代谢，但对三酰甘油（TG）影响不大。山楂及山楂黄酮能显著升高大鼠肝脏 LDLR 蛋白水平，显著增加大鼠肝脏 LDLR 数目，通过调节大鼠肝脏 LDLR 转录水平和提高抗氧化能力，抑制脂质过氧化物，预防脂质代谢紊乱。

2. 抑制血小板聚集、抗血栓形成作用

山楂叶中提取的有效成分总黄酮对血小板、红细胞电泳均有增速作用，使其电泳时间显著减少，有利于改善血流动力学，提高红细胞及血小板表面电荷，增加细胞之间斥力，加快它们在血中流速，促进轴流，减少边流和聚集黏附。同时，由于聚集在血管壁的血小板减少，其释放的血栓素（TXA$_2$）大大减少。不同浓度的丹参与山楂复方提取物（WH505）与血管内皮细胞共孵育，则可明显抑制细胞内 ET-1 mRNA 表达，减少内皮细胞分泌 ET-1。

3. 抗心肌梗死、心绞痛作用

山楂浸膏及总黄酮苷给犬静脉注射，冠脉血流量可增加，在增加冠脉血流量的同时，还能降低心肌耗氧量，提高氧利用率，山楂流浸膏对垂体后叶素、异丙肾上腺素所致的急性心肌缺血均有保护作用。山楂黄酮能对抗乌头碱引起的家兔心律失常，能较快地使其恢复正常。山楂聚合黄酮对结扎前降支引起的 S-T 段改变程度及 S-T 段异常抬高数和病理性 Q 波出现数有着明显的抑制，山楂聚合黄酮能缩小心肌梗死范围，在实验所用剂量条件下，山楂聚合黄酮有与普萘洛尔相似的抗心肌梗死作用，但作用强度稍逊于普萘洛尔。

4. 抗氧化作用

山楂叶乙醇提取物对羟自由基和超氧阴离子的生成有清除和抑制作用，其作用随提取物的百分比浓度增加而增加，山楂及山楂黄酮还能显著降低血清和肝脏丙二醛（MDA）含量，增强红细胞和肝超氧化物歧化酶（SOD）的活性，同时增强全血谷胱甘肽还原酶（GSH-Px）活性。

四、泽泻

1. 对脂质代谢的影响

泽泻能明显降低血清总胆固醇、三酰甘油和 LDL-CH，促进血清 HDL-CH 水平升高，明显抑制主动脉内膜斑块的生成。泽泻经甲醇、苯和丙酮提取的组分对各种原因引起的动物脂肪肝均有良好效应，对低蛋白饮食、乙基硫氨酸所致脂肪肝均有不同程度的抑制作用，能抑制肝内脂肪堆积，对高脂饲料引起的大鼠脂肪肝有明显抑制作用。另外，泽泻提取物也有抗血小板聚集、抗血栓形成及增强纤溶酶活性等作用，因而能从降低血脂、抑制内皮细胞损伤、抗血栓等多方面抑制或减轻动脉粥样硬化的发生。

2. 利尿作用

泽泻有明显的利尿作用，这与其含有大量的钾盐有关。健康人口服泽泻煎剂可以见到尿量、钠及尿素的排出增加，经家兔口服煎剂利尿效果极弱，但泽泻流浸膏腹腔注射则有较好的利尿作用，家兔耳静脉注射泽泻水制剂有利尿作用。

3. 对心血管系统的作用

泽泻及其提取物有一定程度的降压作用，给犬或家兔静脉注射泽泻浸膏有轻度的降压作用，并持续 30 分钟左右。泽泻丙酮提取物能抑制高浓度 KCl 引起的血管收缩。泽泻经研究表明具有 Ca^{2+} 拮抗作用，还有抑制交感神经元释放去甲肾上腺素的作用。另外，泽泻醇提取物的水溶性部分能显著增加冠脉流量，对心率无明显影响，对心肌收缩力呈轻度抑制作用。

4. 对免疫系统的影响及抗炎作用

用泽泻煎剂给小鼠腹腔注药，连续 5 天，发现可抑制小鼠碳末廓清速率及 2，4-二硝基氯苯所致的接触性皮炎，明显减轻二甲苯引起的小鼠耳廓肿胀，抑制大鼠棉球肉芽组织增生。泽泻的多种活性成分具有增强网状内皮系统活性和抗补体活性，抑制脂多糖激活的巨噬细胞产生 NO 和抗过敏等多种免疫调节作用。

5. 其他作用

泽泻还有轻度降血糖作用，也有一定的减肥作用。

五、何首乌

1. 降血脂及抗动脉粥样硬化作用

制首乌醇提物可提高鹌鹑血浆中高密度脂蛋白胆固醇/总胆固醇（HDL-C/TC）比值，降低血浆总胆固醇（TC）、三酰甘油（TG）、游离胆固醇（FC）和胆固醇脂（CE）的含量。何首乌能与胆固醇结合，在兔肠道可减少胆固醇的吸收。其所含蒽醌类化合物还能促进肠蠕动，抑制胆固醇在肠道的再吸收，并能促进胆固醇代谢。何首乌富含磷脂，能阻止胆固醇在肝内沉积，阻止类脂质在血清滞留或渗透到脉内膜而减轻动脉硬化，抑制 ADP 所致的高脂血症动物的血小板聚集，具抗纤溶活性，能促进纤维蛋白裂解，减轻动脉粥样硬化和降低血液的高凝状态。何首乌提取液也能提高大、小鼠 HDL-C 含量，抑制 β-脂蛋白。何首乌能降低老龄大鼠血液黏滞度，防止动脉粥样硬化的形成和发展。可见，何首乌能从胆固醇的吸收、代谢等方面防治高脂血症和动脉粥样硬化。

2. 对心脏的影响

20% 何首乌注射液对离体蛙心有减慢心率的作用，并且随剂量增加其心率减慢更明显，何首乌还能对抗异丙肾上腺素引起的心率加快作用。何首乌还能轻度增加离体心脏冠脉流量，对垂体后叶素所致的家兔心肌缺血有一定的保护作用。

3. 抗衰老、抗氧化作用

何首乌中的二苯乙烯苷类成分（ST1）具有较强的体外抗氧化能力和清除活性氧作用，且具有良好的量效关系，是一种较强的抗氧化剂。何首乌 70% 乙醇提取物可通过降低小鼠脑组织和肾组织的脂褐素含量，升高心肌 $Na^+ - K^+ - ATP$ 酶活性和肝脏 SOD 活性来有效对抗 D-半乳糖所致的小鼠亚急性衰老。另外，制首乌多糖可明显升高 D-半乳糖所致的衰老小鼠血中 SOD、CAT、GSH-Px 的活力，降低血浆、脑匀浆中 LPO 的水平。何首乌醇提物能促进细胞分裂、增殖，延长大鼠皮肤二倍体成纤维细胞的传代数，使细胞进入衰老期的时间明显延迟。

4. 抗炎与免疫作用

何首乌乙醇提取物可明显抑制二甲苯所致的小鼠耳急性炎症肿胀和角叉菜胶所致的足跖肿胀，且维持时间较长；对醋酸所致的小鼠腹腔毛细血管通透性亢进及蛋清所致的大鼠足肿胀有显著抑制作用；此外还有一定的镇痛作用。醇提物和水提物均能不同程度地增加老年大鼠胸腺胞浆蛋白和核酸的含量，提高胸腺重与体重比值，促进胸腺细胞增生，延缓老年大鼠胸腺增龄性退化，从而提高老年机体胸腺依赖的免疫功能。

5. 其他作用

何首乌还有一定的补血作用。

六、决明子

1. 降脂作用

决明子对家兔实验性高胆固醇血症有降低血清低密度脂蛋白胆固醇、抑制动脉粥样硬化斑块形成的作用。小鼠高胆固醇模型研究结果表明，决明子虽然不影响血清总胆固醇（TC）水平，却能明显增加血清高密度脂蛋白胆固醇（HDL-C）的含量及提高 HDL-C/TC 比值，从而明显改善体内胆固醇的分布情况，对于胆固醇最终被转运到肝脏做最后处理十分有利。

2. 降压作用

决明子的水、醇水浸出液对麻醉狗、猫、兔有降压作用。用水提醇沉法制成的决明子注射液给自发性高血压大鼠从股静脉注射给药，观察了大鼠血压、心率及呼吸的变化，结果舒张压和收缩压明显降低，并且对呼吸和心率无影响，其作用强于利血平，且持续时间也较长。也有报道决明子脂溶部分在 10 mg/kg 时呈现出明显的降压作用，醇溶和水溶部分在 15 mg/kg时均出现明显的降压作用。

3. 抗血小板聚集作用

决明子中葡萄糖钝叶素能强烈抑制由二磷酸腺苷、花生四烯酸、胶原酶引起的血小板聚集。

七、虎杖

1. 降血脂作用

虎杖中的主要成分白藜芦醇苷给正常大鼠灌胃 200 mg/kg，连续 7 天，能显著降低血清胆固醇含量。

2. 抗血栓作用

采用胰蛋白酶损伤兔颈动脉内皮诱导血栓形成模型，观察白藜芦醇苷的抗血栓作用，发现白藜芦醇苷能显著减少血栓湿重，抑制血小板聚集，抑制血小板 TXA_2 生成，但不影响人肺静脉内皮细胞生成 PGI_2。

3. 血管活性作用

虎杖的有效成分白黎芦醇苷有显著的扩张血管降压作用。对麻醉猫静脉注射白黎芦醇苷后，血压先下降，再缓慢上升。白黎芦醇苷对动物的冠状动脉、肺动脉和脑血管等都有扩张作用。白黎芦醇苷能明显抑制大鼠烧伤休克模型的血浆肿瘤坏死因子（TNF）的升高，减轻白细胞附壁黏着和肺损伤，改善休克的微循环紊乱。能使重度失血性休克的大鼠存活时间显著延长，存活率提高，效果优于多巴胺及山莨菪碱。

八、沙棘

1. 降血脂作用

沙棘果汁及硒强化沙棘果汁能有效地降低高脂大鼠血清胆固醇（TC）水平，提高 HDL-C 水平，并能抑制其体内脂质过氧化作用。降低高血脂鹌鹑血清 TC、TG、HDL-C、LDL-C 含量，可提高高血脂大鼠和鹌鹑的 HDL-C/TC 比值。

2. 对心脏的作用

沙棘全成分及其总黄酮可使离体大鼠心脏心率明显减慢，心肌收缩力明显减弱，沙棘全成分能明显延长麻醉大鼠 ECG 的 PR 间期，并使其心率明显减慢，对急性心肌缺血所致的心率减弱也有显著对抗作用。静脉注射则可明显增强心力衰竭犬心脏泵血功能和心肌收缩性能，并可明显改善心肌舒张性能，降低外周血管阻力和心肌耗氧量，还可抑制毒毛花苷 C 诱发的豚鼠乳头状肌心律失常。

3. 调节免疫作用

沙棘总黄酮可增加小鼠白细胞溶菌酶、吞噬功能、总补体含量的作用，可促进抗体生成，使血清抗体水平升高，增加血液 T 细胞比例和脾特异玫瑰花形细胞，同时激活的淋巴活性增强，低浓度时促进淋巴细胞转化，且明显保护环磷酰胺所致的抗绵羊红细胞溶血素生成减少。沙棘粉能增强小鼠迟发型变态反应及增加和外周血 T 淋巴细胞 ANAE 阳性率，并可提高小鼠巨噬细胞吞噬功能和脾脏抗体生成细胞数。

4. 抗疲劳、抗氧化作用

沙棘粉可提高小鼠在低温环境下的耐寒能力，延长小鼠在低温环境下的游泳时间，可提高其抗疲劳能力；也能延长小鼠在常压下的耐缺氧时间，增加小鼠对携氧的耐受性，延长生存时间，降低耗氧量。

沙棘提取物是一种较强的抗氧化剂，对老龄鼠脑组织脂褐素有明显的降低作用，降低老龄鼠脑组织脂褐素含量及血清中脂质过氧化物水平明显。

九、薤白

1. 降脂作用

薤白提取物（ANBE）具有很强的降血脂作用，ANBE 20 mg/kg 能明显降低高脂血症家兔血清总胆固醇（TC）、三酰甘油（TG）和低密度脂蛋白（LDL-C），还显著降低过氧化脂（LPO），升高高密度脂蛋白（HDL-C）和 HDL-C/TC 的比值。薤白有效成分中的甲基烯丙基三硫具有抑制血小板聚集和血小板合成血栓素的作用，薤白提取物（AMBE）能明显抑制主动脉和冠状动脉脂质斑块形成，抑制羟基花生四烯酸的生成，并直接减少血清过氧化脂质（LPO）的生成，减少脂质进入细胞从而减少泡沫细胞的生成，抑制了平滑肌细胞的增生，同时 AMBE 能抑制血栓素 TXA_2 合成酶和脂质氧化酶，从而可使前列腺素的合成偏向合成前列腺素（PGI_2），抑制血小板聚集，扩张血管，控制动脉壁胆固醇的蓄积和增加纤溶活性作用。

2. 抗氧化作用

薤白原汁能显著提高过量氧应急态大鼠的血清超氧化物歧化酶（SOD）的活性，从而抑制血清过氧化脂质的形成。薤白的复方及单味薤白煎剂对芬顿反应产生的羟自由基有清除作用。薤白鲜汁与抗氧化剂谷胱甘肽相似，使血清抗坏血酸自由基自旋浓度降低，类同于羟自由基清除剂甘露醇。

3. 对血管的作用

薤白能舒张已为氯化钙、高钾和去甲肾上腺素所收缩的兔主动脉条，松弛血管平滑肌的作用不依赖于阻断 α 受体或 β 受体，而是通过阻断钙通道实现的。薤白可无选择性地阻断电位依赖性钙通道和受体操纵性钙通道，能明显拮抗大鼠去甲肾上腺素或氯化钾引起的主动脉平滑肌收缩，拮抗率在 30% 以上。

十、大黄

1. 降血脂作用

大黄能明显降低蛋黄及高脂饲料诱导的高脂血症小鼠血清及肝脏胆固醇、三酰甘油和过氧化脂质，其有效成分可能是蒽醌类、儿茶素类及多糖，且随着剂量增大，作用呈增强的趋势。

2. 抗血管增殖、抗凝作用

大黄对血管平滑肌细胞有抑制作用，大黄素可抑制增殖，防止血管内膜增生病变和血管壁变厚粗糙，从而可减轻动脉损伤后产生的血管壁狭窄。大黄还可扩张血管，降低血管阻力，增加血流量，阻滞细胞钙内流，提高心肌对氧的利用率，减少脂质过氧化心肌损伤，防止血栓形成，改善体循环功能。

3. 抗炎作用

大黄能清除组织和血浆内的炎性介质，显著降低血清中肿瘤坏死因子、白细胞介素和内毒素水平，应用富含脂质过氧化物——丙二醛（MDA）的鼠肝与中药大黄孵育，观察大黄对 MDA 的影响。结果表明，大黄对 MDA 呈明显抑制作用，且抑制作用有明显的量效关系。

4. 免疫抑制作用

大黄能抑制红细胞抗体的产生，并有抑制活性 T 细胞的作用，增强小鼠腹腔巨噬细胞的吞噬功能。大黄素对钙离子的作用呈剂量依赖性，有利于对免疫细胞的调节。

5. 抗衰老作用

大黄制剂在促进老年人记忆力及缩短大便间隔时间上均明显优于对照组，同时对 D-半乳糖所致的小鼠亚急性衰老模型记忆减退有较好的改善作用，还能明显延长果蝇的平均寿命和最高寿命，提高 2~3 月龄小鼠的游泳能力和耐缺氧能力。

（王永辉）

参考文献

[1] 傅宏义. 新编药物大全[M]. 4版. 北京：中国医药科技出版社，2017.

[2] 戴德银，卢海波，刘洋. 临床抗感染药物手册[M]. 北京：科学出版社，2018.

[3] 陈新谦，金有豫，汤光. 陈新谦新编药物学[M]. 18版. 北京：人民卫生出版社，2019.

[4] 孙进. 药物转运体[M]. 北京：人民卫生出版社，2019.

[5] 赵海霞. 药理学与药物治疗学基础[M]. 北京：科学出版社，2018.

[6] 张守明. 常见病中西医诊断及合理用药[M]. 北京：中国医药科技出版社，2016.

[7] 茹仁萍，武谦虎. 抗感染药物临床合理应用手册[M]. 北京：中国医药科技出版社，2016.

[8] 王晓杰. 药品质量管理[M]. 北京：化学工业出版社，2016.

[9] 梅全喜. 现代中药药理与临床应用手册[M]. 北京：中国中医药出版社，2016.

[10] 戴德银，黄茂涛，张德云，等. 实用新药特药手册[M]. 北京：科学出版社，2016.

[11] 欧阳建军，李点，吴红娟. 临床实用方药手册[M]. 长沙：湖南科技出版社，2016.

[12] 徐晓燕，王巧云，曲梅花. 药理学[M]. 北京：科学出版社，2016.

[13] 郝丽莉，傅南琳. 中医药学概论[M]. 北京：科学出版社，2016.

[14] 龙晓英，田燕. 药剂学[M]. 北京：科学出版社，2016.

[15] 苑振亭. 临床用药指南与评价[M]. 北京：金盾出版社，2016.

[16] 蔡映云. 临床药物治疗学呼吸系统疾病[M]. 北京：人民卫生出版社，2016.

[17] 李学玲，秦红兵，邹浩军. 常用药物新编[M]. 北京：人民卫生出版社，2016.

[18] 陈冠容. 临床常见疾病药物治疗学[M]. 北京：人民卫生出版社，2016.

[19] 周宏灏，刘昭前. 心血管遗传药理学[M]. 北京：人民卫生出版社，2016.

[20] 吴玢. 中药合理应用指导手册[M]. 北京：化学工业出版社，2016.

[21] 李梅. 中医药学基础[M]. 北京：中国中医药出版社，2016.

[22] 国家基本药物临床应用指南和处方集编委会. 国家基本药物处方集（化学药品和生物制品）[M]. 北京：人民卫生出版社，2019.